심전도 헌터

1

흉통/허혈

김 원 옮김

Nobutaka Masui

도서출판 대한의학

역자 서문

요즘 '필수의료'의 위기라는 말이 있다. 심근경색증 등의 응급시술을 담당하는 심장내과의뿐만 아니라 응급 환자를 마주하는 내과, 응급의학과 분야 등을 지칭하는 듯하다. 여기에는 24시간 긴장하고 대기하는 어려움뿐만 아니라 심전도를 보고 진단해 내는 과정의 어려움 또한 한몫할 것이리라. "심전도는 너무 어려운데!" "어떻게 하면 잘 판독할 수 있지?"라는 학생, 전공의들의 볼멘소리를 들으면 내심 "열심히 심전도 10,000장만 판독해 보면 되지, 뭘!" 하고 말하다가도, 한편으로 '쉬우면서도 실전에 바로 적용할 수 있는 심전도 판독 교재가 없을까?'라는 생각을 많이 하였다. 그러던 차 우연히 『심전도 헌터』라는 책자를 접하게 되었다.

이 책은 실전에 바로 써먹을 수 있도록 훈련시켜 주는 진료현장용 심전도 실습교재이다. '비'심장내과 의사들이 응급실에서 어려워하는 증상은 '흉통'일 것이다. 제대로 진단을 내리지 않으면 생명을 위협하는 상황에 직면하기 때문이다. 다양한 원인의 흉통으로 내원한 환자의 심전도를 눈앞에 받아 들고 어떻게 해야 할지 고민되는 상황에서 판독 방법과 나아가 그 후의 대처까지 재미있고 쉽게 다루고 있다. 그렇다고 깊이가 얕은 것은 결코 아니다. 상당히 체계적이고, 정리가 잘 되어있어 교과서로도 손색이 없다. 명확한 STEMI 심전도부터 놓치면 낭패를 보는 '애매한' 심전도까지, 본인의 경험을 바탕으로 쉬운 어체로 친절히 훈련시켜주고 있다. 재미도 상당하여, 한번 잡으면 몇 시간 만에 완독할 수 있을 정도이다. 다만, 이 책이 만들어진 때가 2019년이어서 유럽, 미국 등 각국의 진료지침이 최신 버전이 아닌 단점은 감안하기를 바란다. 언급이 필요한 내용은 역자주로 첨언하였으니 참고하기를 바란다. 유머스러운 표현 및 '격언' 등 책 곳곳에 일본어식 표현이 등장하는데, 우리 정서상 이상스럽게 느낄 수도 있음은 이해해 주시길. 어려운 원리에 대한 해석은 잠시 뒤로 해두시길 바란다.

매끄럽지 못한 어체, 문구 등 많은 부분이 미흡하고 부끄럽기는 하나, 심전도를 어려워하는 많은 '비'심장내과 의사들의 실력 향상과 환자 진료에 상당한 도움이 될 것으로 생각하고 과감히 일을 하였다. 끝으로 교정에 힘써 수신 도서출판 대한의학에 심심한 감사의 말씀을 진한다.

2024년 10월

경희대 심장내과 교수 김 원

서문

"왜 더 빨리 부르지 않았습니까!"

"이건 긴급 상황이 아닙니다!"

이 말들은 제가 전공의 시절 자주 들었던 말입니다. 그 당시에는 이유를 알지 못했고, 그저 고개를 숙일 수밖에 없었습니다. 그리고 10년 후, 응급의학과 의사로서 경험을 쌓고 나서야 언제 전문가들이 빨리 호출되기를 원하는지, 언제 기다려야 하는지를 점차 이해하게 되었습니다. 한편으로 많은 전문의들이 언제 서둘러야 하고 언제 서두르지 말아야 하는지를 '비'전문의에게 전달하는 것을 어려워한다는 사실도 깨달았습니다. 한때 전공의였던 전문의들도 특정 분야에 깊이 빠지게 되면, '비'전문의가 무엇을 모르는지 간과하게 되는 것일지도 모릅니다. 마치 홈런 타자가 반드시 훌륭한 감독이 될 수 없는 것처럼, 자신이 잘하는 것을 상대에게 가르치는 일은 쉽지 않습니다.

- 흉통 환자에서 전형적인 ST 상승이 있으면 심장내과에 연락하자.
- 젊고 위험 요인이 없는 흉통 환자의 심전도가 정상이라면 경과를 관찰하자.

  →이것은 '비'심장내과 의사든 아니든 모두가 동의할 수 있는 공통된 인식일 것입니다.

- 흉통으로 심전도를 찍었는데, ST 변화가 있는지 애매할 때…
- ST가 언뜻 올라가 보이긴 하는데, 위험 요인이 없는 환자가 있을 때…

  → 많은 '비'심장내과 의사들이 궁금해하는 것은 바로 이러한 '애매한' 심전도의 판단과 대응입니다.

정형화된 심전도 판독법만이 아닌, 어떻게 해야 할지 고민하게 만드는 심전도의 핵심과 그 이후의 대응에 대해 다루는 지침서가 임상 현장에 필요하다고 생각했습니다. 그래서 '비'심장내과 의사의 시선으로 '애매한' 심전도만을 모았습니다. 이 사례들은 저와 제 후배, 동료들의 실패 사례를 바탕으로 한 것입니다. 용기를 내어 공개하니, 저희 '비'심장내과 의사들이 고민했던 심전도 사례를 간접적으로 체험하고, 여러분이라면 어떻게 할지 생각해보시길 바랍니다. 책 속에서는 틀리거나 실패해도 괜찮습니다. 어디에서 실수를 했는지 체감하고, 그 경험을 다음에 활용해 주세요.

이 책은 심전도 판독 능력을 한 단계 더 발전시키기 위한 생존 가이드입니다. 심전도의 ABC 같은 판독 절차나 복잡한 전기생리학 설명은 포함되어 있지 않습니다. 하지만 이 책을 다 읽고 나면, 비슷한 심전도를 마주했을 때 비록 당황하더라도 최선의 대응 방법을 익힐 수 있을 것이라고 확신합니다.

> **나는 9,000번 이상 슛을 놓쳤고, 300번의 경기에서 패했다.**
> **결승 슛을 맡았지만 26번이나 빗나갔다.**
> **나는 인생에서 수없이 실패해왔다. 그래서 나는 성공할 수 있었다.**
>
> 마이클 조던

Nobutaka Masui

목차

이 책의 사용 설명서

주의! 이 책의 스타일은 다른 심전도 책들과는 크게 다릅니다. 먼저 이 설명서를 읽어보시길 권합니다.

1 심전도 판단은 실제 임상 상황을 염두에 두세요.

심전도는 책의 처음과 본문 중간에 등장합니다. 여러분이 편한 방식으로 읽어도 좋으니, **10초 안에 허혈 유무를 판단**해 보세요. 이 책은 심전도를 어떻게 읽어야 하는지, ABC 순서로 배우는 매뉴얼이 아닙니다. 읽는 방식은 여러분의 자유에 맡길 테니, 평소 하시던 방식대로 읽으시면 됩니다. 하지만 현실적이지 않은 방법은 피하세요. 실제 임상 현장에서 할 수 없는 방식이나 오랜 시간이 걸리는 판단 방법은 실전에서는 쓸모가 없으므로 추천하지 않습니다.

또한, 해답이나 해설을 읽기 전에 **다음에 무엇을 할지도 꼭 생각해 보시기 바랍니다.** 바로 심장내과 의사를 부를지, 기다릴지, 기다린다면 무엇을 하면서 기다릴지, 혹은 아무 조치 없이 귀가시킬지를 스스로 계획해 보세요.

2 심전도 증례의 발생 빈도

★(희소) ~ ★★★(빈발)까지 빈도를 표시합니다.

★	매우 드문 심전도. 발견하면 생명의 은인이라 불릴 정도입니다.
★★	1년에 몇 번 마주치는 심전도, 전공의들이 자주 놓치므로 주의해야 합니다.
★★★	많으면 한 달에 한 번 정도 등장. 알고 있으면 어려움이 극도로 줄어듭니다.

책은 앞에서부터 순서대로 읽는 것이 이해하기 쉽도록 구성되어 있습니다. 시간이 부족할 때는 ★★★부터 읽으면 효율적으로 학습할 수 있지만, 일반적으로 문제를 일으키는 것은 드문 증례이기 때문에 ★★나 ★도 꼭 생각해 보시기 바랍니다.

3 해설은 답안 맞추기가 아니라 실습 중시

심전도에 이어 증례의 경과와 생각할 수 있는 최선의 실습 방안을 기록했습니다. 이어지는 심전도 해설은 여러분의 판독 순서를 바꾸려는 것이 아니라, 기존 지식에 더할 수 있는 심전도 핵심 사항을 소개하는 데 목적이 있습니다.

마지막으로…

책의 앞부분에 나오는 '격언'은 저자의 유머입니다. 심전도가 무겁게 느껴질 때 잠시 쉬어가는 소소한 재미로, 마음에 들면 즐겨주시면 됩니다.

PART 1

흉통이 주증상으로 허혈인지 고민되는 심전도

STEMI 헌터 편

Chapter 1

흑백을 가릴 수 없는 심전도

심전도의 그레이존은 어디에 있는가

흑백을 가려보자!

아이카와 쇼 (『제브라맨』)

문제입니다. 다음 심전도 진단과 조치를 10초 안에 생각해 보세요.

증례 ★ 55세 남성. 흉통 발생 시

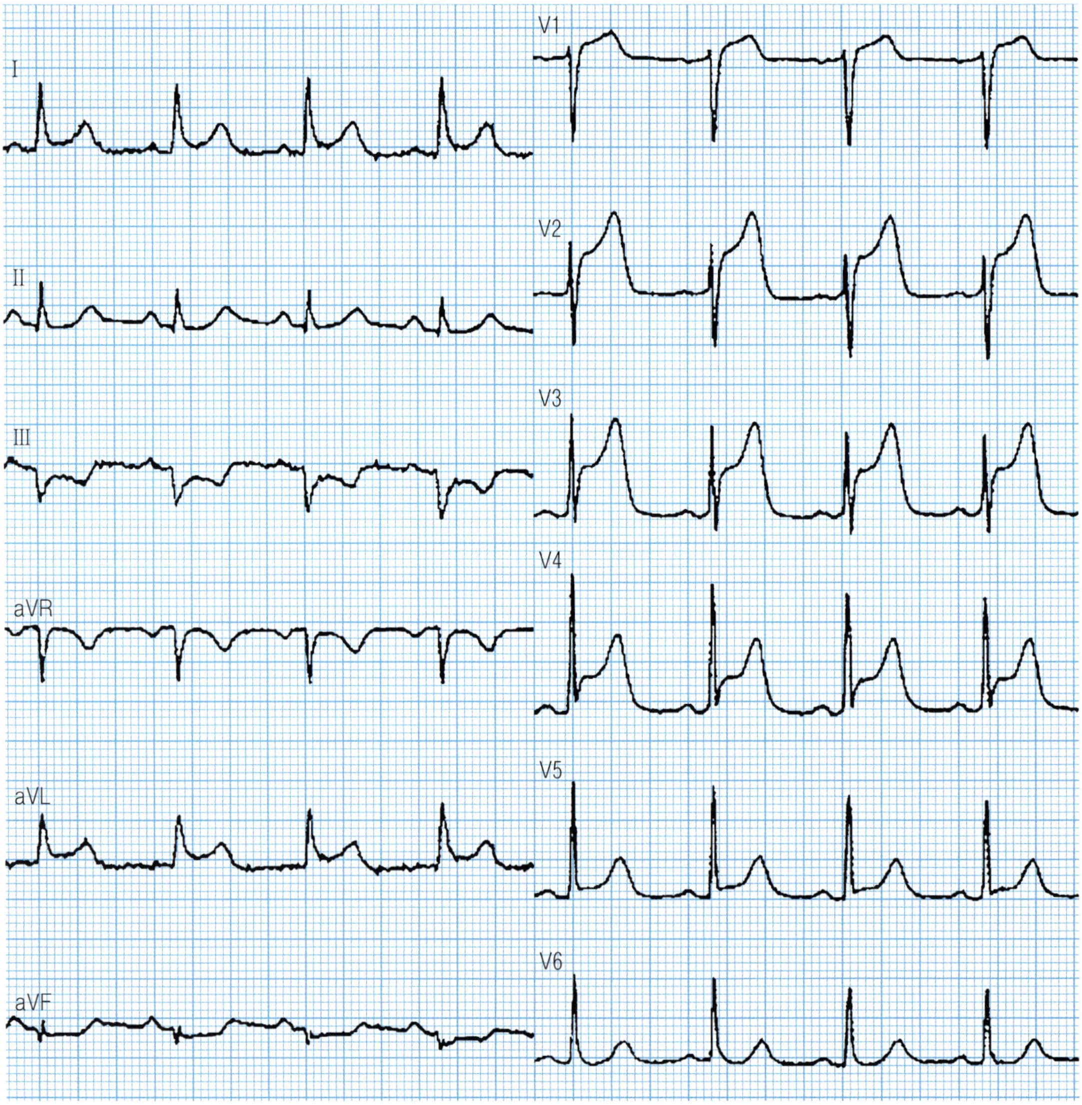

【해답】STEMI로 심장내과 의사 호출

조금 간단했나요?

사실, 이것은 107회 의사 국가시험에서 발췌한 문제입니다. **정답률도 96.5%로 높았으며**, 의사 면허를 가진 사람들은 진료과와 상관없이 이 심전도가 STEMI (ST분절 상승 심근경색증)이며, 심장내과 의사를 즉시 불러야 한다는 판단을 내릴 수 있었습니다. 시험은 수십 문제로 이루어져 있기 때문에, 실제로는 심전도를 약 10초 정도 만에 판단했을 것입니다. 따라서 전공의는 이 심전도를 보고 즉시 허혈이 있다는 판단을 내리고 심장내과 의사에게 연락할 수 있다는 이론이 성립됩니다. 실제로 그들과 함께 일해보면, 비슷한 심전도를 보았을 때 신입 1년 차 전공의라도 제대로 판단하고 있었고, 국가시험도 그리 만만한 것이 아니라는 것을 알 수 있습니다.

즉, 우리 임상의들은 bedside에서도 이 정도 수준의 심전도에 대해 적절한 대응을 할 수 있을 정도로 훈련을 받아 의사 면허를 취득한 것입니다. 그다음으로 필요한 정보는 심장내과 의사의 전화번호입니다. 세밀한 심전도 판단보다 응급 CAG검사를 하는 것이 환자를 위해 더 필요합니다.

그렇다면 다음 심전도는 어떨까요? 응급 CAG (관동맥조영술)가 필요할까요?

증례 37세 남성. 흉부 불쾌감

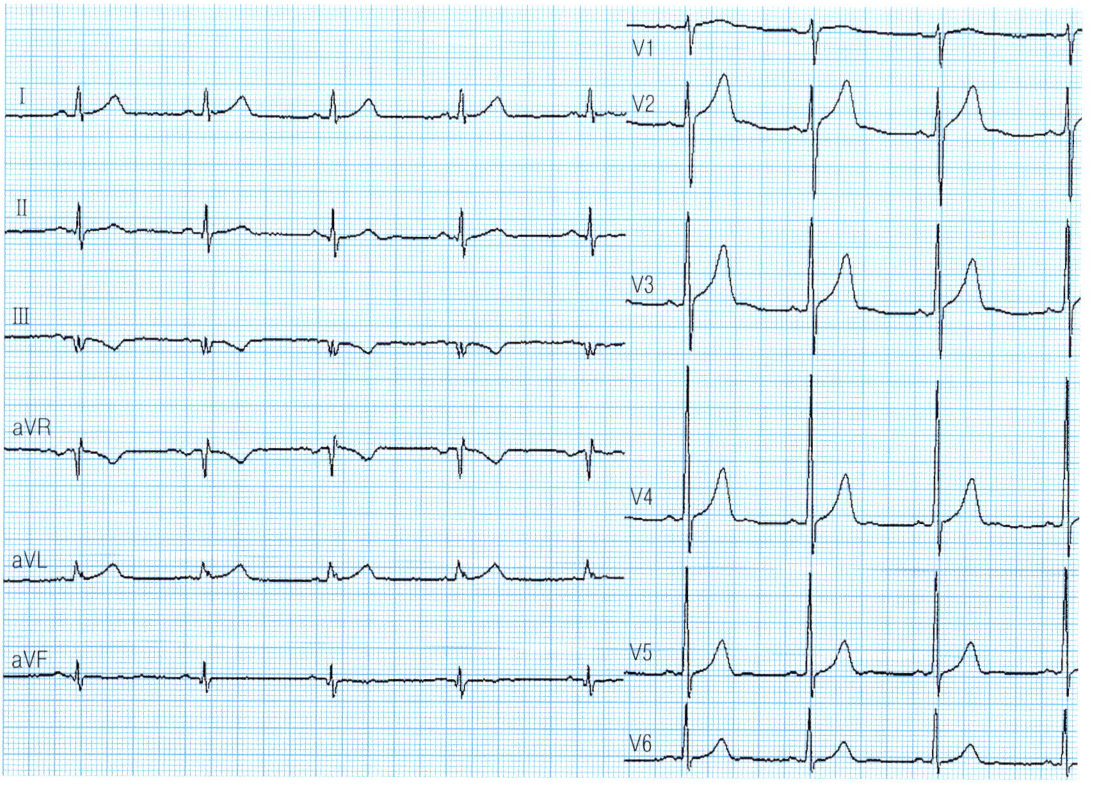

【해답】 응급 CAG 검사는 필요 없다.
(ST 상승이 아니며, 아마도 정상 심전도)

참고로 이 심전도는 저희 병원 전공의(20대 후반 남성)의 것입니다(웃음). 심장내과 의사에게 컨설트가 늦었다고 혼나고 나서 흉부 불쾌감을 느낀 후 심전도를 찍게 되었습니다. 건강검진에서도 관상동맥질환의 위험이 없었으니, 건강한 몸에 정상 심전도로 봐주시면 됩니다.

심전도로 어려움을 겪는 상황과 그렇지 않은 상황

여러분이 비심장내과 의사로서 bedside에서 흉통을 호소하는 환자의 심전도를 손에 들었다고 가정해 봅시다. 검사를 마친 후 '이제 무엇을 해야 할까?'라는 선택을 해야 하는 순간이 옵니다. 앞서 언급된 두 개의 심전도라면 그다지 혼란스럽지 않을 것입니다. 왜 그럴까요?

ST 상승이 있는지, ST 상승이 없는지, 흑백을 명확하게 판단할 수 있기 때문입니다.

바로 이것이 답입니다. 신입 1년 차 의사라도 알 수 있는 ST 상승이 **있는지 없는지**에 대한 판단은, 사실 많은 임상의들이 이미 습득한 능력입니다. 여러분은 이미 충분히 뛰어난 의사들이므로 이 부분에 대해서는 자신감을 가져도 좋습니다. 하지만 실제 임상 현장에 들어서면 어려운 상황이 계속 발생합니다. 그 이유는 전형적인 사례가 그리 많지 않기 때문입니다. 임상 현장은 의과대학에서 배운 판단력만으로는 대응하기 어려운 심전도로 가득 차 있습니다. 다시 말해, 실제 현장에서는

SST 상승이 있는지 없는지 명확히 판단할 수 없어서 난감해지는 심전도 사례가 매우 많습니다.

심전도로 정말로 판단할 수 없는 허혈성 심질환은 얼마나 존재할까?

역학적으로 보았을 때 심전도로 판단할 수 없는 허혈성 심질환은 얼마나 있을까요? Doshi 등은 허혈성 심질환 중 ST 상승형과 같이 심전도로 명확히 알 수 있는 경우는 29–38%에 불과하다고 보고하였습니다.[1] Slater 등은 흉통으로 CCU에 입원한 심근경색증 환자의 10%는 초기 심전도가 정상으로 나타났고, 나중에 ST–T 변화가 나타난 경우를 포함하더라도 41%라고 보고하였습니다.[2]

Mehta 등은 ST뿐만 아니라 T파, 이상 Q파 등을 모두 합쳐도 허혈성 심질환에서 심전도 변화가 보이는 경우는 43%로 보고하였으며,[3] **새로운 허혈성 심질환에서도 명확한 심전도 변화가 없는 환자가 꽤 많다는 사실을 알 수 있습니다.**

● 심전도의 그레이존은 어디에 있을까?

심전도는 민감도와 특이도가 100%인 검사가 아닙니다. 즉 **'ST 상승'**인지 **'ST 상승이 아닌지'**, 판단할 수 없는 **'판단 불가능'**이라는 답변도 존재할 수 있다는 점을 인식하는 것에서 심전도 진단학이 시작됩니다. 이러한 심전도 진단학을 통한 임상 판단의 사고 과정을 도식화해 보겠습니다. 면적은 질병의 유병률과 일치하도록 하였습니다. 검은 부분의 면적이 넓은 이유는 판단할 수 없는 경우가 더 많기 때문입니다.

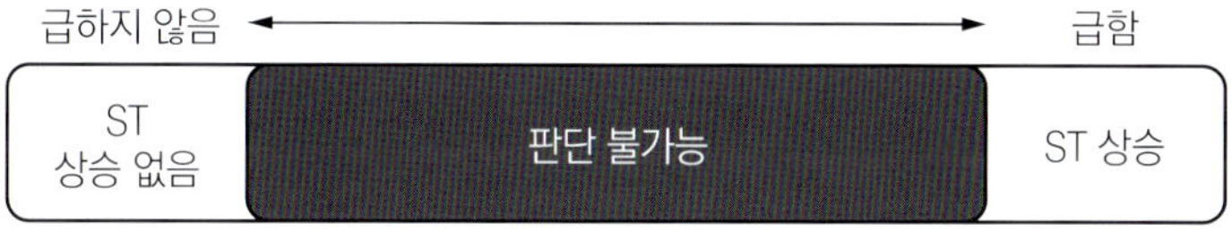

심전도 검사는 아날로그적인 특성을 보여서 이를 해석하는 임상의의 능력에 따라 의견이 갈리는 애매한 영역, 즉 그레이존이 존재합니다. 그래서 아래와 같이 'ST 상승?'이라고 혼란스러워할 수 있는 영역도 만들어 보았습니다.

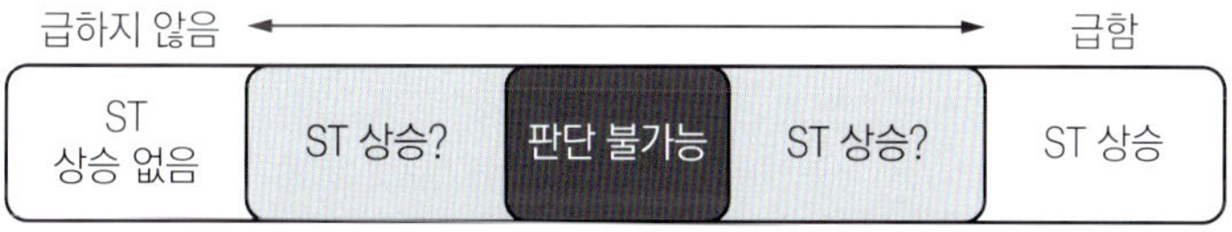

중요한 점은 이 그레이존에서 심장내과 의사와 '비'심장내과 의사 간의 의견 차이가 있다는 것입니다. 임상 경험이 풍부하고 임상 능력이 높은 의사일수록 이 그레이존이 줄어듭니다. 이를 비교하여 도식화하면 다음과 같은 결과가 나옵니다.

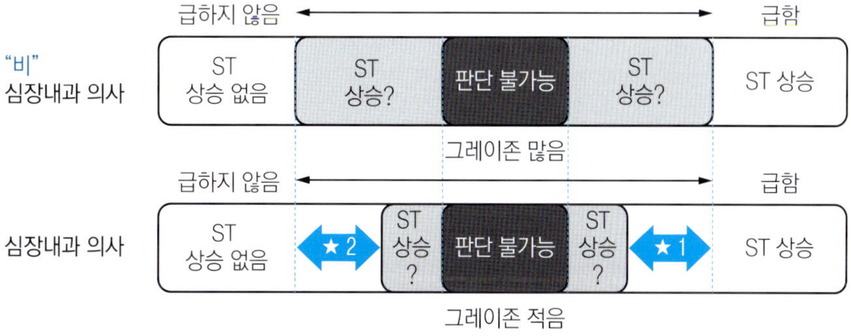

사실, 이 그레이존의 영역 차이(★1, ★2)가 서로 간의 스트레스를 유발하는 주요 원인입니다.

그레이존의 과대평가(overtriage)와 과소평가(undertriage)

★1의 경우는 심장내과 의사가 보았을 때 ST 상승 **있음**, 즉 STEMI인데, '비'심장내과 의사가 'ST 상승이 없다'고 과소평가하게 되어 시간이 지체되면 이렇게 말하게 됩니다.

"왜 더 빨리 부르지 않았습니까!?"

겉으로 보기에는 정상처럼 보이지만 실제로는 STEMI 심전도. 만약 '비'심장내과 의사가 심장내과 의사와 같은 수준으로 이를 판독할 수 있다면, STEMI를 놓치지 않고 찾아내는 'STEMI 헌터'가 될 수 있는 것입니다.

반면, ★2의 경우는 심장내과 의사가 보았을 때 ST 상승 **없음**이지만, '비'심장내과 의사가 'ST 상승인가!?'라고 과대평가하여 밤중에 심장내과 의사에게 긴급 호출을 하면 이런 말을 듣게 됩니다.

"이건 긴급 상황이 아닙니다!"

겉으로 보기에는 ST 상승이 있는 것처럼 보이지만 실제로는 STEMI가 아닌 '모방' ST 상승 심전도. 저는 이를 '모방(mimic) STEMI', 줄여서 'STEmimic'이라고 애정 어린 이름으로 부릅니다. 만약 이를 판단할 수 있다면 여러분은 STEmimic을 찾아내는 'STEmimic 헌터'가 되어 과대평가를 줄이고, 서로가 만족할 수 있을 것입니다.

흑백을 가리기까지

환자 관리 능력을 향상시키기 위해서는 이 그레이존의 차이를 좁히는 것이 필요합니다. 그래서 이 책에서는 전공의 1년 차가 명확하게 판단할 수 있는 심전도는 과감히 생략하고, 그레이존에 속한 심전도에 집중하여 훈련을 통해 그 차이를 좁히도록 하려 합니다.

STEMI 헌팅은 애매한 심전도 변화를 찾아내 과소평가를 막는 능력입니다.
STEmimic 헌팅은 거짓 허혈에 속지 않고 과대평가를 막는 능력입니다.

이 두 가지 헌팅 능력을 습득하여 그레이존을 줄여나갑시다!

흑백을 가린 그다음

흑백을 가리자!

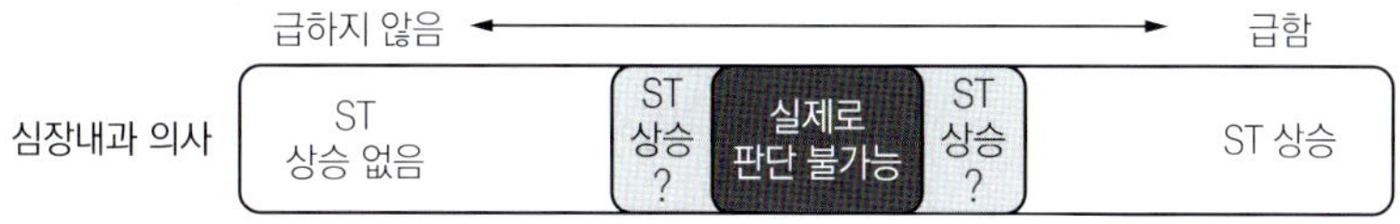

그러나 아무리 명확한 판단을 내리려 해도 그레이존은 여전히 남습니다. 그래서 일부 장에서는 어쩔 수 없이 남아 있는 그레이존의 심전도가 등장하고, 이러한 심전도를 만났을 때 어떻게 대처할 수 있는지 설명할 것입니다.

마지막 장까지 읽고 나면 판단 능력이 향상되어 명확히 판단할 흰색 영역이 늘어날 것입니다. 그러면 결국 '실제로' 판단할 수 없는 심전도가 어떤 것인지 알게 될 됩니다. 이것이 바로 위 도표에 있는 '실제로 판단 불가능' 영역입니다. 판단할 수 없는 '블랙박스'입니다. **정확하게 자신의 한계를 아는 것이 전문가의 증거**이며, 이는 심전도 학습의 하나의 목표가 됩니다. 이 책을 완독한 사람은 심전도 학습의 전문가가 될 것입니다. 마지막 장에서는 이 '블랙박스'를 어떻게 열고 대처할 수 있을지 그 방법을 전수할 것입니다.

요 약

- 전공의가 되었을 때, 전형적인 STEMI의 판단 능력은 이미 갖춰져 있다.
- 실제 임상에서는 명확히 판단할 증례는 적으며, 많은 그레이존 증례들이 전공의를 곤란하게 만든다.
- '비'심장내과 의사는 그레이존을 줄이고, 명확한 판단을 내리는 능력을 키워야 하며, 이 능력이 'STEMI 헌팅'과 'STEmimic 헌팅'이다.
- 이 책은 애매한 증례들에 도전하여 두 가지 능력을 얻기 위한 프로그램이며, 임상에서 심장내과 의사와 비슷한 판단 능력을 습득하는 것이다.
- 결국 남아 있는 그레이존과 블랙박스에 대한 대응법도 다루게 될 것이다.

문헌

1) Doshi AA. Evaluation and management of non-ST-segment elevation acute coronary syndromes in the emergency department. Emerg Med Pract. 2010; 12(1).
2) Slater DK, et al. Outcome in suspected acute myocardial infarction with normal or minimally abnormal admission electrocardiographic findings. Am J Cardiol. 1987; 60: 766-70.
3) Mehta RH, et al. Missed diagnosis of acute coronary syndrome in the emergency room-continuing challenges. N Engl J Med. 2000; 342: 1207-10.

1

COLUMN

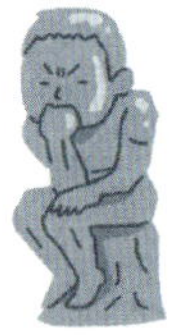

비심장내과 의사의 심전도 진단율

Chapter 1을 읽으신 독자 중에는 심장내과 의사가 판단하는 그레이존이 얼마나 되는지 궁금해하신 분들도 있을 것입니다. 이에 대한 흥미로운 임상 연구가 있습니다.

심장 중재술 전문의 15명에게 심전도 84장(STEMI 40예)을 보여주었습니다.[1] 대담하게도 전문의에게 심전도 테스트를 시행한 것입니다.[1] 결과는 민감도 55-83%, 특이도 32-86%, 양성 적중률 52-79%, 음성 적중률 67-79%로, 그리 높은 수치는 아니었습니다. 만약 60점을 기준으로 합격하는 시험이었다면, 몇 명은 재시험을 봐야 했을 것입니다.

그래서 추가 연구가 아닌 또 다른 유사한 연구를 소개합니다. 이번에는 심장내과 전문의 15명이 STEMI 심전도 116장을 판독한 결과,[2] 민감도 50-100%, 특이도 73-97%로 이전보다 높은 점수를 받은 사람들도 있었지만, 여전히 아날로그적인 검사이기 때문에 해석과 수치에서 변동이 두드러졌습니다.

이것이 심장내과 의사의 그레이존입니다. 그리고 이 그레이존은 전문의 사이에서도 상당한 개인차가 있다는 점을 알아두는 것이 중요합니다. 심장내과 의사 A와 심장내과 의사 B의 심전도 판단이 다를 때도 많다는 것입니다.

그렇다면 '비'심장내과 의사와 심장내과 의사의 그레이존은 얼마나 다를까요? 응급의학과 의사가 심전도 판독한 후 심장내과 의사가 그 판단에 얼마나 문제를 제기하는지 조사한 임상 연구가 있습니다.[3]

도전자	STEMI와 STEmimic을 끊임없이 추적한 응급의학과 의사
챔피언	그 컨설트를 받고 낮과 밤을 가리지 않고 심근경색증과 싸워온 심장내과 의사

심전도 판독의 정면 대결이 펼쳐졌습니다. 결과는 무승부. 응급의학과 의사의 심전도 판단에 대해 심장내과 의사가 반대하지 않았습니다. 즉, **비심장내과 의사라도 심장내과 의사와 심전도 판단 능력에서 동등해질 수 있다는 뜻입니다.**

동등해지기 위해 의국에서 책상 위에서 노력하는 것도 중요하지만, bedside에서 심전도를 직접 판독하며 몰두하는 것이 훨씬 더 효과적입니다. 이 책을 읽다 보면 실제 임상 현장은 흥미진진한 심전도 사례들로 가득 차 있다는 것을 깨닫게 될 것입니다. 환자의 운명은 여러분 손에 달려 있습니다. 지금 당장 의국을 뛰쳐나가 bedside로 달려가세요! 그리고 두근두근한 마음으로 심전도를 진지하게 살펴보세요. 때로는 감정이입도 괜찮습니다. 열정은 기억의 피와 살이 되어 기억력을 높여줍니다. '노력은 열정을 이길 수 없다.'[4] 심전도에 몰두하여 판독한 읽은 횟수만큼, 미래에 내리는 판단 능력이 향상될 것을 보장합니다.

문헌

1) Jayroe JB, et al. Differentiating ST elevation myocardial infarction and nonischemic causes of ST elevation by analyzing the presenting electrocardiogram. Am J Cardiol. 2009; 103: 301-6.
2) Tran V, et al. Differentiating ST-elevation myocardial infarction from nonischemic ST-elevation in patients with chest pain. Am J Cardiol. 2011; 108: 1096-101.
3) Proano L, et al. Cardiology electrocardiogram overreads rarely influence patient care outcome. Am J Emerg Med. 2014; 32: 1311-4.
4) 設楽　洋. In: BEAMS AT HOME~日本を代表するおしゃれクリエイター集団ビームススタッフの「暮らし」と「服」. 東京: 宝島社; 2014. p.445.

Chapter 2

역사에서 배우는 심전도

심전도에서 의사가 기본에 충실해야 하는 것

● 역사는… 사람들의 소중한 자산이다. 여러분이 앞으로 살아갈 미래를 분명히 밝혀줄 것이다. 하지만 과거로부터 이어받은 역사는 다음 세대로 전해지지 않으면 사라져 버린다.

니코 올비아 (『원피스』)

증례 ★★ 40대 남성. 심와부 불쾌감. 병력: 특이사항 없음

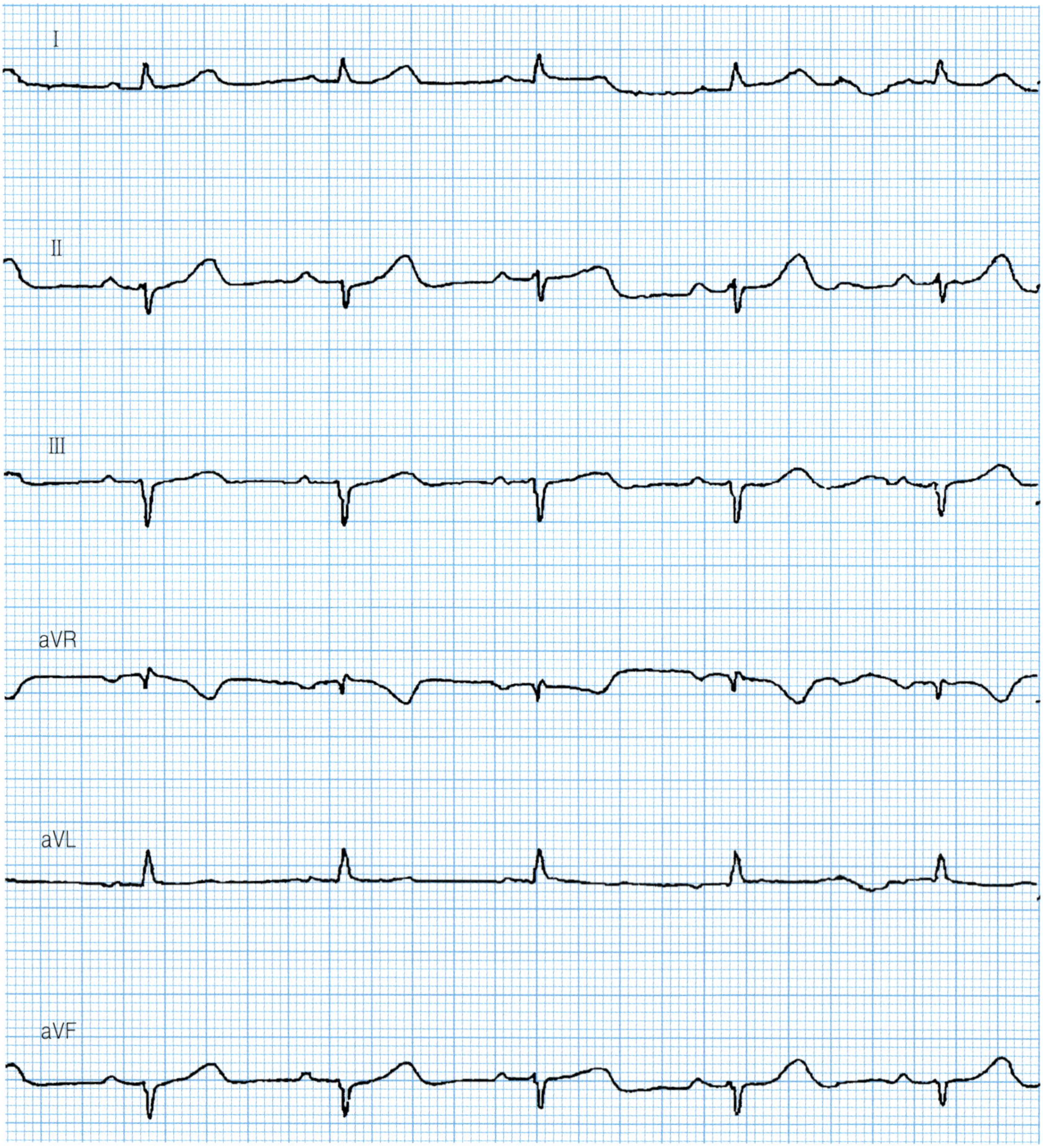

토요일 오전에 흉통을 호소하는 환자가 내원하여 찍은 심전도입니다.
이 심전도에 대한 판단과 다음 대응 방안은 무엇인가요? (제한 시간 10초)

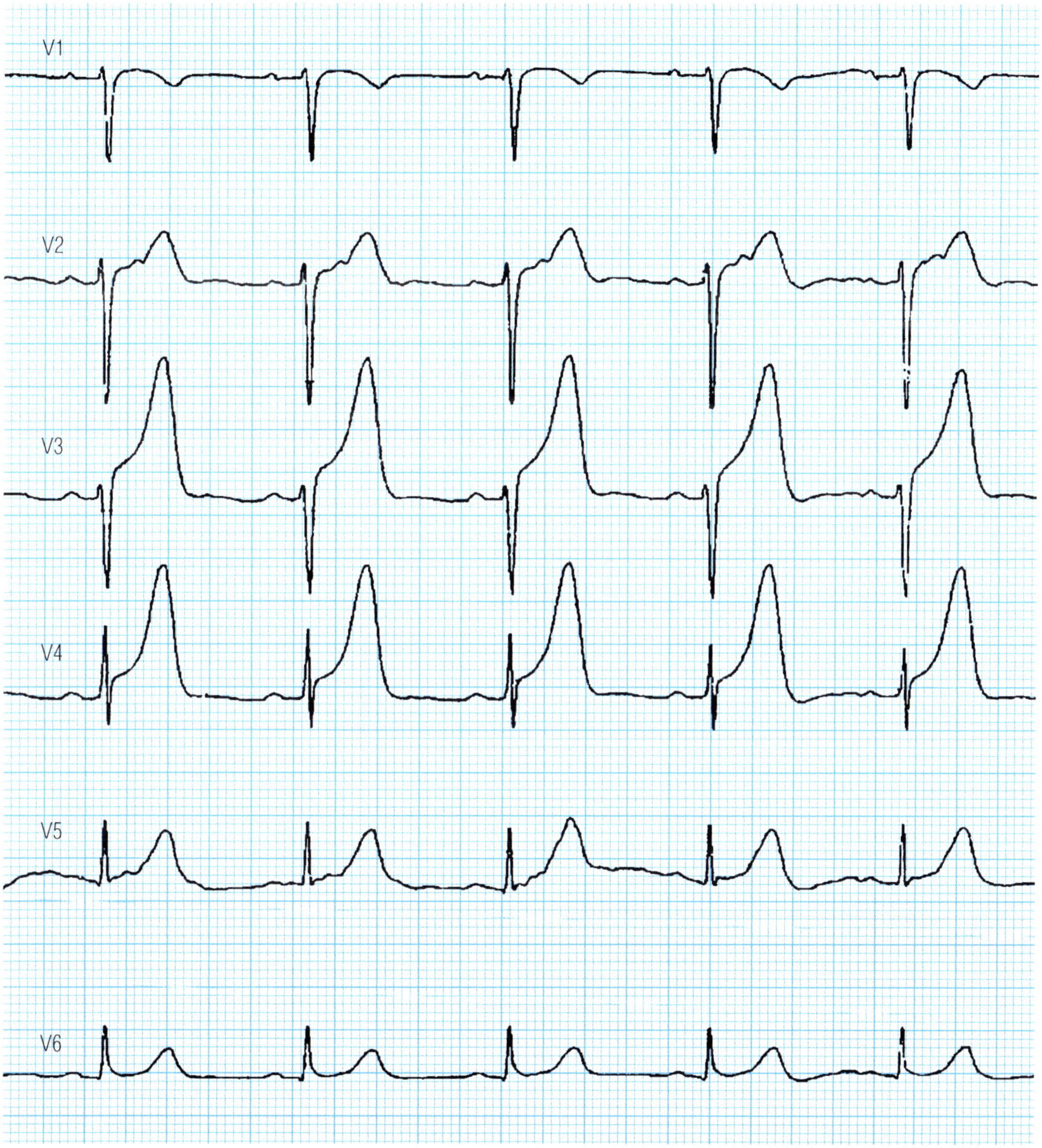

당초 이 심전도를 받은 우리 병원의 전공의는 혈액검사(CK, 트로포닌 포함), X선 검사를 시행했습니다. 그러나 검사 결과는 모두 정상으로 나왔고, 증상도 협심증을 의심할 만한 것이 아니라고 판단했습니다. 환자의 흉통은 약 1시간 후 사라졌고 전공의는 환자에게 귀가하도록 지시한 후, 다음 주 심장내과 외래를 방문하도록 추적관찰을 권했습니다.

하지만 환자는 다음 날 흉통이 재발하여 다시 병원을 방문했습니다. **그때 찍은 심전도에서는 ST절이 완전히 상승한 STEMI로 나타났습니다.** 즉, 처음에는 '협심증 의심'이라고 생각했던 것이 완전한 심근경색으로 되돌아온 것입니다.

실패에서 배우는 심전도

이번 증례의 초기 대응은 최선이라고 할 수 없습니다. 그러나 이 실패라는 '역사'는 소중한 자산입니다. 과거에서 배운 실패라는 자산을 다음 세대에 전달하여 사라지지 않도록 해야 합니다. 그렇다면 비슷한 증례를 다시 만났을 때 어떻게 대처해야 할까요?

1. 첫 번째 심전도에서 허혈을 판단할 수 있도록 하자

이것이 이 책의 목적 중 하나입니다. 그러나 솔직히 말하면, 이번 심전도 한 장만으로 자신 있게 심장내과 의사에게 컨설트할 수 있을지 확신할 수 없습니다. 좀 더 결정적인 무언가가 필요합니다. 흉통이 협심증처럼 보이는지, 위험 요인이 있는지, 더 나아가 심전도 외의 검사에서 허혈 소견이 있는지 등이 중요합니다. 그러나 이 증례에서는 모두 음성이었습니다.

2. 검사를 반복해 보기

심전도 변화가 나중에 확인될 가능성이 있기 때문에 중요한 조치입니다. 만약 심전도에 변화가 있다면 허혈을 의심할 수 있지만, 항상 변화가 발생하는 것은 아닙니다. 또한, 두 번째 심전도가 첫 번째와 같더라도 허혈이 없다고 단정 짓지 않는 것이 중요합니다.

3. 과거의 심전도와 비교하기

우선, 병원 내의 심전도 기록을 찾아봅니다. 전자 차트가 있다면 어려운 작업은 아닙니다. 만약 환자가 우리 병원에 처음 온 환자라면, 환자의 주치의에게 문의해 보세요. 심전도 한 장의 팩스는 야간이나 휴일에도 받을 수 있습니다. 이 증례처럼 토요일 오전에 내원한 경우에는 타 병원의 심전도를 입수할 가능성이 충분히 있습니다. 타 병원의 이전 심전도와 우리 병원의 심전도가 동일하다면 ST 변화를 지나치게 해석한 것이고, 명백한 ST 변화가 있다면 STEMI로 판단하고 즉시 조처를 해야 합니다.

이전 병원의 심전도와 비교하기

이 증례에서는 재진 시 이전 병원의 심전도를 입수했습니다(아래 그림).

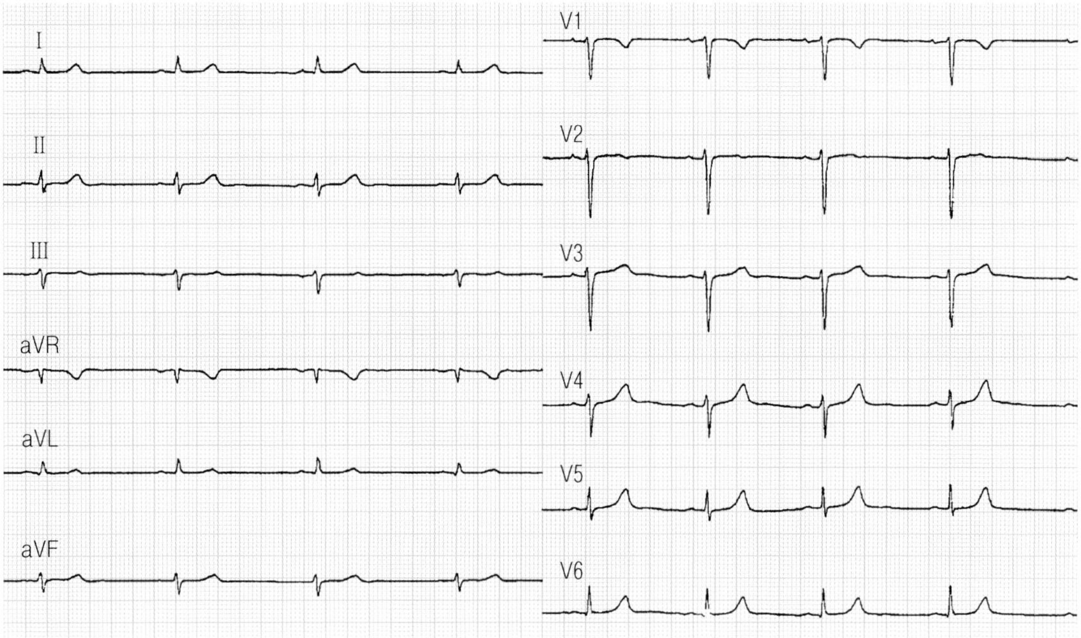

이 심전도를 우리 병원의 첫 번째 심전도와 비교해 봅시다.

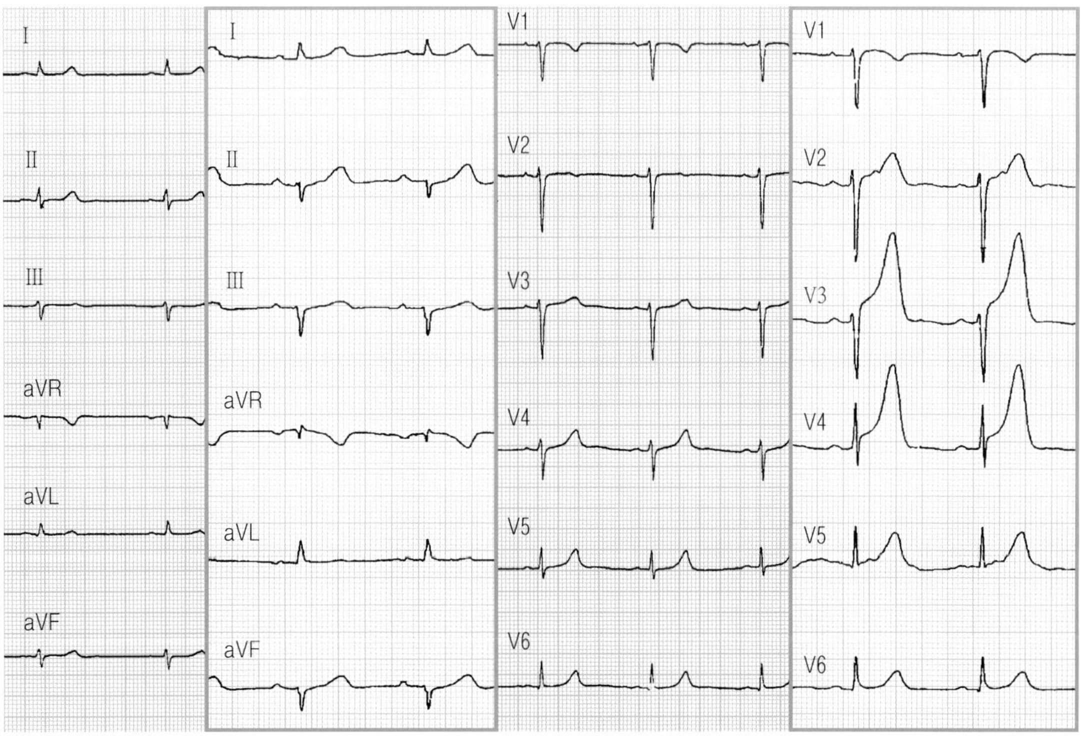

< 이전 병원 > **< 내원 시 >** < 이전 병원 > **< 내원 시 >**

만약 처음 내원 시 이 심전도를 입수하여 비교할 수 있었다면, 진단은 어렵지 않았을 것입니다. 그렇습니다. 이것은 hyperacute tall T wave(초급성 T파)이며, 허혈의 아주 초기 단계에서 나타나는 심전도 변화입니다. 그러나 Sovari 등은 초기 단계에서 hyperacute T wave를 보고 심근경색증으로 진단을 내리는 경우는 50%에 불과하다고 합니다.[1] 심전도 한 장만으로 정확한 진단을 내리기는 어려울 수 있습니다. 그렇기 때문에 의심이 든다면, 이전과 이후의 심전도를 모아 비교할 필요가 있는 것입니다.

● Hyperacute tall T wave의 판단에 다가가기

Hyperacute tall T wave가 심근경색증 초기 단계에서 나타나는 심전도 변화라는 사실을 알고 있는 사람은 많을 것입니다. 심근경색이 발생한 지 약 30분 정도 지난 시점에서는 명확한 ST 상승이 없고, T파의 증가만 나타나는 경우가 있습니다.[1] 이 시점에서는 심근효소의 유출이 매우 적기 때문에 혈액검사를 해도 정상 범위로 나올 수 있습니다.[2] 다른 검사들도 모두 정상일 수 있어서, 첫 번째 심전도만으로 심근경색을 판단해야 하는 상황이 발생합니다. 이번 증례도 바로 이 점이 함정이었습니다(그림 1). 여기서 중요한 것은 hyperacute T wave로 판단되면 그 시점에서 즉시 심장내과 의사를 호출하고, STEMI로 대응해야 한다는 점입니다. 음성으로 나올 수도 있는 혈액검사 결과를 기다리며 시간을 낭비하는 것은 허용되지 않습니다.

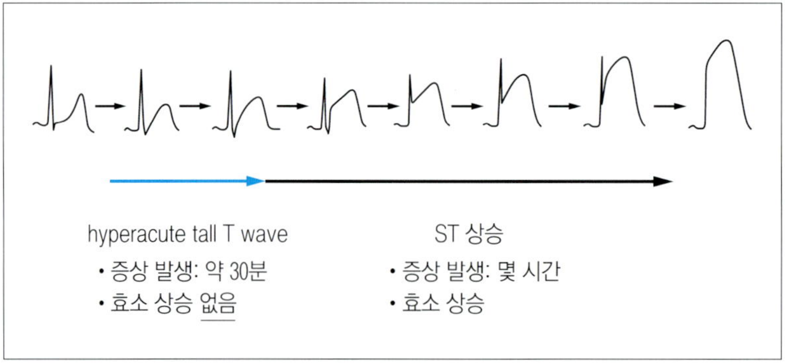

그림 1 Hyperacute tall T wave란?

● 100% 확실하게 반복할 것

그런데 이와 같은 hyperacute T wave에 대한 지식을 갖는 것은 중요하지만, 실제 임상에서는 이것이 정말로 허혈성 변화인지 확신하지 못하는 경우도 있습니다. 그 한 장의 심전도로 STEMI로 대응해도 되는가? **이러한 상황에서 hyperacute T wave를 발견했을 때 취해야 할 다음 조치는 이전과 이후의 심전도를 비교하는 것입니다.**

'그건 당연한 거잖아'라고 생각할 수도 있겠지만, 실제로 매일 진료 현장에서 이 작업을 **100%** 확실하게 하고 있나요? **100%입니다.** 스스로에게 물어보세요. 99%를 확실하게 해도, 1%를 소홀히 하는 경우가 문제가 될 수 있습니다. 당연히 해야 할 작업을 100% 확실하게 반복함으로써, 이번과 같은 사례를 놓치지 않을 수 있는 것입니다.

국가시험 공부에서 가르쳐주지 않는 것

참고로 Chapter 1에서 제시한 국가시험 문제에는 후속 이야기가 있었습니다.

< 흉통이 있을 때 >

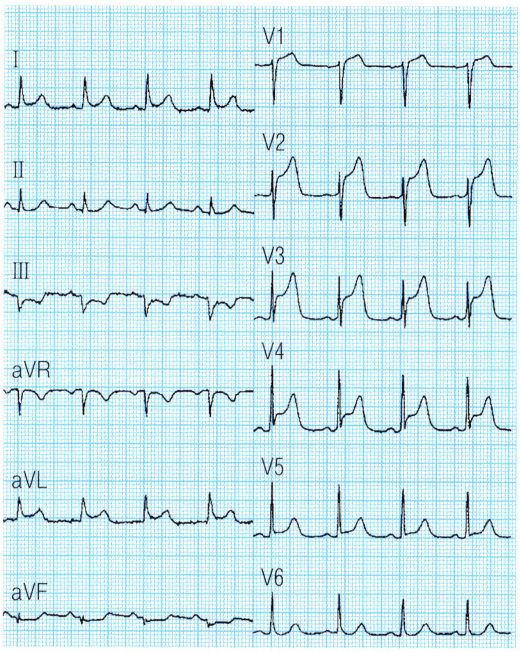

< 흉통이 없을 때 >

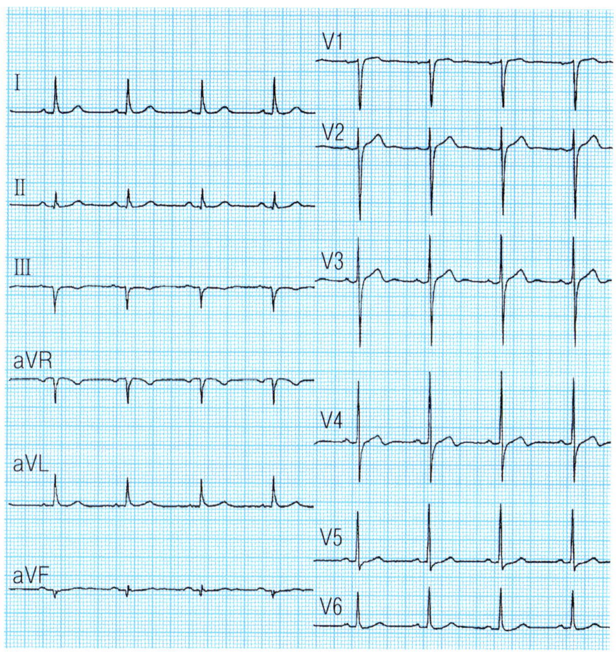

이제는 ST 상승이 더욱 명확하게 보입니다.

수업에서는 이전과 이후의 심전도를 비교하면 판단의 정확도가 높아진다고 가르쳐줍니다. 그러나 임상 현장에서는 시험에서 자동으로 제공되는 이전 심전도와 달리, **의사가 직접 노력해서** 심전도를 찾아야 합니다. 설령 다른 병원의 심전도라 하더라도 말이죠. 이는 학교에서 잘 가르쳐주지 않지만, 임상 현장에서 매우 중요한 규칙입니다.

Hyperacute tall T wave의 감별이 필요한가?

교과서적으로 T파가 증가하는 원인으로는 hyperacute T wave 외에 고칼륨혈증이 있으며, 두 가지의 감별이 필요하다고 나와 있습니다. 두 경우는 비슷해 보이지만, T파의 형태에 따라 감별할 수 있다는[3] 설명을 들어본 적이 있을 것입니다(그림 2).

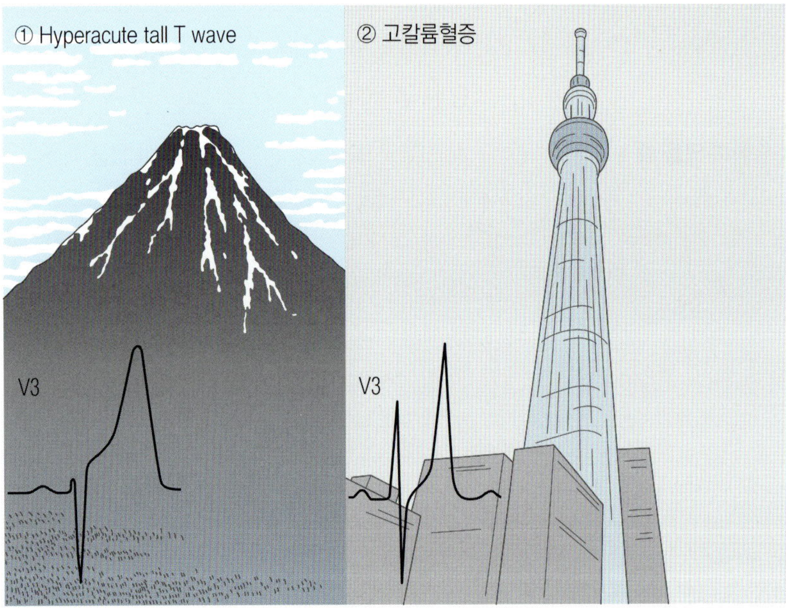

그림 2 T파의 증가 감별

① Hyperacute tall T wave: T파는 좌우가 비대칭이며, 기저부가 넓은 모양이다.
② 고칼륨혈증: T파는 좌우가 대칭적이고, 뾰족하게 솟아 있는 모양이다.

T파의 형태는 두 가지를 감별하는 참고 자료가 될 수 있지만, 절대적인 기준은 아닙니다. 그래서 두 가지 감별이 필요할 때, 필자는 응급검사로 즉시 칼륨 수치를 확인합니다. 고민할 시간 없이 몇 분 안에 결과가 나옵니다. T파의 증가를 형태로 감별하는 방법을 기억하는 것도 좋지만, 그보다 응급검사나 혈액검사를 통해 반드시 칼륨 수치를 확인하는 습관을 들이는 것이 훨씬 더 중요합니다.

또한, 고칼륨혈증이든 허혈이든 이전 병원의 심전도와 비교하고 싶은 마음이 들기 마련이므로, 응급검사와 팩스로 이전 심전도를 확보하는 두 가지 작업을 동시에 진행합니다. 결국, 이전 심전도는 항상 필요합니다.

역사에서 배우는 심전도

역사는… 사람들의 소중한 자산이다. 여러분이 앞으로 살아갈 미래를 분명히 밝혀줄 것이다. 과거로부터 이어받은 역사는 다음 세대로 전해지지 않으면 사라져 버린다.

과거의 심전도는 그 환자의 역사이자 자산입니다. 과거의 심전도를 받아들이는 것은 그 환자의 미래를 밝히는 일입니다. 이전 심전도를 받는다는, 실용적이고 성실한 이 작업을 100% 당연하게 해내는 것이 환자를 구하는 길이며, 이번 증례에서의 실패라는 역사에서 배우는 것입니다.

요 약

- 반드시, 반드시 이전 심전도를 확보할 것.
- Hyperacute tall T wave를 패턴 인식할 수 있을 것.
- Hyperacute tall T wave를 발견하면, 이전과 이후의 심전도와 칼륨을 동시에 확인할 것.
- Hyperacute tall T wave라고 판단하면, 효소 결과를 기다리지 말고 즉시 심장내과 의사를 호출할 것
- 마지막으로 한 번 더, 반드시 100% 이전 심전도를 확보할 것.

문헌

1) Sovari AA, et al. Hyperacute tall T wave, the early sign of myocardial infarction. Am J Emerg Med. 2007; 25: 859.e1-7.
2) Blomkalns AL, et al. Can electrocardiographic criteria predict adverse cardiac events and positive cardiac markers? Acad Emerg Med. 2003; 10: 205-10.
3) Genzlinger MA, et al. Analyzing prominent T waves and ST-segment abnormalities in acute myocardial infarction. J Emerg Med. 2012; 43: e81-5.

2

COLUMN

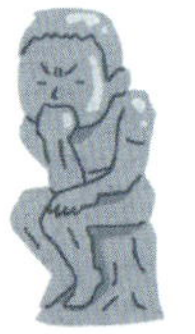

심전도 수집 방법

간호사가 심전도를 가져오고, 응급의학과 의사가 그 심전도에 대해 코멘트하고 다시 돌려보낸다.

이것은 필자가 미국에서 단기 연수 중에 자주 보았던 응급실의 풍경입니다. Atzema 등의 연구에 따르면 STEMI의 발생률은 triage level과 관계가 없다고 합니다.[1)] 따라서 간호사는 조금이라도 이상하다고 느끼면 즉시 심전도를 찍을 권한을 가지고 있습니다(찍은 심전도의 판단은 응급의학과 의사가 합니다). 여러분의 병원에서는 어떻게 하고 있나요? “물론, 하고 있어요!””라고 답하는 병원이 있다면 정말 훌륭한 병원입니다.

그렇다면 같은 방식으로 이전 심전도도 찾아보고 있나요? 없으면 팩스를 보내서라도 열심히 구하고 있나요? 그 정도까지 하는 병원은 많지 않을지도 모릅니다. 사실 부끄럽지만, 제가 4년 전에 본원에 부임했을 때는 이러한 시스템이 제대로 작동하지 않고 있었습니다. **‘간호사가 쉽게 심전도를 찍고, 전공의가 모든 사례에서 이전 심전도를 반드시 찾아오는’** 이러한 문화를 만들기 위해 어떻게 해야 할지, 저의 경험과 전략을 공유하고자 합니다.

① 시행하는 이유를 설명한다

간호사들에게 전형적인 증상을 보이지 않는 심근경색증 환자가 존재한다는 사실을 인식시킵니다. ‘이상하다’라고 느낀다면 스스로 판단하여 심전도를 찍을 수 있는 규칙과 분위기를 형성하는 것이 중요합니다. 그리고 찍은 심전도는 의사가 책임지고 즉시 판단할 것이라는 점을 명확히 공표하고 실천해야 합니다.

② 찍으면 바로 판독해라

그러면 점차 심전도가 의사에게 모이기 시작합니다. 굳이 전달해 주었다면 “고마워요!”라고 미소를 보내고, 즉시 심전도를 읽어야 합니다. 10초 진단이면 충분하니 가능한 범위에서 손을 멈추고, 간호사 앞에서 바로 심전도를 읽어야 합니다. 이것이 여러분의 심전도 판단 능력을 강화시키고, 응급실에서의 심전도 수집 문화를 구축하는 데 중요한 요소가 됩니다.

③ 무엇보다도 감사하라

만약 이상이 발견되면 다시 한번 "정말 고마워요! 잘 찍어주셨어요!"라며 진심으로 칭찬합니다(실제로 그렇습니다). 또한, 이전과 이후의 심전도를 가져다주면, 비록 완전히 동일하더라도 바로 변화가 없다는 중요한 정보를 가져다준 것에 감사의 말을 전해야 합니다. 참고로, 만약 STEMI라면 심장내과 의사가 도착했을 때나, 가족에게 설명하는 시점 등 여러 상황에서 거듭 칭찬을 해줍니다. Door to balloon time(심장 혈관 개통 시간)을 단축한 것은 간호사의 신속한 대처 덕분입니다. 또한, 이전 병원에 팩스를 보내 요청해 준 전공의 덕분에 진단할 수 있었습니다. 심전도를 찍고 즉시 의사에게 전달한 간호사의 공로도 큽니다.

이렇게 단 세 가지를 실천하되, 꾸준히 때로는 엄격하게 실행해 왔습니다.

1년이 지나니, 새로 온 간호사와 전공의들이 점점 심전도를 찍어서 저에게 가져다주기 시작했습니다. 2년 차 전공의는 '스스로' 이전 심전도를 다른 병원에 팩스로 요청하고 있습니다. **정말 잘하고 있습니다!**

또 1년이 지나니, 이번에는 1년 차 전공의가 선배 전공의에게 팩스로 심전도를 요청하는 방법을 배워가고 있었습니다. 간호사들은 '의심스러운' 환자의 심전도를 찍을 뿐만 아니라, 최근 심전도가 있다면 전자 차트에서 찾아서 출력해 가져다주는 일도 하게 되었습니다.

그 덕분에 얼마나 많은 STEMI 환자를 조기에 발견할 수 있었는지 모릅니다.

뭐, 당연한 일이지요. 하지만 그것을 꾸준히 실천하여 하나의 문화로 자리 잡은 우리 팀이 정말 자랑스럽습니다. 응급실은 팀워크가 핵심입니다. 바빠서 혼자서 처리할 수 없을 때나 피곤해서 판단 능력이 떨어졌을 때일수록, 평소에 해왔던 당연하지만 중요한 팀워크가 서로를 돕고, 숨겨진 중증 환자를 찾아내는 데 큰 역할을 합니다.

문헌

1) Atzema CL, et al. Emergency department triage of acute myocardial infarction patients and the effect on outcomes. Ann Emerg Med. 2009; 53: 736-45.

Chapter 3

강렬하게 다가오지 않는 심전도

어디서부터 ST절 상승인가

● **모르겠다면, 다른 사람에게 물어라.**

마쓰시타 고노스케

증례 ★★ **64세 남성. 흉통**

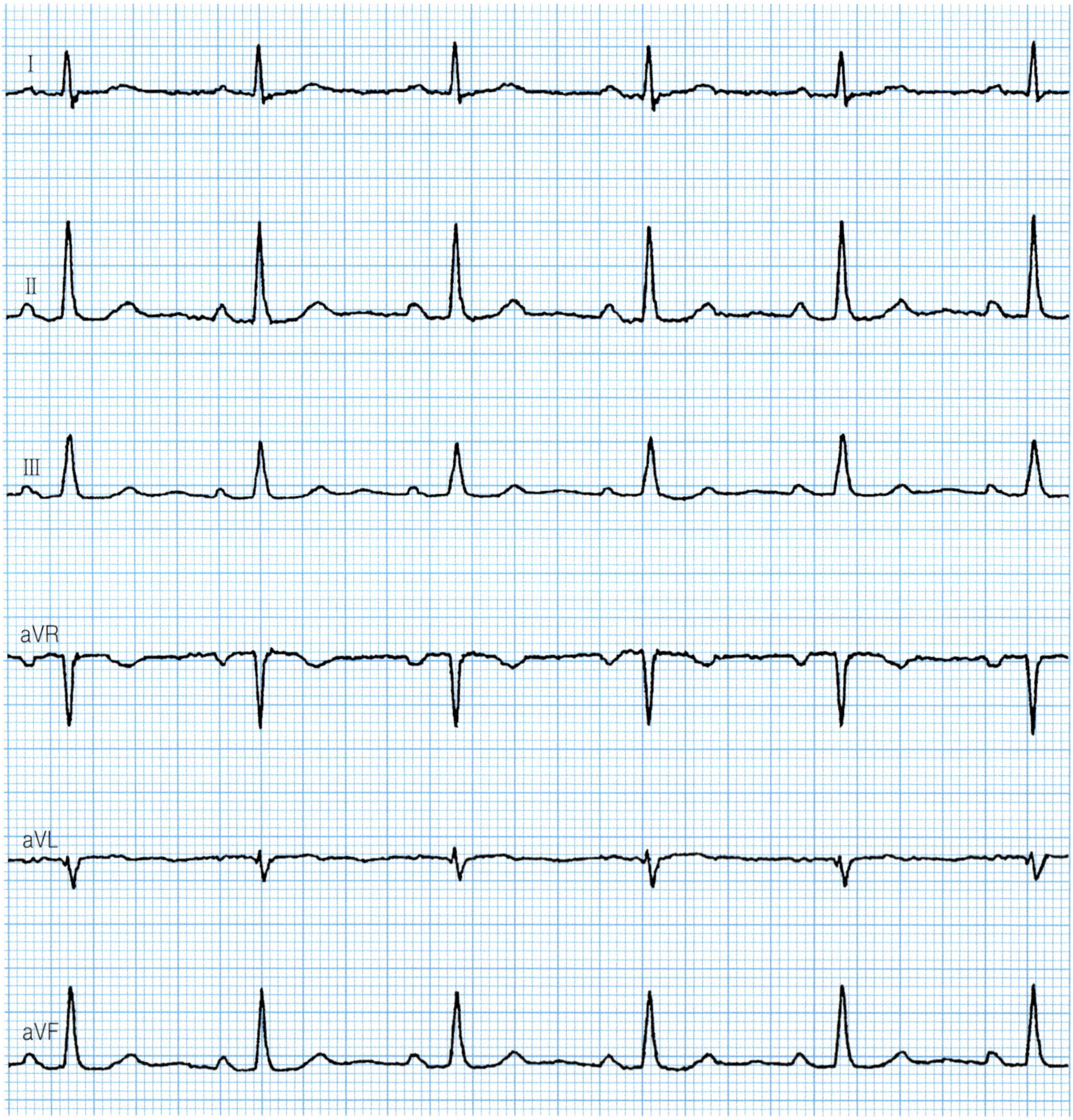

어느 날 응급실에서 전공의가 이 심전도에 대해 되돌아보며 “OOO 선생님, 이게 STEMI라고 생각하시나요?”라고 물었습니다.

이것은 그 전날 이 전공의가 경험한 증례였습니다. 여러분이라면 어떻게 대답하시겠습니까? 잠시 생각해 보세요(역시 제한 시간 10초입니다).

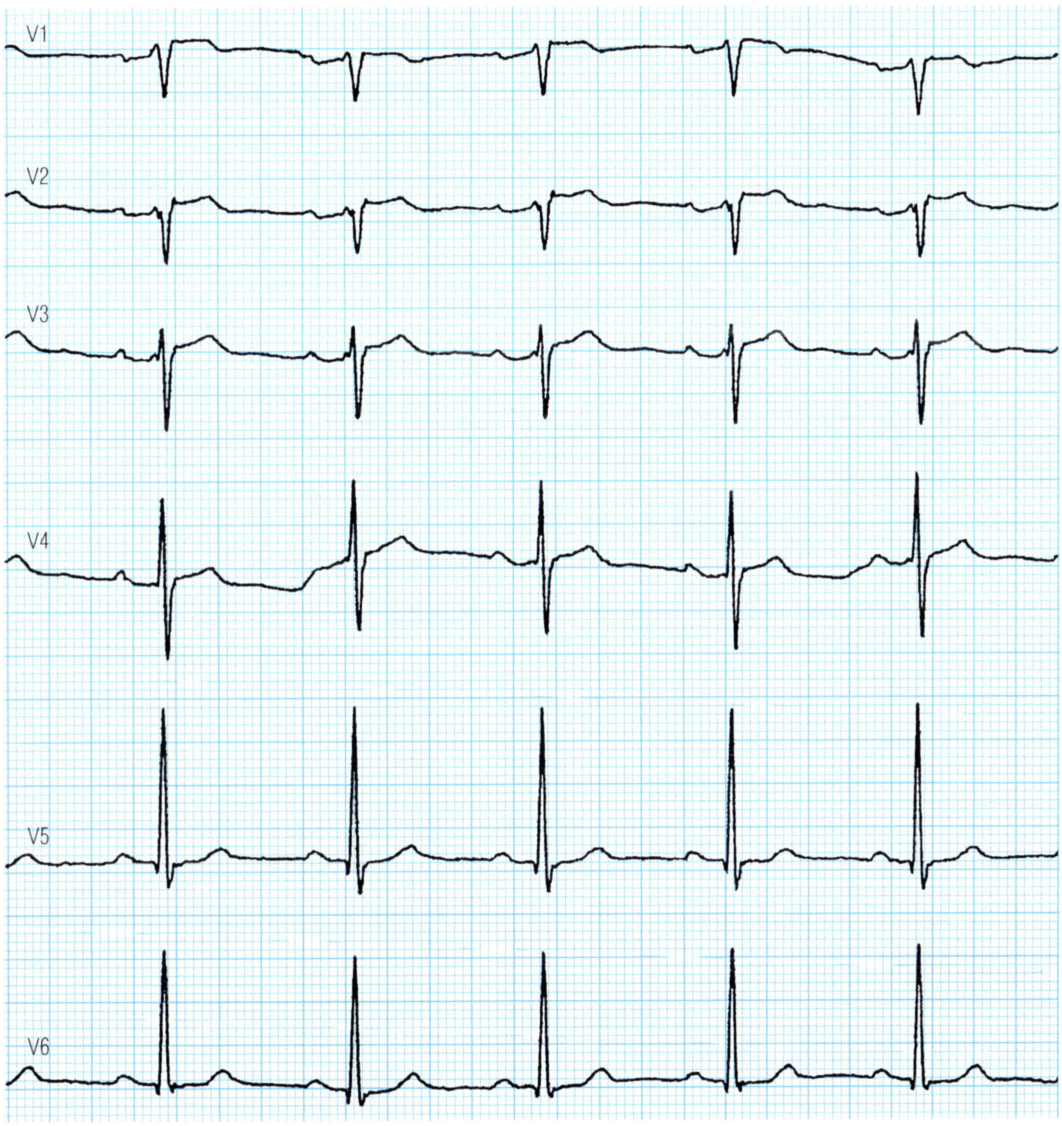

허혈을 의심해 보면 V2, V3에서 약간 ST가 올라간 것처럼 보입니다. 이것이 ST 상승인지 여부를 전공의는 헷갈렸습니다. 사실 저도 상당히 고민했습니다. 왜냐하면, V2, V3 유도에서는 허혈이 없더라도 ST가 이 정도로 '약간' 상승하는 경우가 종종 있기 때문입니다.

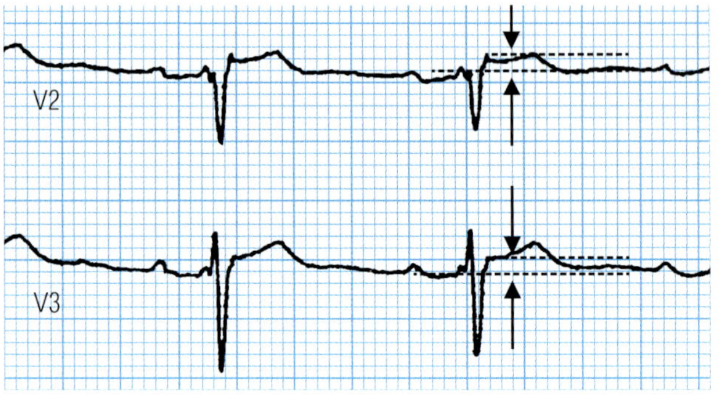

모르겠다면, 다른 사람에게 물어라.

전공의는 망설였고, 격언대로 심장내과 의사에게 상담했습니다. 그러나 호출된 젊은 심장내과 의사도 상당히 고민했습니다.

다음에는 어떻게 대처할까요? 그렇습니다. 이전 심전도와 비교하는 것입니다. 격언대로 이번에는 주치의에게 연락해 보았다고 합니다. 전화를 걸어보니 과거의 심전도 기록이 있어 팩스로 요청했습니다.

팩스로 전송된 1년 전 이전 병원의 심전도. 흉통이 없을 때

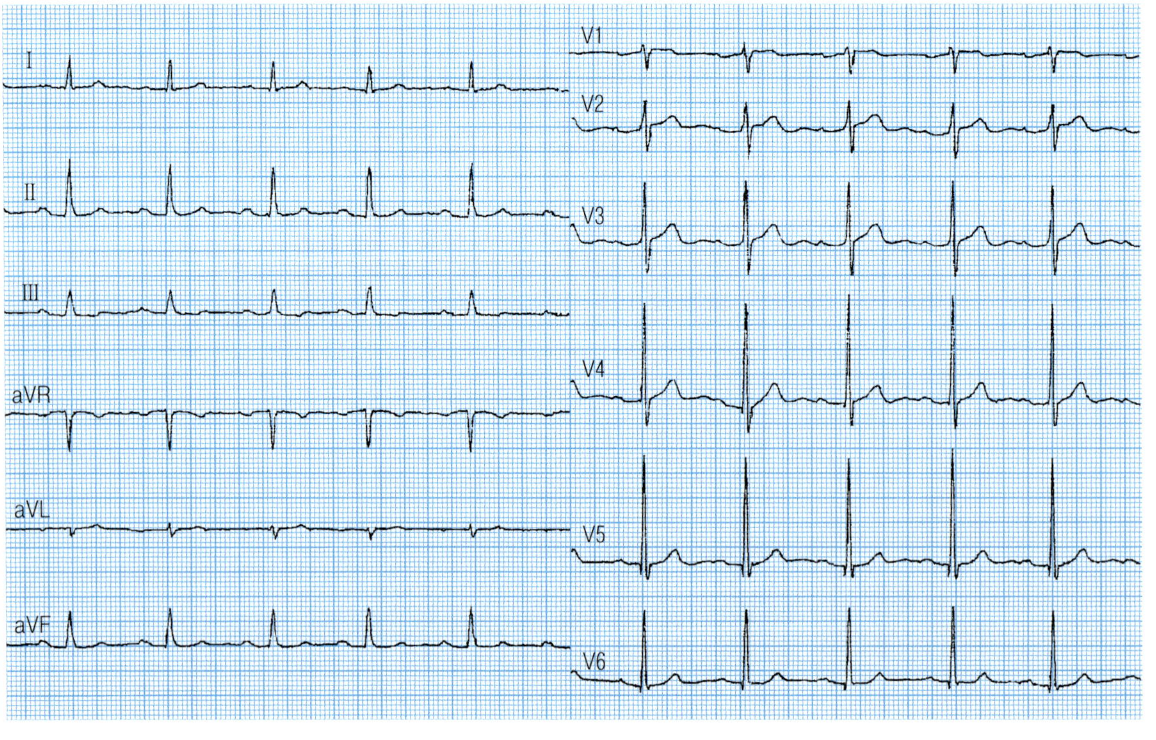

이번　　　　1년 전

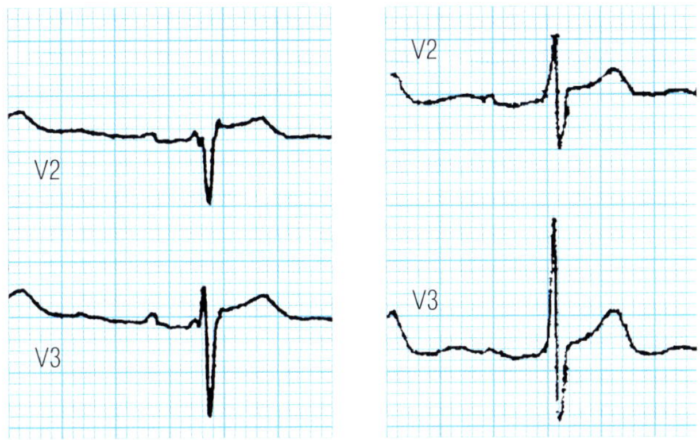

비교해 보니 V2, V3에서 약간 ST 상승이 있었고, 바로 CAG 결과로 이어졌습니다. 검사 결과, 좌전하행지가 막혀 있었습니다.

가이드라인과 STEMI의 정의

이 증례를 다시 되돌아보면 이 심전도가 STEMI에 해당하는 걸까요? 가이드라인을 확인해 봅시다. 'ACC/AHA(미국심장학회/미국심장협회) ST 상승 심근경색증 가이드라인 2013'[1)]에서는 다음과 같이 쓰여 있습니다.

> ① ST 상승(연속하는 2개 이상의 유도) J점에서 측정
> - 전흉부 유도(V2~V3)
>   남성 > 40세: ST 상승 > 2 mm, 남성 < 40세: ST 상승 > 2.5 mm
>   여성 : ST 상승 > 1.5 mm
> - 그 외 전흉부 유도 및 사지유도: ST 상승 > 1 mm
>
> ② ST 하강(2개 이상의 유도)
> - 전흉부 유도(V1~V4)
>
> ③ aVR ST 상승+광범위 ST 하강
>
> ④ 새로운 LBBB가 있다고 해서 심근경색증을 의심하지 않는다.[주)]
> - 예외: 쇼크, Sgarbossa 기준
>
> ⑤ 초급성기 T파

내용이 길죠(ㅠㅠ). 이번에는 ①에만 집중해 봅시다. V2, V3는 연령에 따라 다르지만, 1 mm 상승으로는 상승한 것으로 간주하지 않습니다. 그렇다면 이번 증례에서는 ST 상승이 몇 mm였을까요? 이를 알아보려면 J점이 어디인지 명확히 파악해야 합니다.

역자 주) 현재 심근경색증의 진단 과정은 이 책이 쓰여진 시기와 다소 차이가 난다. 우선 심근경색의 분류를 전통적인 관동맥 플라크의 파열 이외에 다양한 메카니즘으로 나누어 분류하고 있다. 그것은 심근손상 즉, 트로포닌이 가지는 예후적, 치료적 의미를 강조하는 것이며, 진단 알고리즘에서도 트로포닌 검사 시기를 0/1시간 혹은 0/2시간 등으로 단기간 FU를 권하고 있다. STEMI와 NSTEMI의 분류에 따른 치료 역시 본질적으로 차이가 없어서, 심전도 변화 역시 '새로운 허혈성 변화' 및 '병적인 Q파' 정도로 정의하고 있다. 이에 대한 착오가 없길 바란다. 자세한 내용은, AHA/ACC Fourth Universal Definition of Myocardial Infarction (2018) 및 Guidelines on Fourth Universal Definition of Myocardial Infarction, ESC Clinical Practice Guidelines (25_Aug_2018_Eur Heart J)을 참고하기를 바란다.

● ST 상승의 측정 방법

ST 평가에서 필요한 J점이 어디인지 확인해 봅시다.

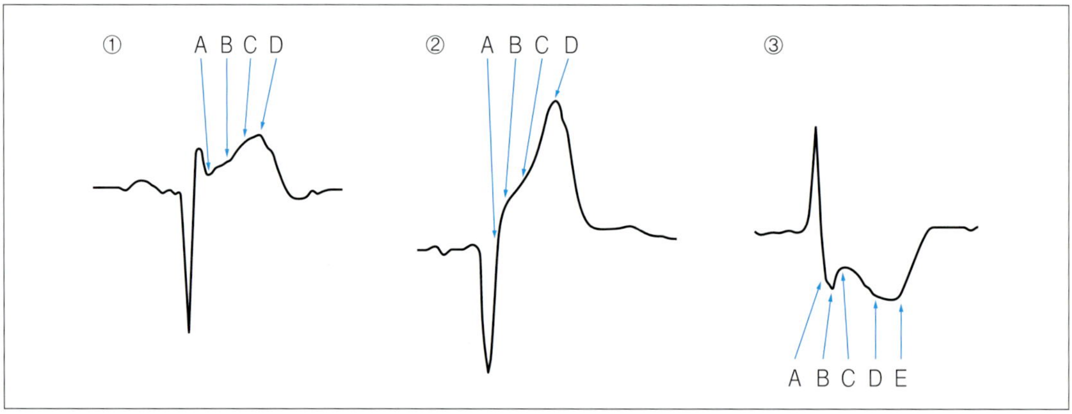

그림 1 J점은 어디일까요?

【해답】 ①→A, ②→B, ③→C입니다.

QRS complex가 끝나고 S파의 첫 번째 변곡점이 J점이 됩니다. 그렇다면 J점을 확인한 후, 이번 ST 상승은 몇 mm일까요? 참고로 기준선은 T파 끝에서 다음 P파까지입니다.

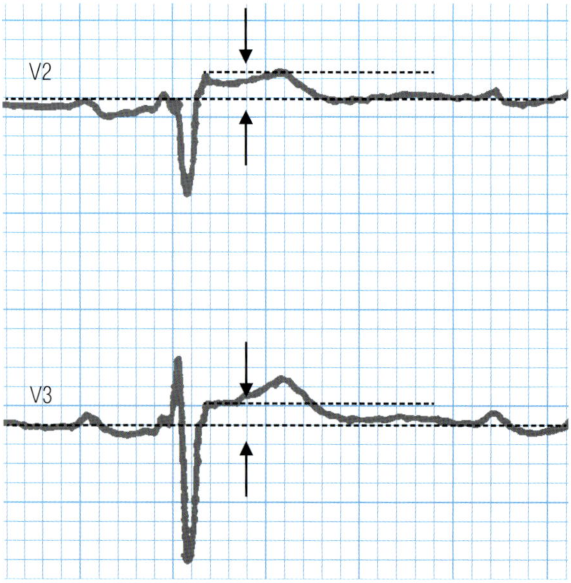

그림 2 이번 심전도의 V2, V3확대

ST의 높이는 J점과 기준선 사이의 거리로 측정된다(기준선은 T파의 끝에서 다음 P파까지).

기준선에서 J점까지의 거리가 ST 상승값이므로, 약 1 mm로 판단했습니다. 가이드라인에 따르면 1.5 mm 이상이 되어야 이상이므로, 이 경우 STEMI는 아닙니다.

참고로, 2 mm 이상 ST 상승이 있는 경우는 이런 모습입니다(그림 3).

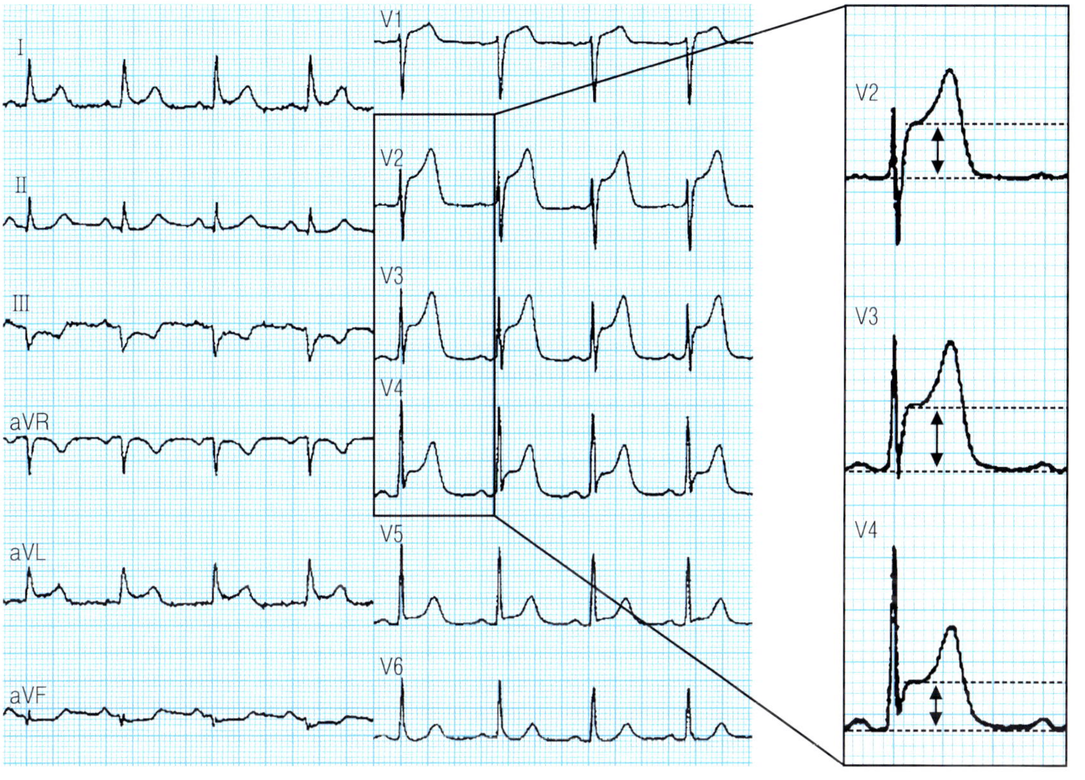

그림 3 V2, V3에서 2 mm 이상의 ST 상승 심전도

이 정도면 보조선 없이도 알 수 있을 것입니다. 참고로 이것은 Chapter 1에서 제시된 국가시험 문제에서 가져온 심전도이며 ST 상승이 4–6 mm로, 학생들이 헷갈리지 않는 것도 이해가 됩니다. 그렇다면 STEMI인지 혼란스러울 수 있는 ST 상승을 전문가들은 어떻게 판단하고 있을까요?

강렬한 ST 상승

AHA 가이드라인을 사용하면 이번 증례의 심전도는 STEMI 기준을 충족하지 않습니다. 하지만 선배 응급의학과 의사와 뛰어난 심장내과 의사 몇 명에게 가이드라인에 나와 있는 연령에 따라 세세하게 1.5 mm, 2.0 mm, 2.5 mm를 신경 쓰는지 인터뷰한 결과, 실제로는 그렇게까지 민감하게 반응하지 않는다는 인상을 받았습니다. 그들은 V2, V3에서 나타나는 ST 변화를 알고는 있지만, bedside에서는 자로 재는 것이 아니라 감각으로 판단하는 경우가 많았습니다.

이 과정에서 흥미로운 의견을 들었습니다. '**V2, V3는 강하게 올라가야 STEMI라고 부른다**'는 것이었습니다. V2, V3 유도에서는 '약간' 1 mm 정도의 상승은 정상일 수 있고, 1.5 mm부터는 이상이 있지만, 연령에 따라 1.5–2.5 mm 범위가 있어 때로는 혼란스러울 수 있습니다. 그래서 중요한 것이 바로 '강렬함'입니다.

이 가이드라인은 원래 전문가들의 V2, V3에서 ST 상승을 감각적으로 판단하는 것을 숫자와 연령에 맞춰 임상 연구를 통해 형식화한 것입니다. 그러나 ST 상승은 원래 감각적으로 판단하는 것이며 자로 재는 것이 아닙니다. 이러한 감각을 언어와 수치로 표현한 후, 다시 '강렬한' 상승이라는 원래의 판단 기준으로 돌아가는 의견은 나쁘지 않은 접근법이라 할 수 있습니다.

감각을 넘어선 정확한 판단

하지만 감각만으로는 헷갈릴 때가 있습니다. 그럴 때는 추가 정보를 수집하는 것이 중요합니다. 심전도 한 장만으로 판단하지 말고, 팩스로 이전 심전도를 요청하는 끈기 있는 노력이 이번 사례에서는 성공을 이끌어냈습니다.

요 약

- ST 상승을 판단할 때 기준선과 J점이 어디인지 파악해야 한다.
- V2, V3에서는 '강렬하게' 올라가야 비로소 STEMI. '약간' 올라가서는 명확한 허혈이라고 할 수 없다.
- 감각적으로 ST 상승을 파악하는 것은 중요하며, 여러 번 심전도를 확인해야 한다.
- '강렬한'인지 '약간'의 상승인지 헷갈린다면, 이전과 이후의 심전도를 비교하는 것이 매우 중요하다.

문헌

1) O'Gara PT, et al. 2013 ACCF/AHA guideline for the management of ST-elevation myocardial infarction. J Am Coll Cardiol. 2013; 61: e78-140.

3

COLUMN

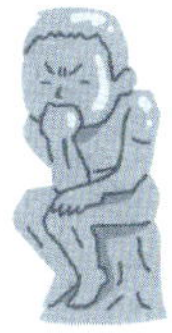

1 mm의 승부

ST 상승은 때때로 mm 단위로 정밀한 판단을 요구합니다. 프로서의 역량을 시험받는 듯한 느낌이 들죠. 그렇다면 프로는 ST 상승을 얼마나 세밀하게 판단할 수 있을까요? Mehta 등은 응급실에서 놓친 심근경색 사례를 후향적으로 조사했습니다.[1] 이 임상 연구에 따르면 ST가 2 mm 상승한 환자는 응급실에서 돌아간 경우가 한 명도 없었지만, 1-2 mm 또는 1 mm 미만의 ST 상승이 있는 경우에는 2.3-2.5%의 허혈성 심질환이 응급실에서 돌려보내졌다고 보고하고 있습니다.

이 결과는, 앞서 국가시험 문제에서 보여준 명백한 STEMI의 심전도라면 모두 입원했겠지만, 애매한 ST 상승은 놓치기 쉽고 그로 인해 문제가 되는 사례가 몇 퍼센트 정도 발생한다는 사실을 보여주며, 이는 일본의 임상 현장에서도 비슷하게 느껴질 수 있습니다.

실제로 ST 상승은 때로 1 mm 이상인지 아닌지를 정확히 판단해야 하는 심전도로, 때로는 돋보기가 필요할 것만 같은 상황이 생깁니다(ㅠㅠ). 저 역시 한밤중에 잠이 깨고 요청받은 심전도에서 1 mm의 승부를 해야 할 때는 세수하고 눈을 '번쩍' 뜨고 나서야 판단하고 싶어집니다.

과거, 당직실에서 받은 심전도를 앞에 두고 "죄송합니다…. 잠결에 판단을 잘못할까 봐 10초만 세수하고 정신을 차리겠습니다…."라고 말한 후 애매한 STEMI를 발견해 낸 적이 있었습니다(앞머리는 젖었지만요). '세수하고 다시 와라!'라는 옛사람들의 말은 참 깊은 뜻이 있었던 것 같습니다.

문헌

1) Mehta RH, et al. Missed diagnosis of acute coronary syndrome in the emergency room: continuing challenges. N Engl J Med. 2000; 342: 1207-9.

Chapter 4

느끼는 심전도

이차원의 심전도를 종이컵을 이용해 삼차원으로 재구성하기

● 생각하지 마라! 느껴라!

브루스 리 (『용쟁호투』)

이번에도 10초 안에 '**느끼고**', 다음 대응 방안은 무엇인지 생각해 보세요.

증례 ★★ 50세 남성. 흉통

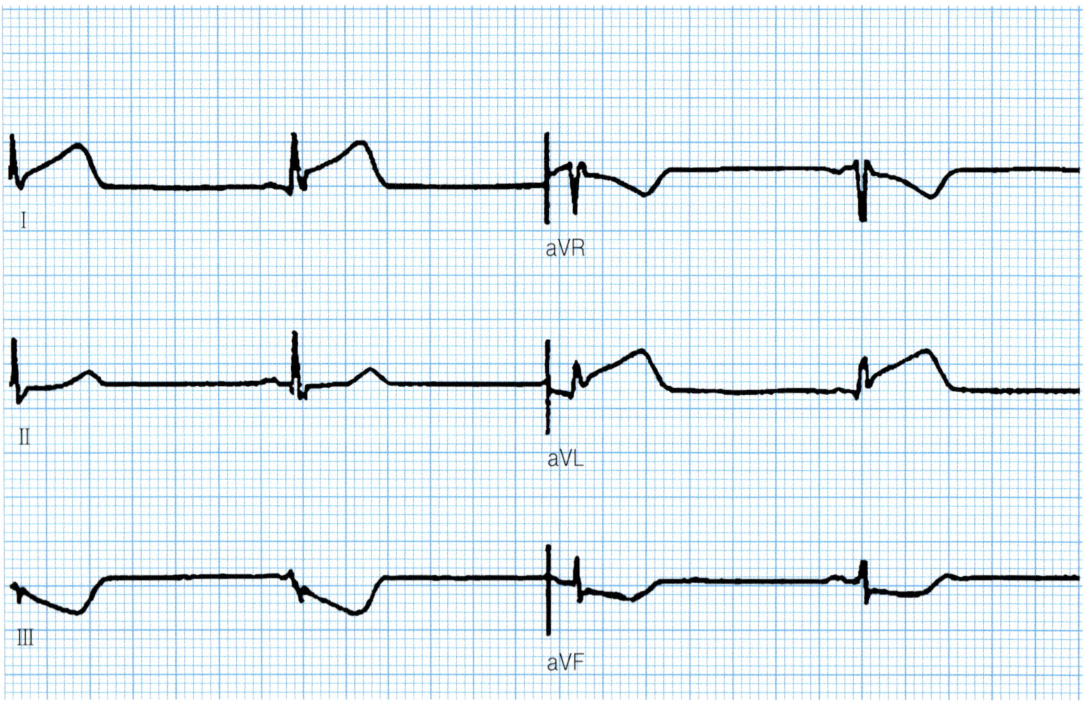

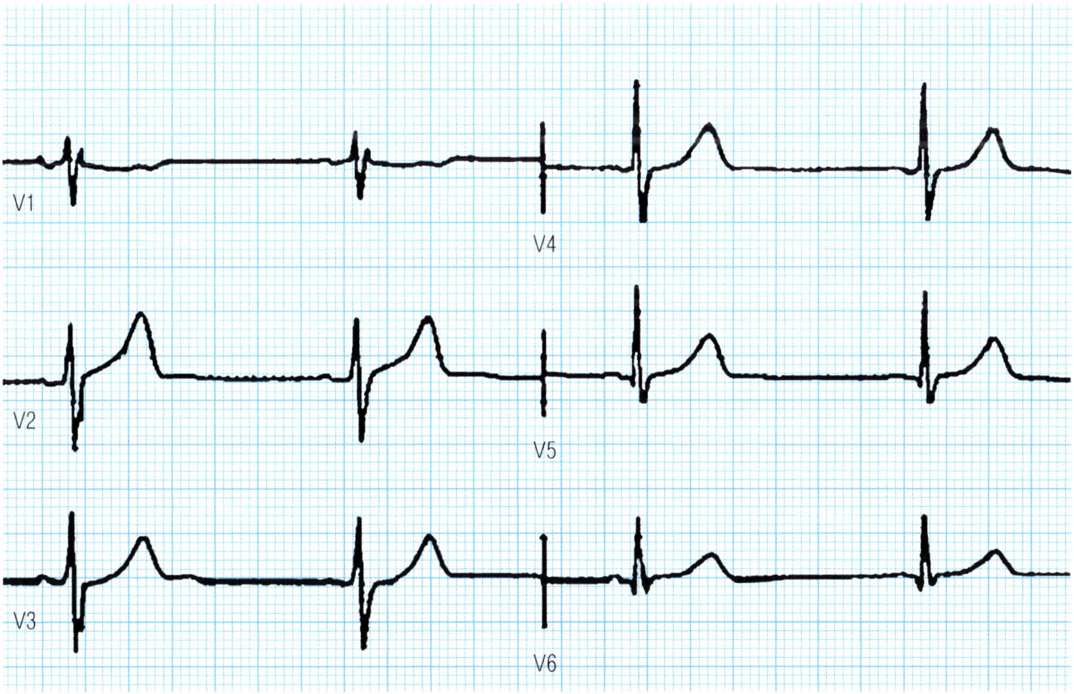
V1
V4
V2
V5
V3
V6

자, 무언가 느껴지셨나요? 무엇을 느껴야 하는지 설명하기 위해 'ACC/AHA(미국심장학회/미국심장협회) ST분절 상승 심근경색증 가이드라인 2013'을 다시 한번 확인해 보겠습니다.[1)]

① ST 상승(연속적인 2개 이상의 유도) J점에서 측정 • 전흉부 유도(V2~V3) 남성>40세: ST 상승>2 mm 남성<40세: ST 상승>2.5 mm 여성: ST 상승 >1.5 mm • 그 외 전흉부 유도 및 사지유도: ST 상승 >1 mm (이하 생략)

이번에는 ① **연속성**이라는 부분이 '느껴야 할' 핵심입니다. 이 심전도의 연속성을 느끼려면 평면의 심전도를 삼차원적인 심장으로 재구성할 필요가 있습니다. 이를 위해 필요한 것은 종이컵과 펜 하나씩입니다. 준비해 주세요.

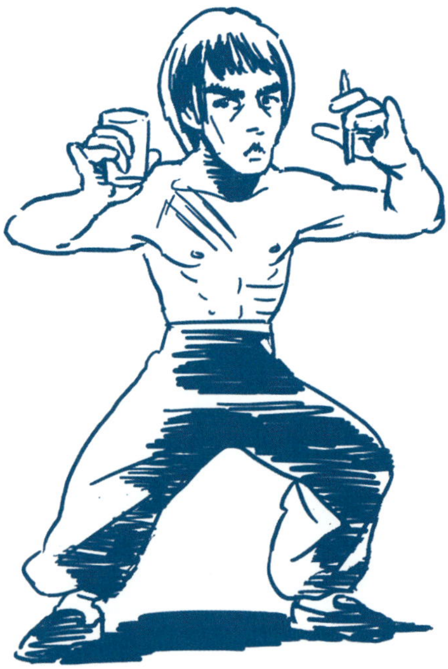

종이컵으로 심전도를 시각화하기

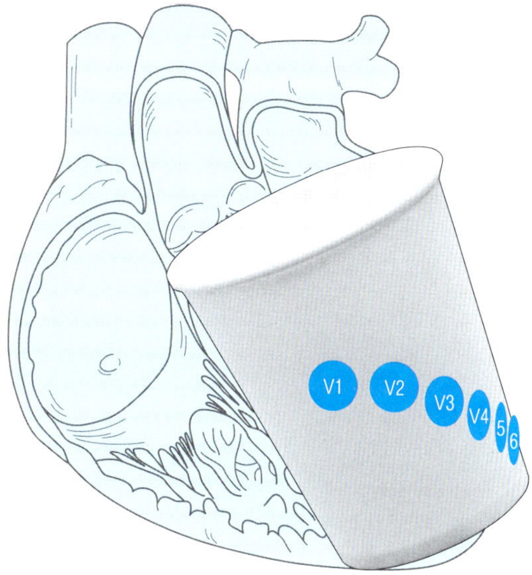

그림 1 **먼저 흉부 유도를 기록하기**

① 먼저 종이컵을 좌심실에 비유하여 약간 기울인다.

② 그 위에 흉부 유도의 전극 V1에서 V6까지를 오른쪽에서 왼쪽으로 기록한다.

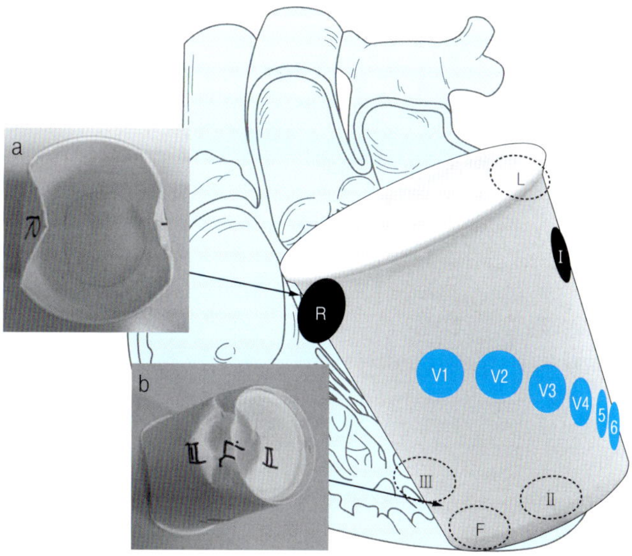

그림 2 **다음으로 사지유도를 기록하기**

중요한 사항으로…

a: aVL과 aVR은 그림처럼 약간 안쪽을 향하도록 기록한다.

b: II III aVF는 컵의 모서리를 살짝 눌러 기록한다.

이제 종이컵으로 만든 심장 모형이 완성되었습니다. 이 모형을 사용해 '연속성'이라는 개념을 설명하겠습니다.

연속성을 시각화하기

흉부 유도는 V1에서 V6까지 가로로 배열되어 있어 이해하기 쉽습니다. 예를 들어 앞 장의 V2와 V3는 서로 연속적인데, 여기서 ST가 상승하면 종이컵의 앞면에 있는 허혈을 의미합니다. V2~V4에서의 '연속적인' ST 상승은 전벽 경색을 의심하게 됩니다. 또 다른 '연속'은 'II III aVF' 입니다. 이 부분은 하벽 경색과 연관되어, 학생 시절에 함께 외우셨을 것입니다. II III 다음의 aVF는 다소 끊기는 느낌이 있습니다. 그렇다면 또 다른 연속성은 어디에 있을까요? 'LIV5V6 (I aVL V5 V6)'입니다. **종이컵의 왼쪽에서 세로로 '연속'되는 형태**입니다(그림 3). 'I aVL V5 V6'의 ST 상승은 측벽 경색을 의심하게 합니다. 'V2~V4'나 'II III aVF'에 비해 이 'I aVL V5 V6'를 판단하지 못하는 전공의들이 많습니다. 확실히 알파벳과 숫자가 뒤섞여 있고, 흉부 유도와 사지 유도가 혼합되어 있어 헷갈리기 쉬운 부분입니다.

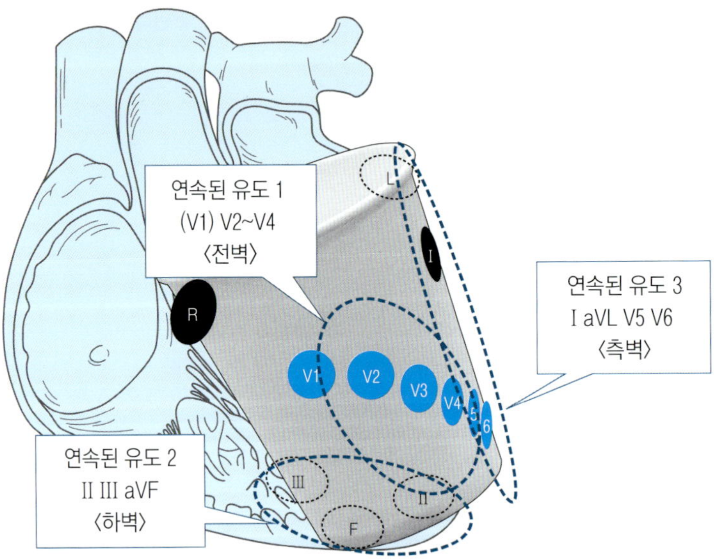

그림 3 종이컵에 기록하면 연속성을 쉽게 이해할 수 있다.

심전도에서의 연속성과 해부학적 연속

생각하지 마라! 느껴라!

'I aVL V5 V6'의 ST 상승은 1 mm라도 있으면 이상입니다. 이를 염두에 두고 이번 심전도를 다시 보세요. 그렇게 의식하고 보면 ST 상승이 분명히 보일 것입니다. 'I aVL V5 V6'는 해부학적으로 연속성이 있는 심전도가 아니어서 서로 떨어진 위치 관계가 인식이 약해지는 이유가 됩니다(그림 4).

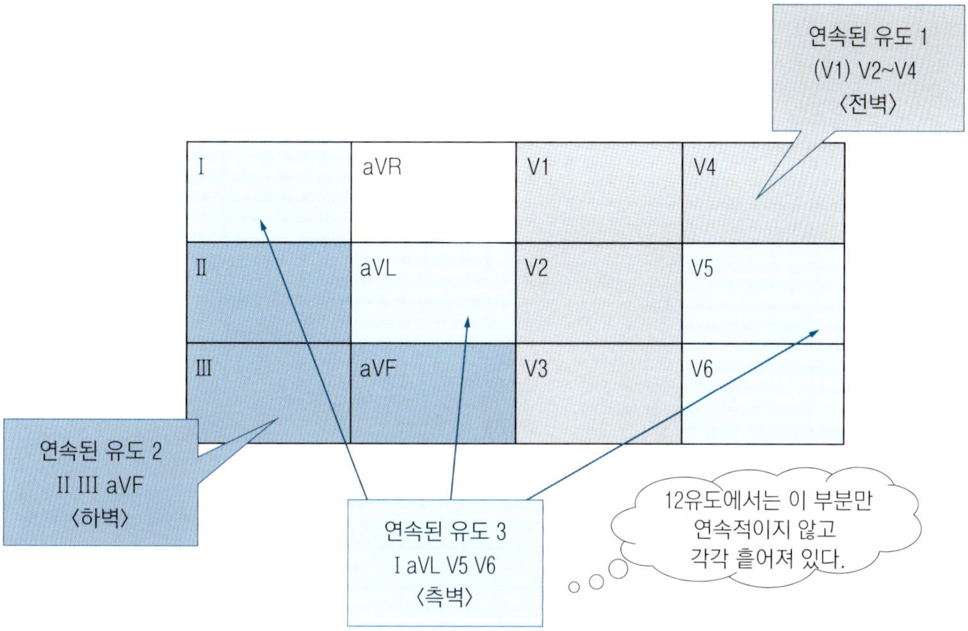

그림 4 **심전도에서 'I aVL V5 V6'은 연속성이 없으므로 의식적으로 확인해야 한다.**

심장내과 의사들은 'I aVL V5 V6'의 ST 상승을 거의 완벽하게 인식합니다. 그들은 'I aVL V5 V6'에서 ST 상승을 보면 반사적으로 'CAG다!'라고 반응합니다. 더 이상 '생각하는' 것이 아니라 '느끼는' 척수반사 수준입니다. 전공의가 이를 '느끼지' 못하고 컨설트가 지연되어 "늦었어요!"라고 혼나는 상황을 여러 번 목격했습니다. Bairey 등의 연구에 따르면 좌회선지의 경색에 대해 I의 상승과 aVL V5 V6 중 하나의 상승은 민감도 83%, 특이도 96%로 매우 높은 수치를 보였습니다.[2] 혼났던 전공의는 불쌍하지만, "이걸 보면 바로 CAG 검사를 해야지!"라고 말하는 심장내과 의사의 마음도 이해할 수 있습니다.

원래 입체적인 심장을 평면의 심전도로 해석하는 것이 전공의를 '둔감'하게 만듭니다. 종이컵의 이미지를 통해 'V2~V4', 'II III aVF'에 이어 세 번째 세트로 'I aVL V5 V6'를 '생각하지 말고 느낄 수' 있도록 훈련해 봅시다.

● 느끼기 위해 종이컵을 활용하기

Chapter 1의 문제는 V1~V4가 심전도상에서도 해부학적으로도 연속되어 있어, 척수반사 수준으로 느낄 수 있습니다.

연속된 유도 1
(V1)V2~V4

I	aVR	V1	V4
II	aVL	V2	V5
III	aVF	V3	V6

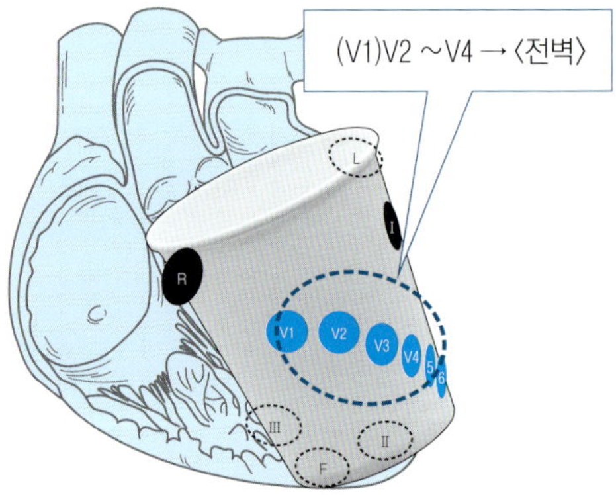

II III aVF 역시 심전도가 비교적 연속적이고, 수업에서도 가르쳤던 데다 기억법이 좋아서 척수반사 수준으로 느낄 수 있습니다.

I	aVR	V1	V4
II	aVL	V2	V5
III	aVF	V3	V6

연속된 유도 2
II III aVF

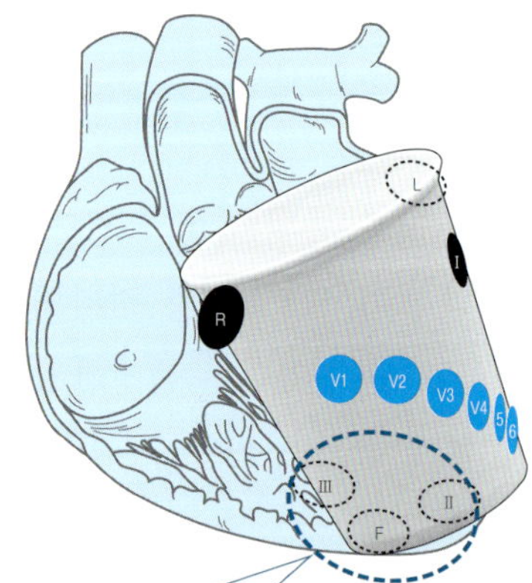

〈하벽〉은 II III aVF

마찬가지로, 이번 심전도도 계속 인식하다 보면 '느끼는' 경지에 이르게 됩니다.

I	aVR	V1	V4
II	aVL	V2	V5
III	aVF	V3	V6

12 유도상에서 이 부분은 연속되어
있지 않지만, 반드시 의식!

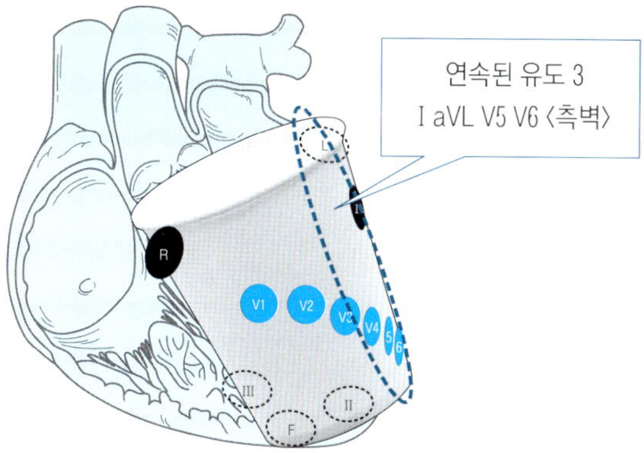

멀리 떨어진 여러 유도도 의식적으로 접근하면, 각각의 유도들이 서로 관계가 있다는 것을 인식할 수 있습니다. 이 의식적 접근은 종이컵을 활용하면 더욱 빨라집니다. 전공의를 많이 지도해 본 결과, 이 방법이 가장 짧은 시간 이내에 효과를 냅니다. 심전도에 약한 인식을 하고 아직 종이컵에 번호를 매기지 않으신 분들은 꼭 한번 시도해 보세요. 몇 번 반복하다 보면 평면적인 심전도가 점차 입체적으로 이미지화되어 더욱 재미있어질 것입니다.

요 약

- 심전도를 평면으로 생각하기 때문에 한계가 있다.
- 그래서 여러 번 종이컵에 12유도를 적고, 평면에서 입체적으로 재구성한다.
- 유도의 연속성을 의식할 수 있을 때까지 반복 훈련한다.
- 결국 I aVL V5 V6를 '생각하는 것이 아니라, 느끼는' 수준에 도달하게 된다.

문헌

1) O'Gara PT, et al. 2013 ACCF/AHA guideline for the management of ST-elevation myocardial infarction. J Am Coll Cardiol. 2013; 61: e78-140.

2) Bairey CN, et al. Electrocardiographic differentiation of occlusion of the left circumflex versus the right coronary artery as a cause of inferior acute myocardial infarction. Am J Cardiol 1987; 60: 456-9.

4

COLUMN

1,000장의 심전도와 1만 시간의 법칙

'느낄 수 있게' 되려면 심전도 훈련을 몇 시간 동안이나 해야 할까요? Gladwell은 그의 저서 『1만 시간의 법칙』에서 어느 정도 성공의 경지에 오르려면 1만 시간의 의식적인 훈련이 필요하다고 말하고 있습니다. 하지만 1만 시간 동안 심전도를 계속 본다고 하면, 매일 1시간씩 보더라도 30년이나 걸립니다…. 이것은 비심장내과 의사들에게 현실적이지 않죠. 하지만 '법칙'이라고 해도 반드시 모든 분야에 적용되는 것은 아닙니다. Macnamara 등의 연구에 따르면 기술의 차이를 나타내는 데 있어 의식적인 훈련이 차지하는 비율은 학습에서 4%, 전문직에서는 1%에 불과하다고 보고하고 있습니다.[2] 이는 심전도 학습에 무작정 시간을 들이더라도 그 효과에는 한계가 있을 수 있다는 것을 시사합니다.

한편, 심전도를 보는 '장수'는 어떨까요? Nagai는 '전공의는 정상 및 비정상이 섞인 심전도를 우선 1,000장 보라'고 권장하고 있습니다.[3] 하루 평균 2장의 심전도를 보면 2년 차 전공의쯤에는 1,000장이 되고, 이는 현실적입니다. 그러나 이 역시 증거가 있는 것은 아니며 이것만으로 충분한지, 어느 수준까지 도달할 수 있을지는 불명확합니다.

어쨌든 심전도 학습에서 어느 정도의 양에 노출되는 것은 필요하지만, 단순히 시간을 들이거나 양만 늘린다고 해서 효과가 계속해서 상승하지는 않을 것입니다.

Ginde 등의 연구에 따르면 미국의 젊은 응급의학과 의사들은 심전도 학습의 60% 이상을 강의로, 약 20%는 그룹 워크로 학습한다고 합니다.[4] 그러나 미국과 일본은 졸업 후 교육 자원이 너무 다르기 때문에 이를 그대로 적용하기는 어렵습니다. (**역자 주:** 국내에서는 거의 90% 이상을 강의로 학습하는 듯)

이처럼, 심전도 학습에 필요한 시간이나 연습량은 명확하지 않습니다. 그런데도 학습자들은 구체적인 수치나 방법론을 바랄 수밖에 없습니다.

이러한 배경을 바탕으로 **이 책의 역할**을 다시 생각해 보면, 이 책은 체계적인 심전도 판독보다 패턴 인식에 기반한 신속한 심전도 판단과 대처를 제안하고 있습니다. 이는 진단학에서 말하는 시스템 2(분석적 사고)가 아닌 시스템 1(직관적 사고)에 가깝습니다. 실제로, 심장내과 의사나 뛰어난 응급의학과 의사가 심전도를 순식간에 진단하는 모습을 누구나 본 적이 있을 것입니다. 그 방법론과 사고 과정을 언어화하고 문헌의 지원을 통해 논의하는 것이 이 책의 독창성과 목표입니다.

Chapter 4에서 제시한 종이컵 이론은 그중 하나입니다. 일부 심장내과 의사와 응급의학과 의사들의 사고 과정을 '가시화'한 것입니다. 종이컵을 이미지화한 심전도 판독을 반복하거나 이후 제안하는 패턴화된 심전도 판독을 통해 시스템 1적인 심전도 판독이 가능하다고 믿습니다.

마지막으로 초보자들에게 한 가지 조언을 드리자면, **심전도는 가능한 한 bedside에서 판독하십시오.** 책이나 책상 위에서가 아니라 환자 옆에서 환자의 상태를 느끼며 읽은 심전도 판독이 훨씬 더 기억에 남고, 여러분의 학습 효과를 높일 것입니다. 그리고 그 과정에서 어려운 심전도가 있다면, 이 책에 반드시 그 답이 있을 것입니다.

문헌

1) Gladwell M. Outliers. New York: Little, Brown and Company; 2009.
2) Macnamara BN, et al. Deliberate practice and performance in music, games, sports, education, and professions: a meta-analysis. Psychol Sci. 2014; 25: 1608-18.
3) 永井利幸.心電図と胸部X線は何をおしえてくれるのか？ レジデントノート.2014; 16:1665-73.
4) Ginde AA, et al. Emergency medicine residency training in electrocardiogram interpretation. Acad Emerg Med. 2003; 10: 738-42.

Chapter 5

미래의 심전도

타임머신을 타고 미래의 심전도를 모으다

> 너희들의 미래는 아직 백지라는 뜻이지. 누구나 그렇단다.
> 자신의 미래는 스스로 개척하는 거야.
>
> 닥 (『백 투 더 퓨처』)

증례 ★★ 60세 남성. 1시간 전부터 흉통

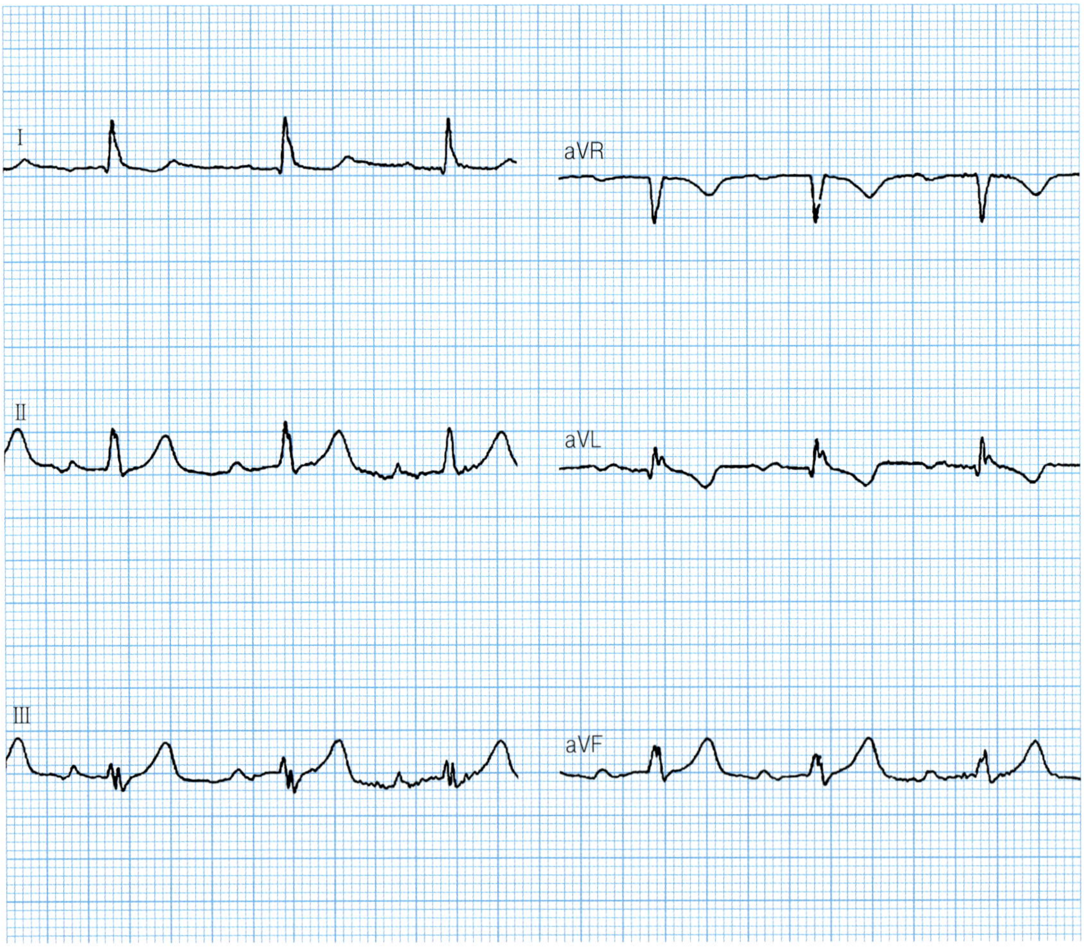

우리 병원에서 가장 심전도를 많이 찍어주는 베테랑 간호사가 전공의에게 건넨 심전도입니다. 참고로, 환자의 흉통은 협심증으로 보기에는 '애매'한 상태였다고 했지만, 이 간호사는 최고의 심전도 헌터입니다. 이번에도 '애매'한 심전도를 정확하게 찍었습니다.

언제나처럼, 다음으로 해야 할 대응 방안은 무엇일까요? (제한 시간 10초)

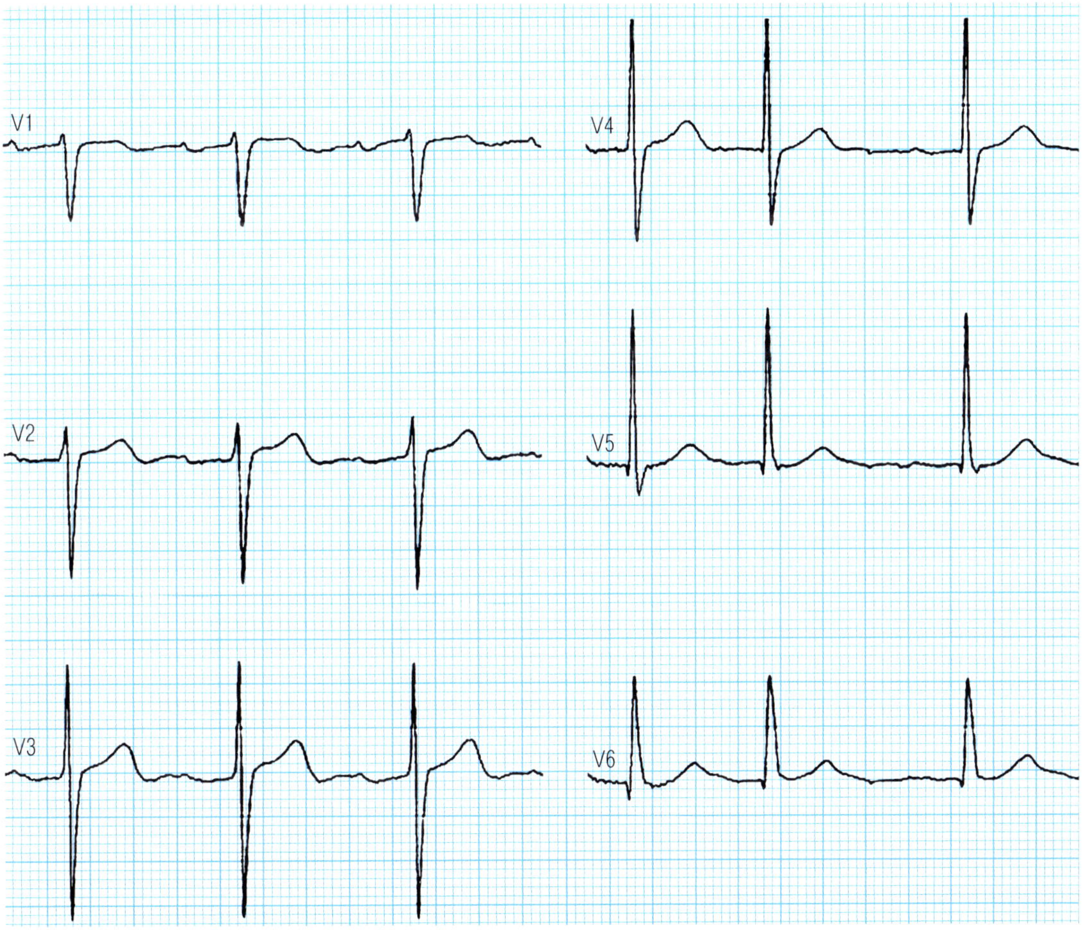

심전도는 STEMI로 보이지 않습니다. 이 환자가 내원했을 때 응급실은 혼잡한 상태였으며, 담당 의사는 혈액검사와 X선을 의뢰하고 결과를 기다리고 있었습니다.

…30분 후 결과를 기다리는 동안 환자의 흉통이 재발한 것 같습니다. 아까 그 베테랑 간호사가 다시 찍은 심전도가【A】입니다.

【A】 내원 30분 후(2회째) 심전도. 흉통 재발 시

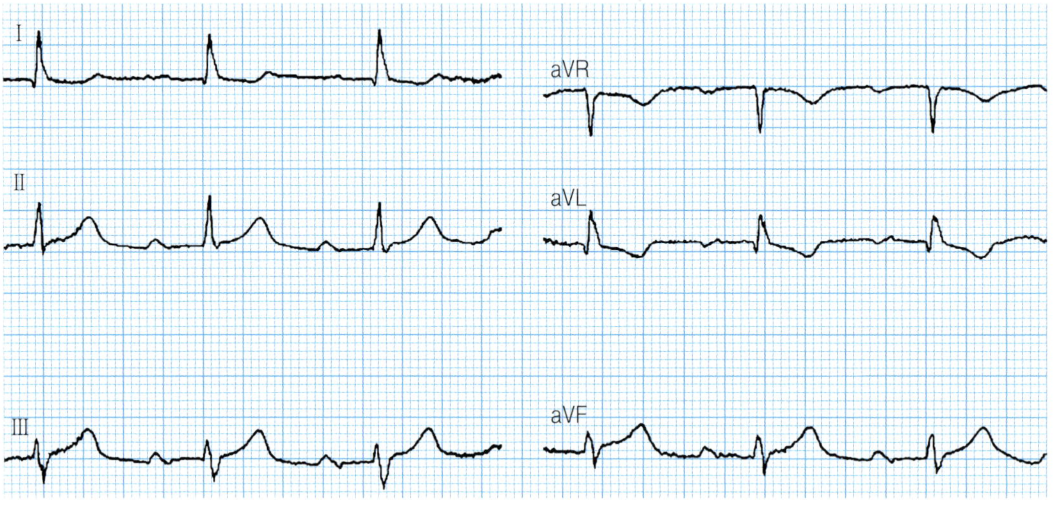

【B】 내원 6개월 전 심전도. 흉통 없음

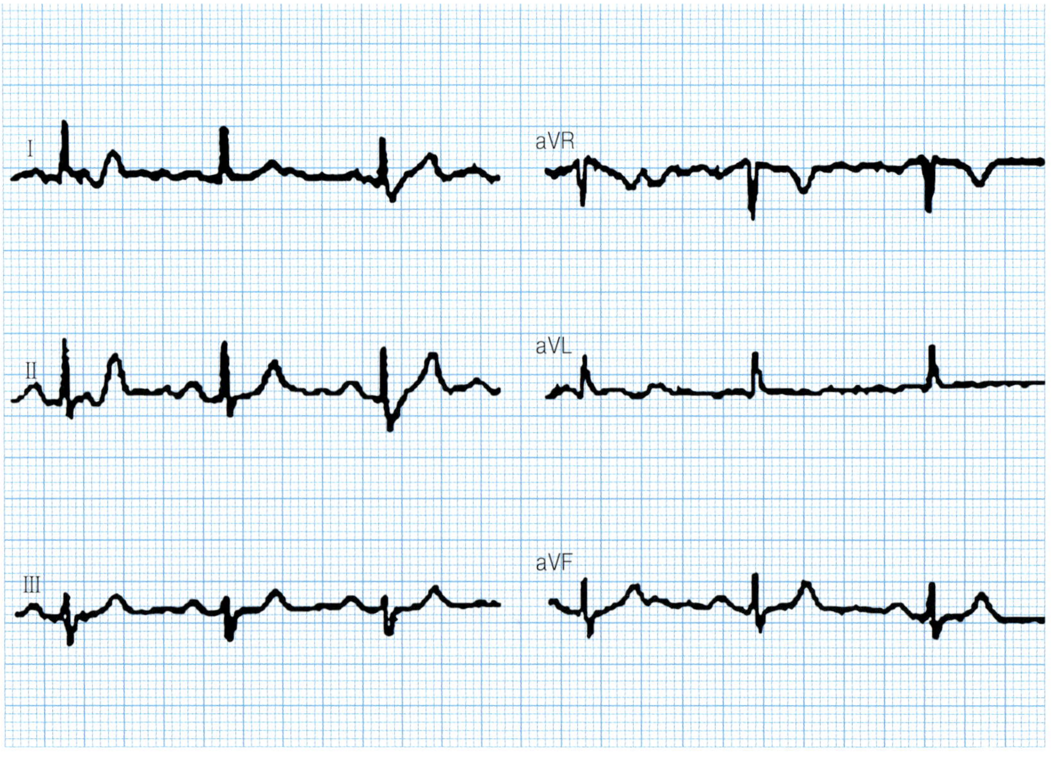

역시 STEMI라고 할 수는 없었습니다. 곧 혈액검사 결과가 나올 것 같아 조금 더 기다리기로 했습니다. 그때 다른 병원에서 환자의 6개월 전 심전도【B】가 팩스로 전송되는 소리가 들렸습니다. 자, 어떻게 해야 할까요? 다음 대응 방안을 생각해 보세요(제한 시간 10초).

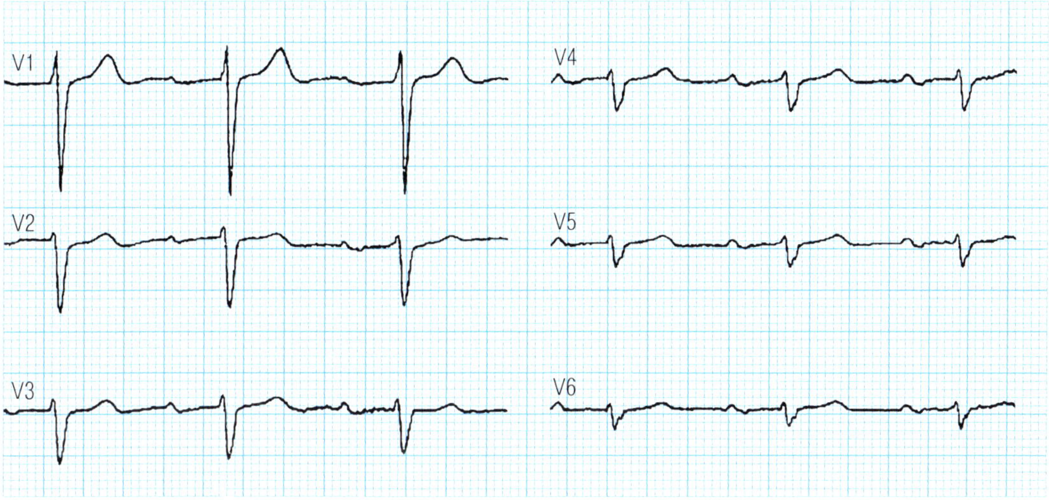

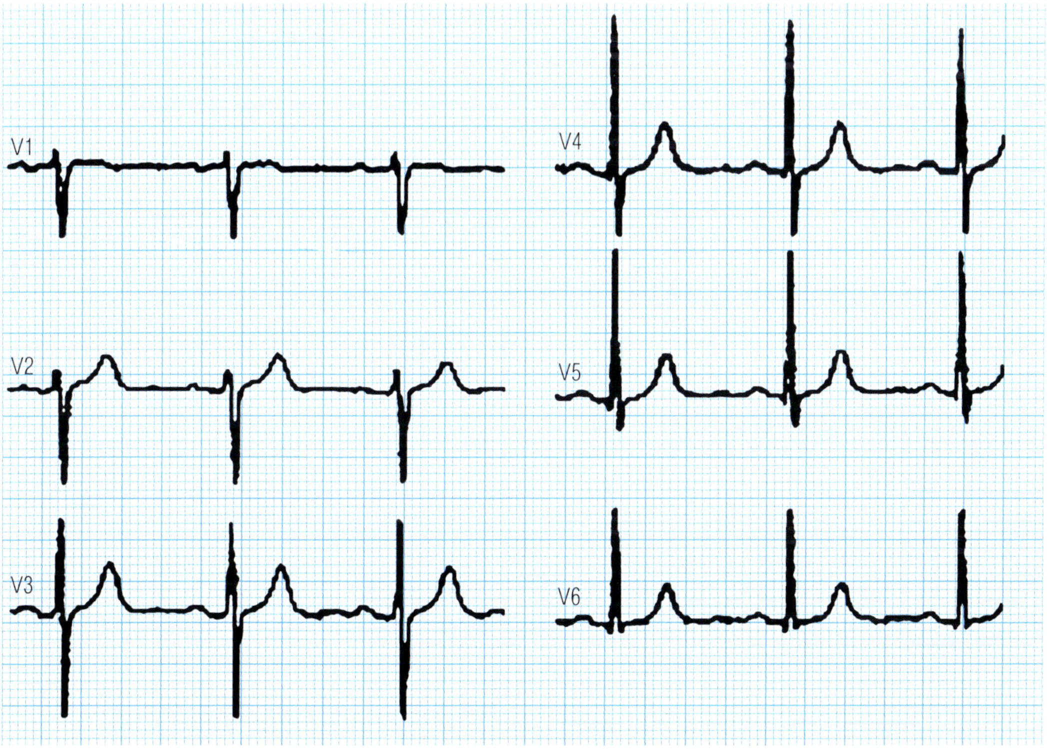

병원 도착 후 40분이 지나자, 베테랑 간호사가 3회째로 기록한 심전도【C】를 급히 가져왔습니다. 'Ⅱ Ⅲ aVF'에서 ST가 상승하고 있습니다. 이번에는 심근경색이라고 확신할 수 있습니다. 곧바로 긴급 CAG를 했더니 우관상동맥이 폐쇄되어 있었습니다.

【C】 내원 40분 후(3회째) 심전도. 흉통 있음

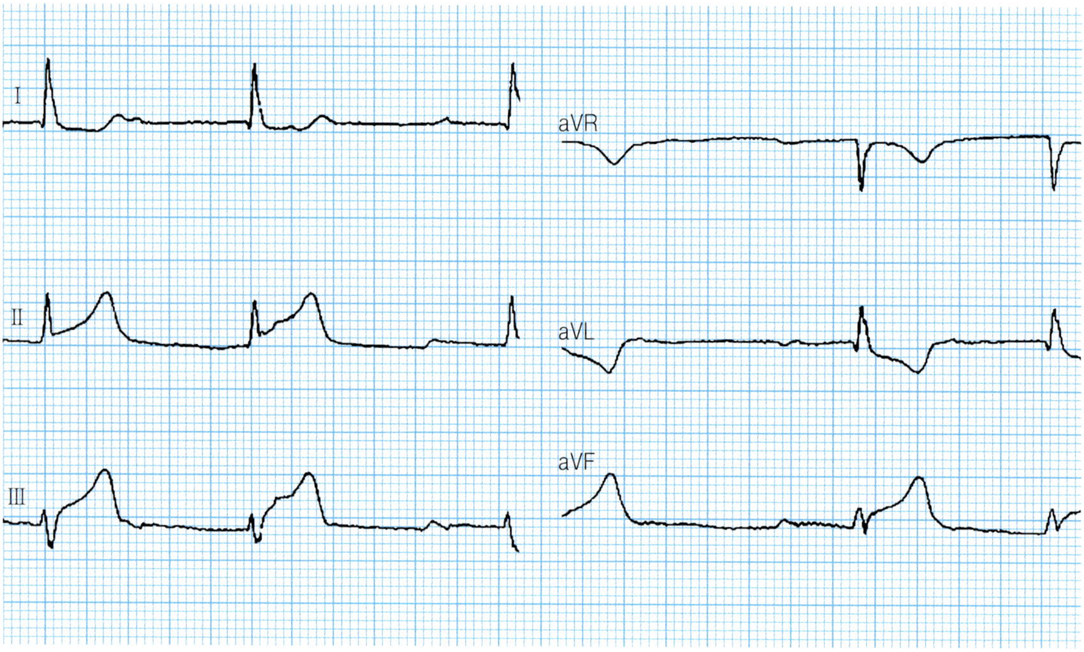

갑작스럽지만 퀴즈입니다

이번 포인트를 정리하기 전에 퀴즈를 하나 내겠습니다.

【퀴즈】 'Ⅱ Ⅲ aVF'의 거울상은 어디일까요?

(힌트) 답을 찾기 어렵다면, 앞 장에서 소개한 컵을 떠올려 보세요.

컵을 보면 'Ⅱ Ⅲ aVF'의 반대쪽에 aVL이 있다는 것을 알 수 있습니다. 이를 바탕으로 이번에 나온 네 장의 심전도를 시간 순서대로 배열해 봅시다. 포인트는 사지유도이므로, 이것을 추출해 보겠습니다.

주목할 것은 'Ⅱ Ⅲ aVF'가 아니라 바로 **'aVL'**입니다. 자세히 보면 6개월 전 심전도에서는 aVL이 평평하지만, 이번 내원 당시 처음 찍은 심전도에서는 aVL에서 ST가 하강하고, T파도 음전화되어 있습니다(화

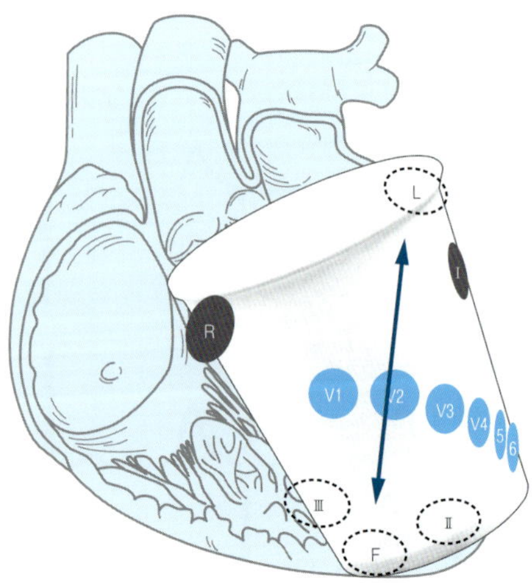

그림 1 Ⅱ Ⅲ aVF의 거울상은?

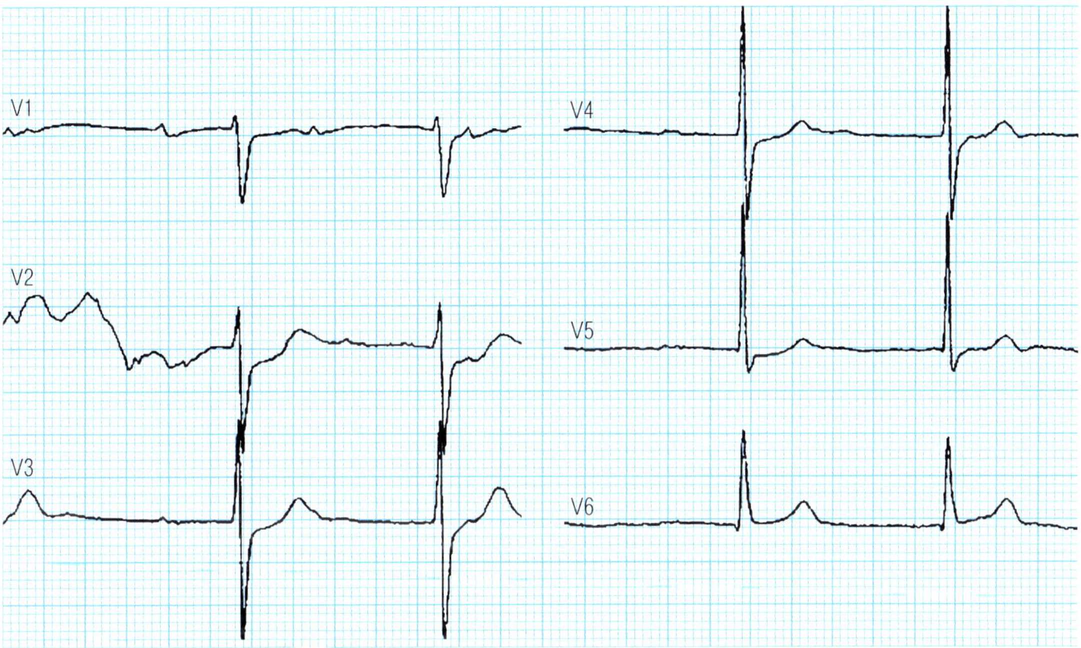

살표). 즉, ST가 상승하기 전에 거울상인 aVL의 변화가 이번에 미래를 예측하는 단서가 되었다는 것입니다.

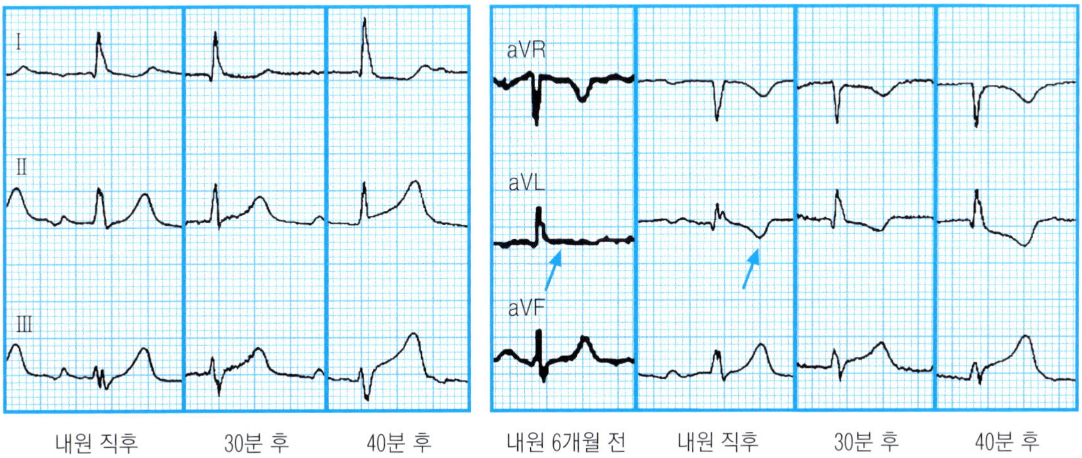

그림 2 증례 심전도 시간대별 표시

'그림자' 역할을 하는 주인공, aVL의 거울상

사실 하벽의 경우 aVL의 거울상(mirror image)이 'II III aVF'보다 먼저 나타나는 경우가 적지 않습니다. Hassen의 연구에 따르면 조기 aVL에서 ST 하강이 초기 심근경색증 진단에 유용하다고 합니다.[1] 또한, Birnbaum의 연구에서는 하벽 경색의 7.5%에서 aVL에서 ST 하강(0.5 mm 이상)이 초기 심전도 변화의 유일한 단서였다고 보고되었으며,[2] aVL의 거울상은 하벽 경색 진단에서 중요한 단서가 되는 그림자 역할을 합니다.

하벽뿐만 아니라 거울상이 허혈성 심질환 진단에 얼마나 유용한지에 대한 여러 임상 연구를 표 1에 정리했으니 참고해 주세요.

하벽 경색에서 aVL의 사용법

우관상동맥(RCA)이 주된 원인 혈관이 되는 것이 하벽 경색입니다. 표 1을 보면 RCA 병변에 대한 aVL에서 ST 하강은 독립적으로도 매우 높은 민감도를 보입니다. 물론 NSTE-ACS는 포함되지 않았고, aVL 소견만으로 허혈성 심질환을 배제할 수는 없지만, 많은 사례에서 중요한 단서가 될 수 있습니다.

따라서 흉통 환자에서는 aVL에서 ST 하강이나 음성 T파는 적극적으로 고려해야 합니다. 이러한 변화를 발견하면 'II III aVF'의 ST 상승 여부를 집중적으로 찾아야 합니다. 또한, aVL의 저하는 특이도도 높기 때문에 'II III aVF'에서 상승이 애매한 경우에도 하벽 경색을 의심하고 자신 있게 심장내과에 연락할 수 있습니다.

전벽 경색의 거울상이란?

표 1의 LAD(좌관상동맥)가 전벽 경색에 해당합니다. 이 부분의 거울상('II III aVF'의 ST 하강)은 매우 높은 특이도를 보이므로, 만약 발견된다면 STEMI로 판단해 심전도 한 장만으로도 심장내과에 연락해야 합니다. Chapter 1에서 다룬 국가시험 심전도가 바로 이러한 상황에 해당합니다(p.2 참조). 다만 전벽의 거울상은 30% 정도로 나타나는 빈도가 낮고,[9] 민감도가 낮아 이를 근거로 경색을 배제할 수는 없습니다. 또한, 하벽에서 aVL처럼 선행하여 나타나지도 않기 때문에, 거울상을 통해 경색을 역으로 의심하기는 어렵습니다.

측벽 경색의 거울상이란?

표 1에 따르면 측벽 경색의 주요 원인 혈관인 LCX(좌회선지)는 어떻게 될까요? 측벽 경색의 거울상(III V1)에 대한 민감도나 특이도에 대한 기록은 거의 없지만, 측벽 경색의 ST 상승이 0.5–1.0 mm로 매우 미미하므로 거울상의 위치를 알고 있으면 유용할 수 있습니다.

표 1 심전도 변화와 각 책임 혈관의 협착 예측값

책임혈관	심전도 변화	민감도(%)	특이도(%)	PPV(%)	NPV(%)	문헌
RCA	aVL에서 ST 하강 1 mm 이상	100	38	81	100	Hasdai 등 (1995)[3]
	I에서 ST 하강 1 mm 이상	70	63	-	-	Hasdai 등 (1995)[3]
	aVL이 V1보다 ST 하강 및 III에서 II보다 ST 상승	70~97	50~100	89~100	46~80	Herz 등 (1997)[4]
	aVL에서 ST 하강(1 mm 이상) 및 S/R비 0.33 미만[*1]	92	94	97	65	Bayram 등 (2004)[5]
	III에서 II보다 ST 상승	86	94	95	56	Bayram 등 (2004)[5]
	aVL에서 ST 하강(1 mm 이상) 및 S/R비가 0.33 미만[*1]이며 II에서 III보다 ST 상승	83	100	100	41	Bayram 등 (2004)[5]
LAD	V1에서 V3로 ST 상승 및 V1에서 ST 상승(> 2.5 mm) 또는 우각차단과 이상 Q파	12	100	100	60	Kontos 등 (1997)[6]
	V1에서 V3로 ST 상승 및 II III aVF에서 ST 하강	34	98	93	68	Kontos 등 (1997)[6]
	aVL에서 음성 T파	76.7	71.4	92	41.7	Hassen 등 (2014)[7]
LCX	I에서 ST가 기준선 위 또는 ST 상승 및 V5 V6 aVL 중 하나에서 0.5 mm 이상 ST 상승	83	96	91	93	Bairey 등 (1987)[8]
	V5 V6 aVL 중 하나에서 0.5 mm 이상의 ST 상승 및 V1 또는 V2에서 ST 하강	87	57	29	94	Kontos 등 (1997)[3]
	I에서 ST 하강이 없는 경우	71	65	-	-	Hasdai 등 (1995)[3]
	aVL에서 ST 하강이 없는 경우	86	100	-	-	Hasdai 등 (1995)[3]
	aVL에서 ST 하강(1 mm 이상) 및 S/R비 0.33 미만[*1]이며 II에서 III보다 ST 상승	87	100	100	97	Bayram 등 (2004)[7]

PPV: 양성 우도비, NPV: 음성 우도비, RCA: 우관상동맥, LAD: 좌관상동맥, LCX: 좌회선지,
[*1] S/R비: S파와 R파 높이의 절대값 비율

측벽 경색의 거울상을 컵을 통해 확인

그런데 'I aVL V5 V6'의 거울상은 어디일까요? 바로 떠오르지 않는다면 12유도 심전도를 적어놓은 컵을 상상해 보세요. 그러면 Ⅲ나 V1이 측벽의 정확히 반대쪽에 위치해 있음을 알 수 있습니다. 실제로 Chapter 4에 등장하는 측벽 경색의 심전도(p.28~29)에서도 V1과 Ⅲ에서 하강이 나타납니다. Ⅲ나 V1에서 ST 하강을 확인하면 'I aVL V5 V6'를 더욱 명확하게 인지할 수 있습니다.

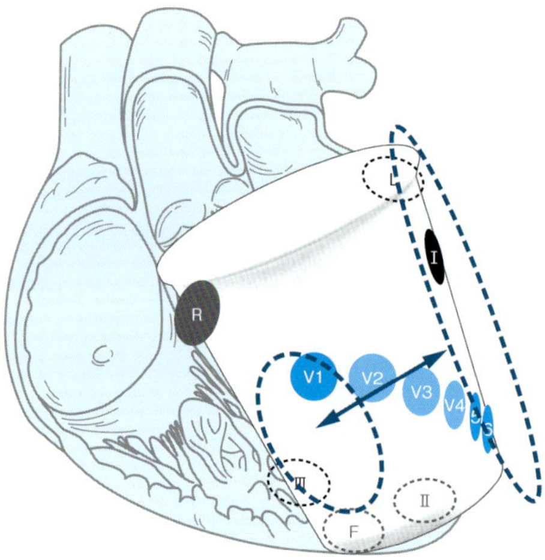

그림 3 측벽(I aVL V5 V6)의 거울상은 Ⅲ V1

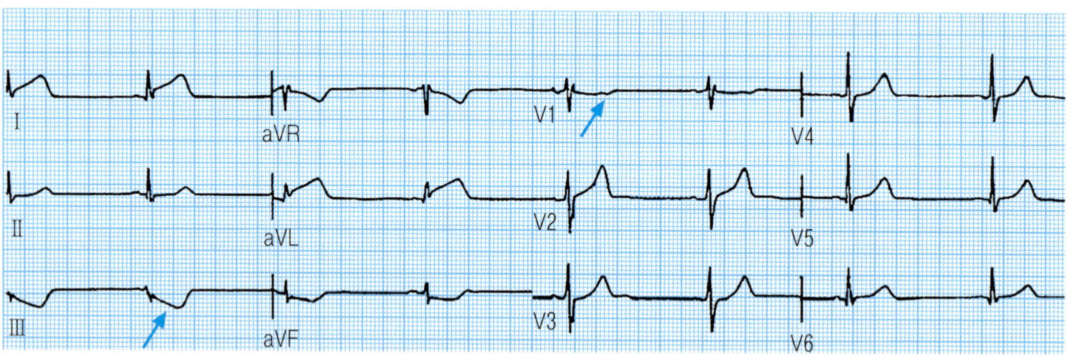

그림 4 측벽 경색의 심전도(Chapter 4에서 재인용)

정리: 거울상을 통한 심전도 진단

	유도	특징	진단율
하벽 경색	aVL	ST 상승에 앞서 등장	민감도는 높지만 특이도는 낮음
전벽 경색	Ⅱ Ⅲ aVF	출현 빈도는 30%	특이도는 높지만 민감도는 낮음
측벽 경색	Ⅲ V1	애매한 ST 상승을 보완하는 정보	(진단율 알 수 없음)

백 투 더 퓨처

너희들의 미래는 아직 백지라는 뜻이야. 누구에게나.
자신의 미래는 스스로 개척하는 거야.

앞서 언급한 베테랑 간호사는 매우 빈번하게 심전도를 찍었는데, 알고 보니 12유도를 계속 '대기'하면서 결과를 기다리고 있었습니다. McGuinness 등은 초진 시 심전도 진단율이 50%였던 것에 비해, 시간에 따라 기록을 반복하면서 그 진단율이 83%까지 올라갔다고 보고했습니다.[10] 이번의 공로는 바로 이 '대기'하면서 계속 심전도를 찍어준 베테랑 간호사에게 돌아갑니다. 환자의 미래를 열기 위해, 응급실에서는 마치 타임머신을 조작하듯 과거와 미래에서 심전도를 모아오는 습관이 필요합니다.

요 약

- 거울상은 종이컵을 이용하여 하벽(aVL), 측벽(III V1)을 파악해야 한다.
- aVL 하강이 있으면, II III aVF의 미세한 변화를 찾아야 한다.
- 심전도는 과거와 미래를 집요하게 추적해야 한다.

문헌

1) Hassen GW, et al. Lead aVL on electrocardiogram: emerging as important lead in early diagnosis of myocardial infarction? Am J Emerg Med. 2014; 32: 785-8.
2) Birnbaum Y, et al. ST segment depression in aVL: a sensitive marker for acute inferior myocardial infarction. Eur Heart J. 1993; 14: 4-7.
3) Hasdai D, et al. ST segment depression in lateral limb leads in inferior wall acute myocardial infarction: implications regarding the culprit artery and the site of obstruction. Eur Heart J. 1995; 16: 1549-53.
4) Herz I, et al. New electrocardiographic criteria for predicting either the right or left circumflex artery as the culprit coronary artery in inferior wall acute myocardial infarction. Am J Cardiol. 1997; 80: 1343-5.
5) Bayram E, et al. Identification of the culprit artery involved in inferior wall acute myocardial infarction using electrocardiographic criteria. J Int Med Res. 2004; 32: 39-44.
6) Kontos MC, et al. Usefulness of the admission electrocardiogram for identifying the infarct-related artery in inferior wall acute myocardial infarction. Am J Cardiol. 1997; 79: 182-4.
7) Hassen GW, et al. The neglected lead on electrocardiogram: T wave inversion in lead aVL, nonspecific finding or a sign for left anterior descending artery lesion? J Emerg Med. 2014; 46: 165-70.
8) Bairey CN, et al. Electrocardiographic differentiation of occlusion of the left circumflex versus the right coronary artery as a cause of inferior acute myocardial infarction. Am J Cardiol. 1987; 60: 456-9.
9) Morris F, et al. ABC of clinical electrocardiography: Acute myocardial infarction-Part I. BMJ. 2002; 324: 831-4.
10) McGuinness JB, et al. First electrocardiogram in recent myocardial infarction. Br Med J. 1976; 2: 449-51.

Chapter 6

포스(Force)를 사용하는 심전도

컵을 들여다보면 보이는 것

● **루크야, 우리가 생각하는 진실의 대부분은 자신의 시각에 따라 변하는 법이다.**

오비완 케노비 (『스타워즈 에피소드 VI』)

고령의 여성이 중증 상태로 응급 이송되었습니다. 10초 안에 진단을 내리고, 구체적인 대응 방안을 생각해 보세요

증례 ★ **91세 여성. 식은땀 뚜렷. 쇼크 바이탈**

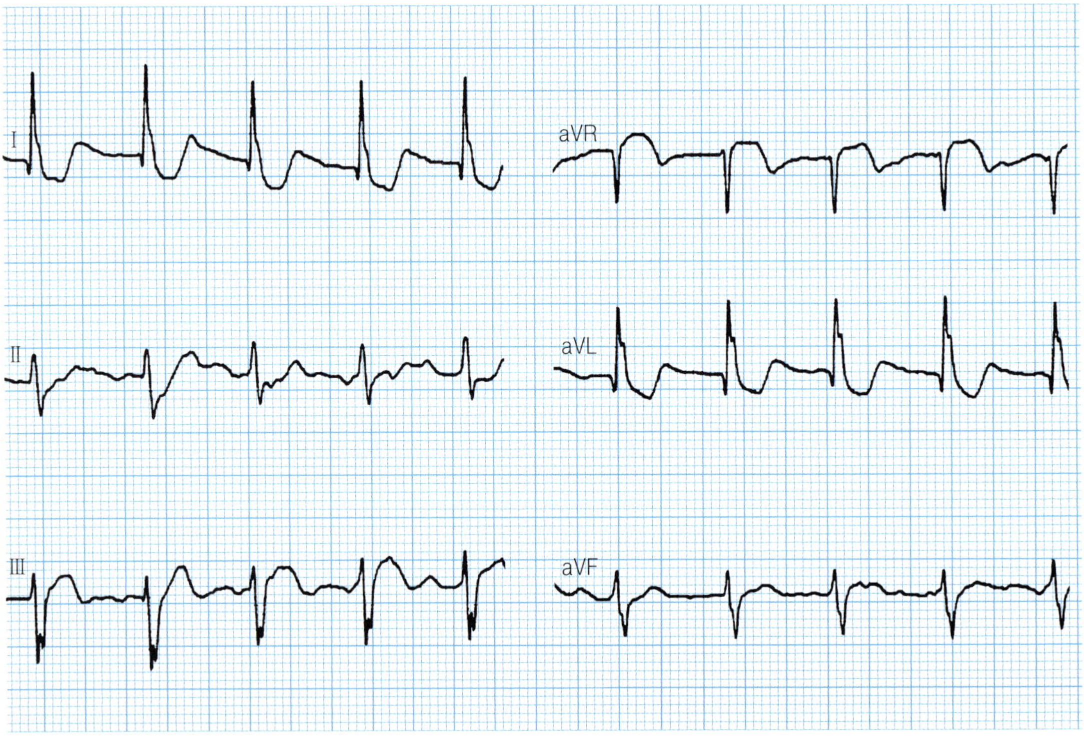

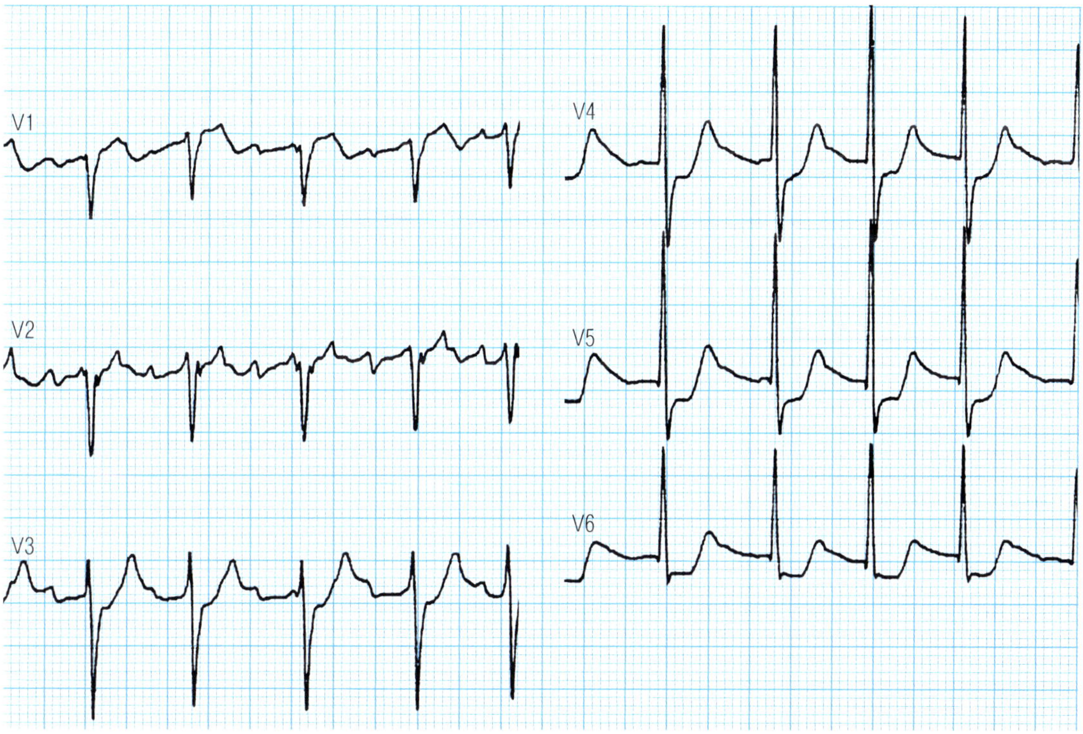
V1
V2
V3
V4
V5
V6

I · II · aVF · V3~V6에서 광범위한 ST 하강이 관찰됩니다. 다른 이상은 없을까요? aVR은 어떤가요? ST가 상승해 보이지 않나요? 보통 aVR에서 허혈 변화를 뚜렷하게 관찰하지 않을 수 있지만, 이번처럼 여러 유도에서 ST 저하가 있을 때 aVR을 확인한 당신은 날카롭습니다! 이 증례는…

> **'좌관상동맥 주간부 병변'** 또는 **'3혈관 병변'**이 의심됩니다.

이것은 매우 긴급한 상황입니다. 즉시 심장내과에 연락하는 것뿐만 아니라, 곧 일어날 응급 상황에 대비하여 얼마나 빨리 CAG 검사로 이동할 수 있을지 고민하면서 응급실에서 신속히 대응해야 합니다.

● aVR의 ST 상승에 대한 민감도와 특이도

표 1-3을 참조하세요. 실제로 좌관상동맥 주간부 병변(이하 좌주간부 병변)이나 3혈관 병변에 대한 aVR의 ST 상승 특이도는 높습니다. 이 소견을 보면 중증 심근경색증을 예측할 수 있기 때문에 놓쳐서는 안 됩니다. aVR의 ST 상승은 단 0.5 mm 이상의 미세한 상승만으로도 유의미한 소견입니다. 대부분의 경우, 눈에 띄게 상승하는 것이 아니라 소폭 상승하므로 의식적으로 확인해야 합니다.

또한 aVR의 ST 상승은 예후와도 상관관계가 있다는 국내외 보고가 있으므로 절대 놓쳐서는 안 될 소견입니다.[1-3]

● aVR의 검사 전 확률을 의식한다

한편, 루틴으로 찍은 심전도에서 aVR의 ST 상승이 관찰되더라도, 겉보기에 건강해 보이는 경우에는 위양성일 가능성이 큽니다. Knotts 등의 연구에 따르면 무작위로 심전도를 찍었을 때 aVR 상승이 증상이 없는 사람에게서도 발견되었으며, 실제 심근경색은 23%에 불과했다고 보고되었습니다.[9] 확실히 **aVR이 올라간 환자는 심전도를 찍기 전부터 중증의 징후가 나타납니다.** 이번 증례처럼 식은땀이 심하게 나거나, 혈압이 떨어져 쇼크 상태에 빠지는 등 외관상으로도 '심각한' 상태인 경우가 많습니다. 이러한 중증 징후의 유무는 심전도를 찍기 전에 검사 전 확률을 높이는 데 매우 중요합니다.

표 1 aVR에서 ST 상승 LMT 병변에 대한 진단율

	민감도(%)	특이도(%)	PPV(%)	NPV(%)	문헌
aVR에서 ST 상승 (≧1 mm)	43	95	86	70	Engelen 등 (J Am Coll Cardiol. 1999)[4]
aVR에서 ST 상승(≧0.5 mm)	50	91	55	89	Aygul 등 (J Electrocardiol. 2008)[5]
aVR에서 ST 상승(≧1 mm) ※일본 데이터	50	93	50	98	Kosuge 등 (Am J Cardiol. 2011)[6]
aVR에서 ST 상승(≧0.5 mm) ※일본 데이터	78	86	57	95	Kosuge 등 (J Am Cardiol. 2005)[7]

표 2 aVR에서 ST 상승 3혈관 병변에 대한 진단율

	민감도(%)	특이도(%)	PPV(%)	NPV(%)	문헌
aVR에서 ST 상승(≧0.5 mm) ※일본 Data	62	59	26	87	Kosuge 등 (Am J Cardiol. 2011)[6]

표 3 aVR에서 ST 상승의 LMT 병변 또는 3혈관 병변에 대한 진단율

	민감도(%)	특이도(%)	PPV(%)	NPV(%)	문헌
aVR에서 ST 상승(≧1 mm)	80	93	56	98	Kosuge 등 (Am J Cardiol. 2011)[8]

● aVR은 동굴을 들여다보고 있다

그렇다면 왜 이렇게 심각한 병태를 갖고 있으면서도 심전도에서는 크게 드러나지 않을까요? 심근 허혈이 심내막 내측에서 외측까지 발생하는 전층(transmural) 경색의 경우, 심전도에서 ST 상승이 나타납니다(그림 1). 한편, 심내막에만 허혈이 있을 때는 ST 하강이 나타납니다(그림 2). 이 정도는 국가시험 지식으로도 이해할 수 있을 것입니다.

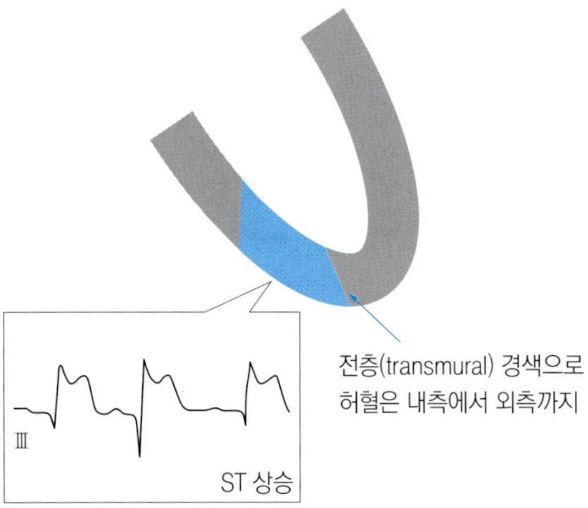

그림 1 전층 경색은 ST 상승

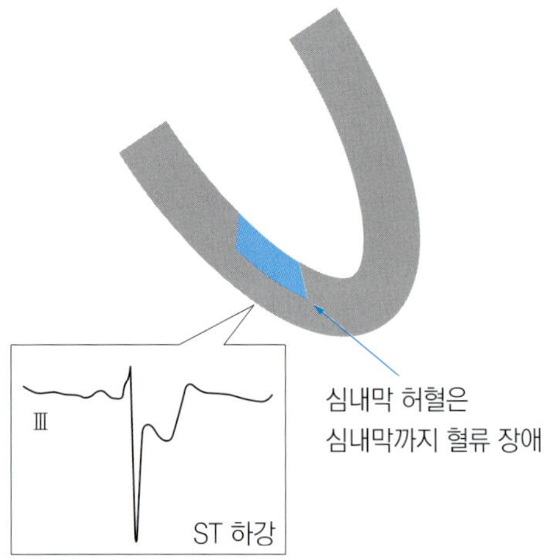

그림 2 심내막 허혈은 ST 하강

이번 증례처럼 좌주간부 병변이나 3혈관 병변이 발생하면 혈류 장애가 전체적으로 발생해 좌심실 전체 심내막에서 허혈이 일어나고,[*1] 그 결과 모든 유도에서 ST 하강이 나타납니다(그림 3).

이때 aVR은 특별한 역할을 합니다. aVR을 제외한 나머지 11개의 유도는 심장을 외부에서 감싸듯이 배치되어 **외측에서 허혈을 평가**합니다(그림 3). 반면, aVR은 오른쪽 어깨 쪽에서 좌심실 **내강(종이컵)을 들여다보듯 내측에서 허혈을 평가**합니다(그림 4). **외측에서의 ST 하강은 내측에서는 거울상처럼 ST 상승으로 표현되므로,** 결과적으로 aVR만이 ST 상승이 나타납니다(그림 4).

(＊1) 좌심실 전체가 전층(transmural) 경색이 되어 모든 유도에서 ST 상승이 나타나지 않을까요? 라고 전공의가 질문하는 경우가 있습니다. 하지만 실제 임상에서는 그런 심전도를 만나기 어렵습니다. 아마도 그 정도로 치명적인 상태라면 심장 기능이 이미 파탄 상태에 이르고, 심정지로 심전도조차 측정할 수 없는 상황일지도 모릅니다.

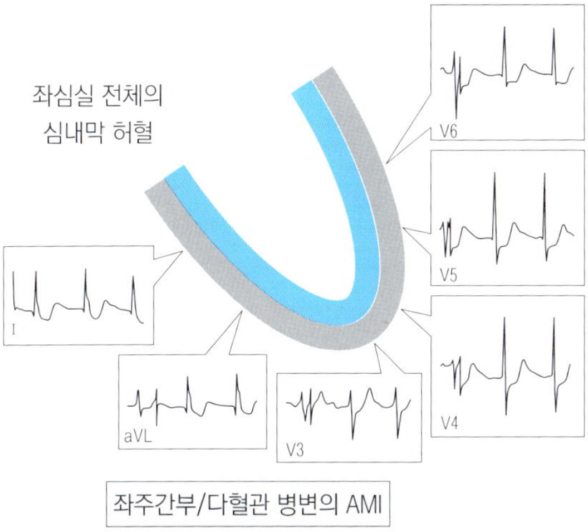

그림 3 11개 유도에서는 ST 하강

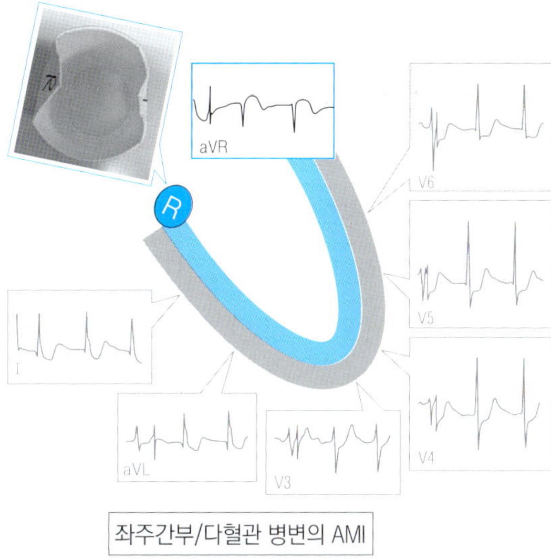

그림 4 aVR에서만 ST 상승

그림 4에서는 종이컵의 aVR이 안쪽으로 접혀 컵 안을 들여다보는 것처럼 보입니다. 좌주간부/3혈관 병변이 있을 때 aVR의 입장에서 보면, 좌심실은 어디를 봐도 '새파랗게 질려' 있습니다. 좌심실을 동굴로 비유하면 aVR은 그 '푸른 동굴'을 겁먹은 채로 들여다보는 것처럼 보이기 때문에, 이 유도는 흔히 'cavity lead(동굴 유도)'라고 불립니다. 또한, aVR에서 0.5 mm의 미세한 ST 상승도 유의한 소견이므로 이를 의식하고 찾아보셔야 합니다.

좌주간부/3혈관 병변의 심전도 변화

전반적인 심내막 허혈이 되기 때문에…

11개 유도(aVR 외) ⇒ 외측에서 허혈 평가 ⇒ ST 하강
aVR(동굴 유도) ⇒ 내측에서 허혈 평가 ⇒ ST 상승

● 포스의 힘

루크야, 우리가 생각하는 진실의 대부분은 자신의 시각에 따라 변하는 법이다.

과거에는 aVR이 전극 부착 오류를 찾아내는 정도의 역할밖에 하지 못했지만,[*2] 관점을 바꾸면 중증 심근경색증의 중요한 진실을 담고 있다는 사실이 밝혀졌습니다. 최근에는 aVR에 대한 임상 연구가 잇따라 발표되고 있습니다.

"모든 심전도에서 aVR을 확인해야 합니다."라고 말하고 싶지만, 솔직히 저도 100% 체크하지는 못하고 있습니다. '게으르다!'고 비난받을 수 있지만, 저는 감별의 '스위치 시스템'이 있다고 생각합니다.[*3] 평소에는 aVR을 그냥 대충 보고 스위치를 끈 상태로 유지하지만, 환자의 상태가 심각해 보이거나 전반적인 ST 하강이 있을 때는 '포스의 힘'을 느끼며 스위치가 켜지고, 그때는 반드시 aVR을 주의 깊게 살펴봅니다. aVR의 ST 상승이 0.5 mm라도 유의미한 소견으로 판단할 수 있으니, 막연히 보는 것이 아니라 스위치를 켜서 '응시'해야 합니다.

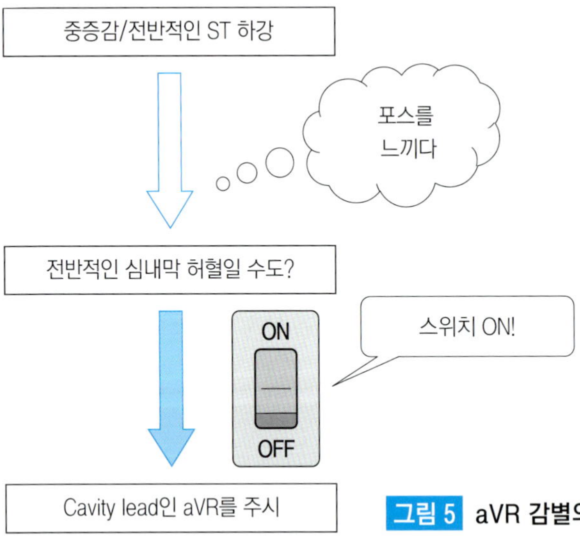

그림 5 aVR 감별의 스위치 이론

종이컵 이론을 충분히 소화했다면, 반복적으로 bedside에서 경험을 쌓으십시오. 언젠가 포스의 힘을 느끼며 적절한 시점에 aVR을 응시할 수 있을 날이 올 것입니다.

(*2) 전극 부착 오류는 Chapter 10도 참조
(*3) 스위치 시스템은 Chapter 16에서 자세히 설명합니다.

요 약

- aVR은 심장을 내측에서 들여다보는 유일한 독특한 동굴 유도이다.
- aVR의 ST 상승은 좌주간부/3혈관 병변에 대해 특이도가 높으며, 절대로 놓쳐서는 안 되는 소견이다.
- 여러 유도에서 ST 하강이 있을 때 포스의 힘을 느꼈다면 aVR을 반드시 확인.
- aVR의 상승은 0.5 mm로 미세한 변화일 수 있으므로 매우 주의 깊게 관찰해야 한다.
- 마지막으로… 포스와 함께하길!

문헌

1) Kosuge M, et al. Combined prognostic utility of ST segment in lead aVR and troponin T on admission in non-ST-segment elevation acute coronary syndromes. Am J Cardiol. 2006; 97: 334-9.
2) Wong CK. aVR ST elevation: an important but neglected sign in ST elevation acute myocardial infarction. Eur Heart J. 2010; 31: 1845-53.
3) Wong CK, et al; HERO-2 Investigators. The prognostic meaning of the full spectrum of aVR ST-segment changes in acute myocardial infarction. Eur Heart J. 2012; 33: 384-92.
4) Engelen DJ, et al. Value of the electrocardiogram in localizing the occlusion site in the left anterior descending coronary artery in acute anterior myocardial infarction. J Am Coll Cardiol. 1999; 34: 389-95.
5) Aygul N, et al. Value of lead aVR in predicting acute occlusion of proximal left anterior descending coronary artery and in-hospital outcome in ST-elevation myocardial infarction: an electrocardiographic predictor of poor prognosis. J Electrocardiol. 2008; 41: 335-41.
6) Kosuge M, et al. An early and simple predictor of severe left main and/or three-vessel disease in patients with non-ST-segment elevation acute coronary syndrome. Am J Cardiol. 2011; 107: 495-500.
7) Kosuge M, et al. Predictors of left main or three-vessel disease in patients who have acute coronary syndromes with non-ST-segment elevation. Am J Cardiol. 2005; 95: 1366-9.
8) Kosuge M et al. An early and simple predictor of severe left main and/or three-vessel disease in patients with non-ST-segment elevation acute coronary syndrome. Am J Cardiol. 2011; 107: 495-500.
9) Knotts RJ, et al. Diffuse ST depression with ST elevation in aVR: Is this pattern specific for global ischemia due to left main coronary artery disease? J Electrocardiol. 2013; 46: 240-8.

Chapter 7

○○증후군의 심전도

심전도에 유행이나 스타일이 도움이 될까?

> 유행은 사라지지만, 스타일은 변하지 않고 그대로 남는다.
>
> 코코 샤넬

10초 안에 다음 대응 방안을 결정하세요.

증례 ★ **62세 남성. 흉통. 호흡곤란**

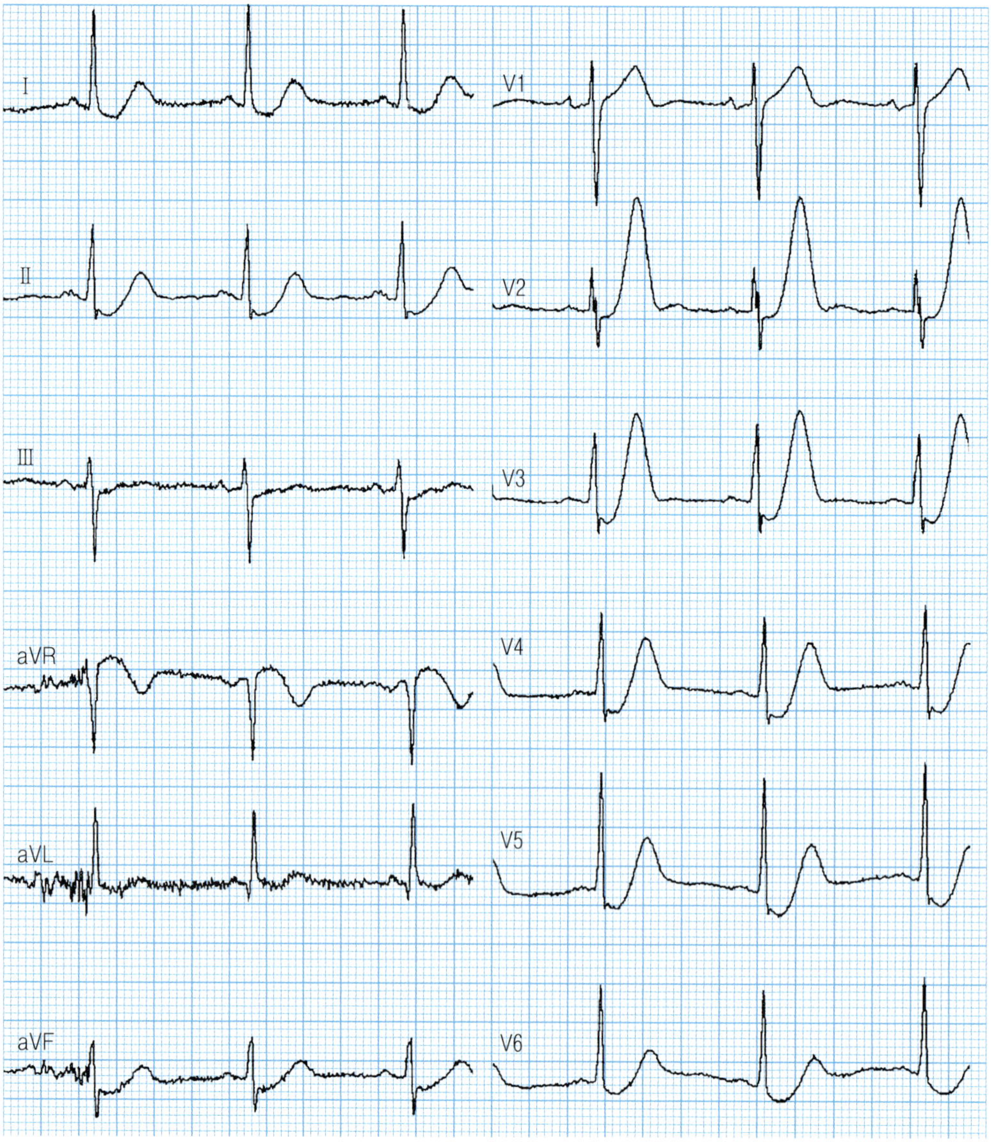

앞서 설명한 내용을 바탕으로 I II aVF, V3~V6에서 전반적인 ST 하강이 관찰됩니다. 여기에서 중요한 사항은 aVR을 주시하는 것입니다. 맞습니다, 이 경우는 좌주간부/3혈관 병변으로 인한 긴급 상황이며, 즉각적인 조치가 필요합니다. 추가로 말씀드리면, 이것은 사실 이름이 붙은 증후군입니다. 힌트는 T파가 높다는 점입니다.

2008년 De Winter는 좌관상동맥 주간부 경색의 몇 가지 사례에서 aVR의 상승과 더불어 **전반적인 ST 하강 및 이후 급격한 T파의 상승**을 관찰하고 보고하며 이를 de Winter 증후군이라 명명했습니다.[1)]

De Winter 증후군의 심전도 특징

- V1에서 V6에서 ST가 하강(J점에서 1 mm 이상 하강하여 ST의 형태가 오른쪽 어깨로 올라간다.)
- 오른쪽 어깨가 올라간 부분은 ST 상승은 하지 않는다.
- V1에서 V6에서 좌우 대칭성의 T파가 증가함.
- aVR에서 ST 상승(0.5 mm 이상)

저는 이전의 좌주간부/3혈관 병변의 일부가 de Winter 증후군에 해당한다고 해석하고 있습니다. De Winter 박사는 aVR 상승뿐만 아니라 흉부 유도에서 ST와 T에 관한 더 자세한 추가적인 정보를 제공한 공로가 있습니다. 하지만 이 두 가지 상황 모두 **중증 심근경색증일 가능성을 나타냅니다.** 발견하면 즉시 심장내과 의사에게 컨설트합니다. 지식을 자랑할 시간도 없이 즉시 CAG 검사를 서둘러야 할 때입니다.

결국 aVR의 상승을 찾아낼 수 있다면 de Winter 증후군을 몰라도 비심장내과 의사로서 충분히 대처할 수 있습니다.

그렇다면 다음 심전도 사례는 어떻게 보일까요?

증례 **65세 여성. 1개월 전부터 간헐적 흉통, 내원 시 흉통이 있음. 활력징후는 정상**

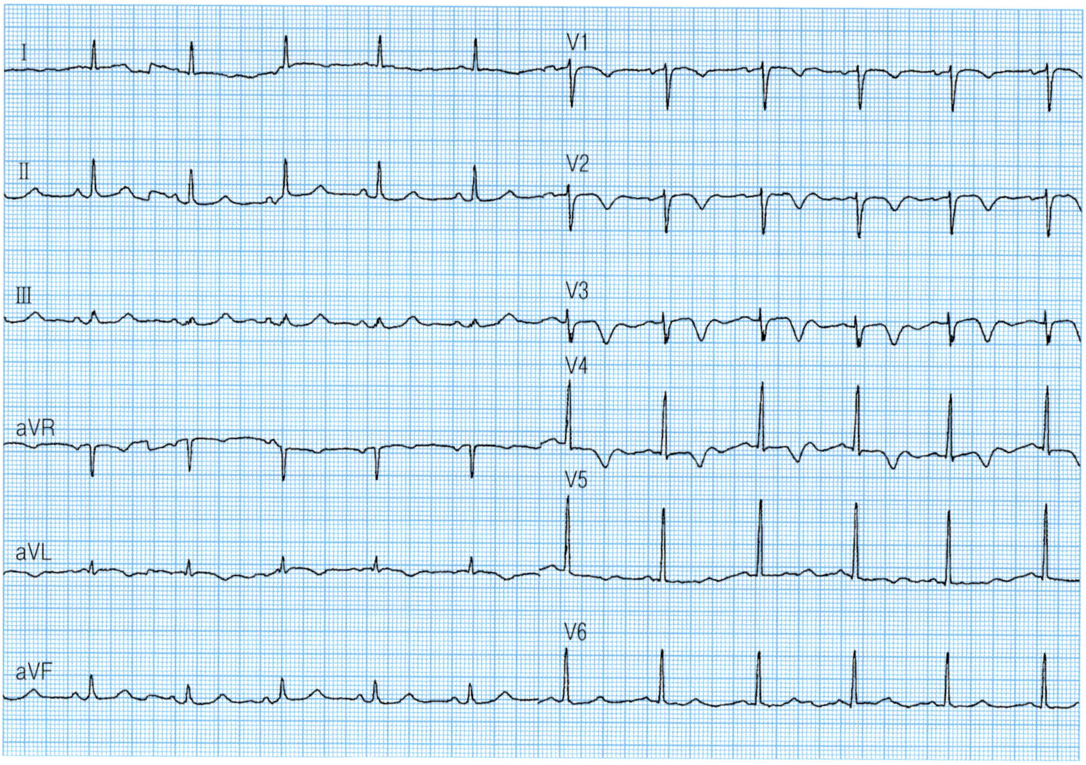

혈액검사 결과 CK는 정상이고 트로포닌은 약간 상승했습니다. 심초음파는 정상이고, 환자는 병원에 도착한 후 흉통이 사라져 담당 의사가 당황한 상황에서 저에게 컨설트했습니다.

결론부터 말씀드리면 저는 심전도를 보고 Wellens 증후군을 의심했습니다. 곧바로 심장내과에 컨설트하여 응급 CAG 검사 진행 결과, 좌관상동맥 주간부 협착이 발견되어 치료를 위해 입원하게 되었습니다.

Wellens 증후군은 심전도에서 V2, V3에서 음성 T파가 특징입니다. 이번 심전도를 다시 한 번 확인해 보세요. 분명히 V2와 V3에서 음성 T파가 있습니다. 이 소견은 **좌관상동맥 근위부의 중증 협착을 시사하며, 가까운 미래에 심근경색증으로 이어질 위험이 높다**고 알려져 있습니다. 이는 STEMI는 아니지만 ACS로 대응해야 하는 심전도입니다. 그 특징을 자세히 살펴보겠습니다.

Wellens 증후군의 심전도 특징 파악하기

1982년 Wellens 등은 간헐적인 흉통을 호소하는 환자군에서 V2, V3에서 T파의 음전화(또는 이상성)를 특징으로 하는 심전도를 발견했다고 발표하였고, 이를 Wellens 증후군이라고 명명하였습니다.[2] T파의 형태에 따라 두 가지 유형으로 나뉘지만, 굳이 이 분류(그림 1)를 외울 필요는 없습니다. Wellens 증후군을 판단할 수 있으면 충분합니다.

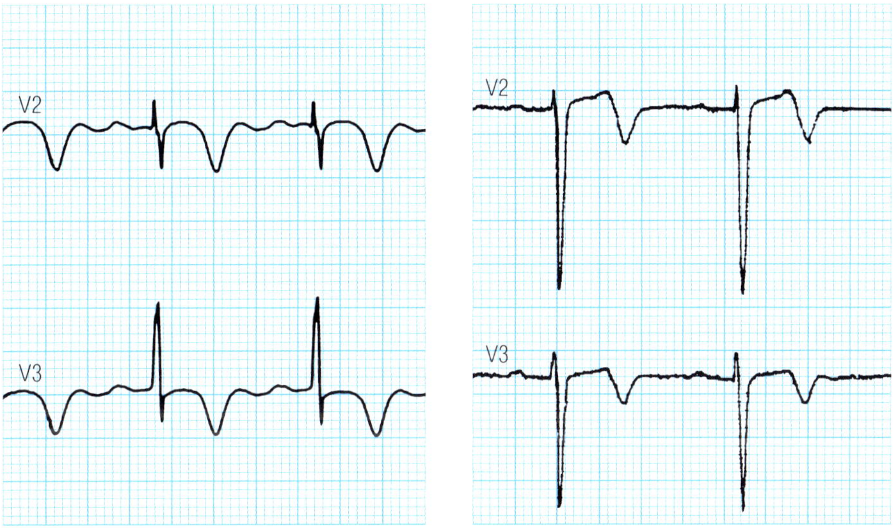

그림 1 Wellens 증후군의 두 가지 유형

왼쪽: Type A (75%). V2, V3에서 깊이 음전화된 T파
오른쪽: Type B (25%). V2, V3에서 이상성 T파

급성기 허혈 심전도 변화라고 하면 ST 상승이나 ST 하강이 주로 떠오르지만, 음성 T파는 대개 만성적 변화로 해석되어 급성 대응으로 이어지지 않는 경우가 많습니다. 그러나 V2와 V3에 한해서는 음성 T파가 보이면 Wellens 증후군을 반드시 떠올려야 합니다. Ahmed에 따르면 V2와 V3에서 나타나는 음성 T파는 좌주간부 협착에 대해 민감도 69%, 특이도 89%, 양성 우도비 86%의 소견으로 보고되어 있으며,[3] 이를 발견하면 진단에 크게 기여할 수 있습니다. 이 병태는 중증 좌관상동맥 병변이므로 절대 놓쳐서는 안 됩니다.

또한 좌관상동맥보다 근위부에 병변이 있을 경우 V2, V3보다 광범위한 V1~V4에서 음성 T파가 나타날 수 있으며, 이때는 중증도와 긴급도가 높아집니다.[4]

이제 좌관상동맥 주간부 병변이 완전 경색되면 aVR의 ST 상승과 전반적인 ST 하강이 나타납니다. 하지만 그 이전 단계인 Wellens 증후군에서는 V2와 V3의 음성 T파와는 전혀 다른 심전도 변화가 나타납니다. 그 이유에 대해서는 여러 설이 있지만, 정확히 밝혀지지는 않았습니다. 깊게 고민하지 말고, 패턴을 인식하여 신속히 대응할 수 있도록 합시다.

Wellens 증후군의 심전도를 비심장내과 의사도 알아야 하는가?

Wellens라는 이름을 처음 들어본 독자도 적지 않을 것입니다. 그렇다면 비심장내과 의사도 알아야 할까요? 답은 '예'입니다. 이유는 두 가지가 있습니다. 첫째, 이 증후군을 놓치면 예후가 나쁘기 때문이고, 둘째, 심전도 이외의 검사로는 이 증후군을 발견할 수 없기 때문입니다.

첫째, 예후와 관련하여 Movahed는 Wellens 증후군이 치료되지 않을 경우 75%가 1주일 이내에 전벽 경색으로 진행된다고 보고했습니다.[5] 이번 증례처럼 흉통이 가라앉았더라도 이를 발견했다면 입원하여 검사를 진행하고, 필요에 따라 치료해야 합니다.

둘째, 다른 검사에 관해서는 Hovland 등이 Wellens 증후군에서 초기 심근 손상 효소가 정상일 수 있으며, 상승해도 소폭에 그친다고 보고했습니다.[6] 다른 검사가 모두 정상일 수도 있어, 이 경우 심전도만으로 바로 진단해야 합니다. 반드시 V2, V3에서 음성 T파를 찾아내 Wellens 증후군을 발견할 수 있도록 합시다.

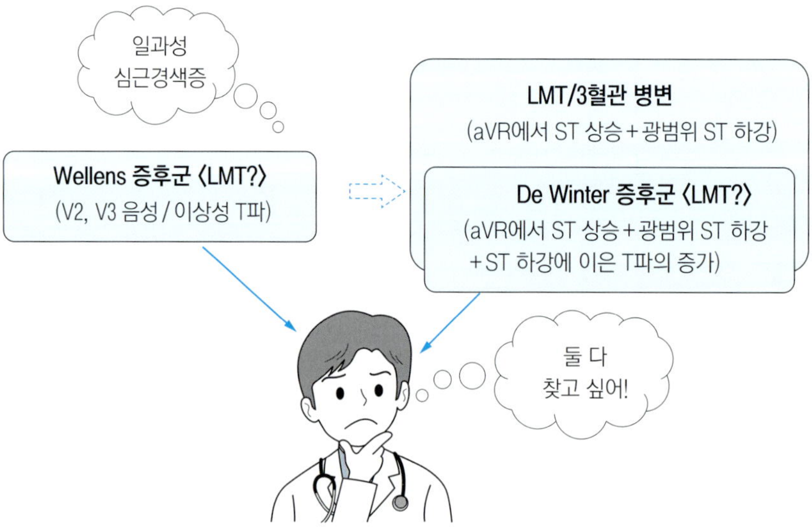

유행과 스타일

유행은 사라지지만, 스타일은 변하지 않고 그대로 남는다.

심전도에만 국한된 이야기가 아닙니다만, 새로운 ○○증후군이라는 것은 일종의 '유행'과 비슷한 면이 있습니다. 새로운 보고가 있으면 비슷한 사례들이 계속 이어지고, 추가적인 연구가 몇 년 동안 이루어지며 마치 유행처럼 발표되기 때문입니다. 그리고 10여 년이 지나면 새로운 발견은 줄어들고, 유행이 한풀 꺾인 것처럼 연구 발표도 줄어듭니다. 하지만 원래 존재했던 심전도의 '스타일'은 이전부터 있었기 때문에, 유행이 지나간 후에도 계속 남아 있게 됩니다.

그렇다면 이번에 소개한 Wellens 증후군이나 de Winter 증후군 같은 '유행'에 비심장내과 의사들도 민감하게 대응해야 할까요? Wellens 증후군이라는 '유행'의 이름을 몰라도 V2, V3에서 나타나는 음성 T파라는 '스타일'을 통해 심장내과 의사에게 컨설트할 수 있어야 합니다.

또한, '유행'을 알고 그것을 ○○증후군이라고 부르는 것은 멋있고 세련된 느낌을 주지만, 사용 방법에 따라서는 '잘난 척'하는 인상을 줄 수 있으니 주의가 필요합니다. 저는 심장내과 의사에게 de Winter 증후군을 발견했을 때는 "STEMI입니다!"라고 말하고, Wellens 증후군을 발견하면 "ACS가 의심됩니다!"라고 말합니다. 그리고 전공의들에게는 외국인 이름의 ○○증후군이라고 말하지 말라고 가르칩니다(그 이유는 다음 칼럼에서 설명합니다).

요 약

- De Winter 증후군을 몰라도 aVR 상승을 통해 긴급 대응할 수 있으면 괜찮다.
- Wellens 증후군이라는 이름을 몰라도 심전도는 알아야 한다.
- 심전도의 특징은 V2와 V3에서 나타나는 음성 T파가 있다는 것.
- 심장내과 의사에게 컨설트할 때는 '○○증후군'이라고 말하지 말 것.

문헌

1) de Winter RJ, et al; Interventional Cardiology Group of the Academic Medical Center. A new ECG sign of proximal LAD occlusion. N Engl J Med. 2008; 359: 2071-3.
2) De Zwaan C, et al. Characteristic electrocardiographic pattern indicating a critical stenosis high in left anterior descending coronary artery in patients admitted because of impending myocardial infarction. Am Heart J. 1982; 103: 730–6.
3) Ahmed S, et al. Wellens' syndrome and clinical significance of T-wave inversion in anterior precordial leads. Am J Emerg Med. 2013; 31: 439-40.
4) Nisbet BC, et al. Repeat Wellens' syndrome: case report of critical proximal left anterior descending artery restenosis. J Emerg Med. 2010; 39: 305-8.
5) Movahed MR. Wellens' syndrome or inverted U-waves? Clin Cardiol. 2008; 31: 133-4.
6) Hovland A, et al. Reversible ischemia in Wellens' syndrome. J Nucl Cardiol. 2006; 13: e13-5.

5

COLUMN

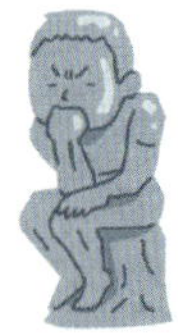

외국인 이름 금지!

제가 senior 전공의 시절 “이 심전도는 Wellens일 가능성이 있어 CAG가 필요할까요?” 또는 “좌각차단인데 Sgarbossa 기준으로는 0점입니다.”라고 심장내과 의사에게 컨설트했을 때, 상대방이 무뚝뚝한 반응을 보였습니다. 처음에는 이유를 잘 몰랐지만, 나중에 보니 당시 심장내과 의사들에게는 이러한 지식이 공통적인 언어가 아니었다는 것을 알게 되었습니다.

나중에 선배 의사로부터 “응급실에서 상담을 요청할 때 외국인 증후군 이름을 사용해도 ‘열심히 공부하셨네요!’라는 생각을 절대 하지 않아.”라고 배웠습니다. 또한, “오히려 ‘잘난 척하는 귀찮은 녀석’이라고 생각할 뿐이야.”라는 충고도 들었습니다. 공부해서 지식을 쌓는 것은 중요하지만, 그 지식을 전문의와 공유하는 것은 상당히 어려운 일입니다. 이후 저는 ‘응급실에서 외국인 이름 사용 금지’라는 서약을 하게 되었습니다.

구체적으로 어떻게 컨설트할까?

이 책을 읽고 de Winter 증후군을 발견했더라도 “de Winter 증후군 같네요. 2008년 NEJM에서…”라고 말해서는 절대 안 됩니다. 심장내과 의사에게 강의하듯 말하는 것은 감점을 받는 행동이므로 자제해야 합니다. 중요한 것은 얼마나 빨리 CAG 검사를 진행할 수 있느냐이며, 지식을 뽐낼 여유는 없습니다.

“STEMI 환자가 있습니다! 빨리 와주세요!” 이 한마디면 컨설트로는 충분합니다.

또한, Wellens 증후군이라는 이름을 모르는 젊은 심장내과 의사들도 있을 수 있습니다. 하지만 대부분은 ‘V2, V3의 음성 T파는 위험하니 CAG 검사를 해야 한다’라고 판단할 수 있습니다. 이때도 “Wellens 증후군 의심됩니다.”라고 말해서는 안 됩니다.

“ACS 환자가 있습니다. 함께 대응 부탁드립니다.” 이 문장이면 필요한 대화로 충분합니다.

전문의와 지식을 공유하는 요령

최신 의학 정보를 업데이트해도 그 지식을 전문의와 공유하려면 전략이 필요합니다. 몇 가지 요령을 소개하겠습니다.

1. 지식을 공유할 장소

카페나 회의실이 가장 좋습니다. 문헌을 검토하고 특정 사례에 적용할지 생각할 시간이 충분합니다. 여러 명의 의사나 진료과가 참여하면 병원 내에서 합의를 얻을 수도 있습니다.

2. 지식을 공유하는 시점

환자가 왔을 때는 지식을 공유하는 시점으로 적절하지 않습니다. 아무리 훌륭한 지식이라도, 눈앞의 환자에게 바로 적용하는 것을 주저하는 의사들이 많습니다. 시간을 두는 것이 더 나은 선택입니다. 앞서 언급한 컨퍼런스처럼 차분한 시간과 장소가 아니면, 새로운 의학 정보를 냉정하게 판단하기는 어렵습니다

3. 그 지식을 적용할지의 결정

최종적으로 그 의학 정보를 적용할지 여부를 결정하는 권한은 주치의에게 있습니다. 주치의가 A를 선택했는데 컨설트한 의사가 B가 더 낫다고 생각하더라도, 명백히 잘못된 것이 아니라면 A로 충분하지 않겠습니까? 비전문의의 문헌 고찰보다는 전문의의 경험이 옳을 때가 많습니다. 이 상황에서 문헌을 들이밀며 B를 강요하는 것은 환자를 잘 돌보려는 주치의의 동기만 떨어뜨릴 뿐입니다.

마지막으로…

자신이 얻은 새로운 의학 정보를 주치의에게 전하고 싶을 때, 가장 나쁜 방법은 bedside에서 상담 의사에게 직접 말하는 것입니다. 반대로 가장 좋은 방법은 아마도 인터넷을 통해 전 세계로 발언하는 것입니다. 많은 사람에게 정보를 제공할 수 있을 뿐만 아니라, 자신의 기억에 확실히 각인되는 효과도 발휘할 수 있습니다.

Chapter **8**

가치가 있는 심전도

진단율 38%의 이상을 발견하는 방법, 알려드립니다

● **Nothing worth doing is easy. 가치 있는 일은 절대 쉽지 않다.**

오카모토 케이시 (프로 스노보더)

10초 안에 대응 방안을 생각해 보세요.

증례 ★ **70세 여성. 흉통으로 응급실 내원**

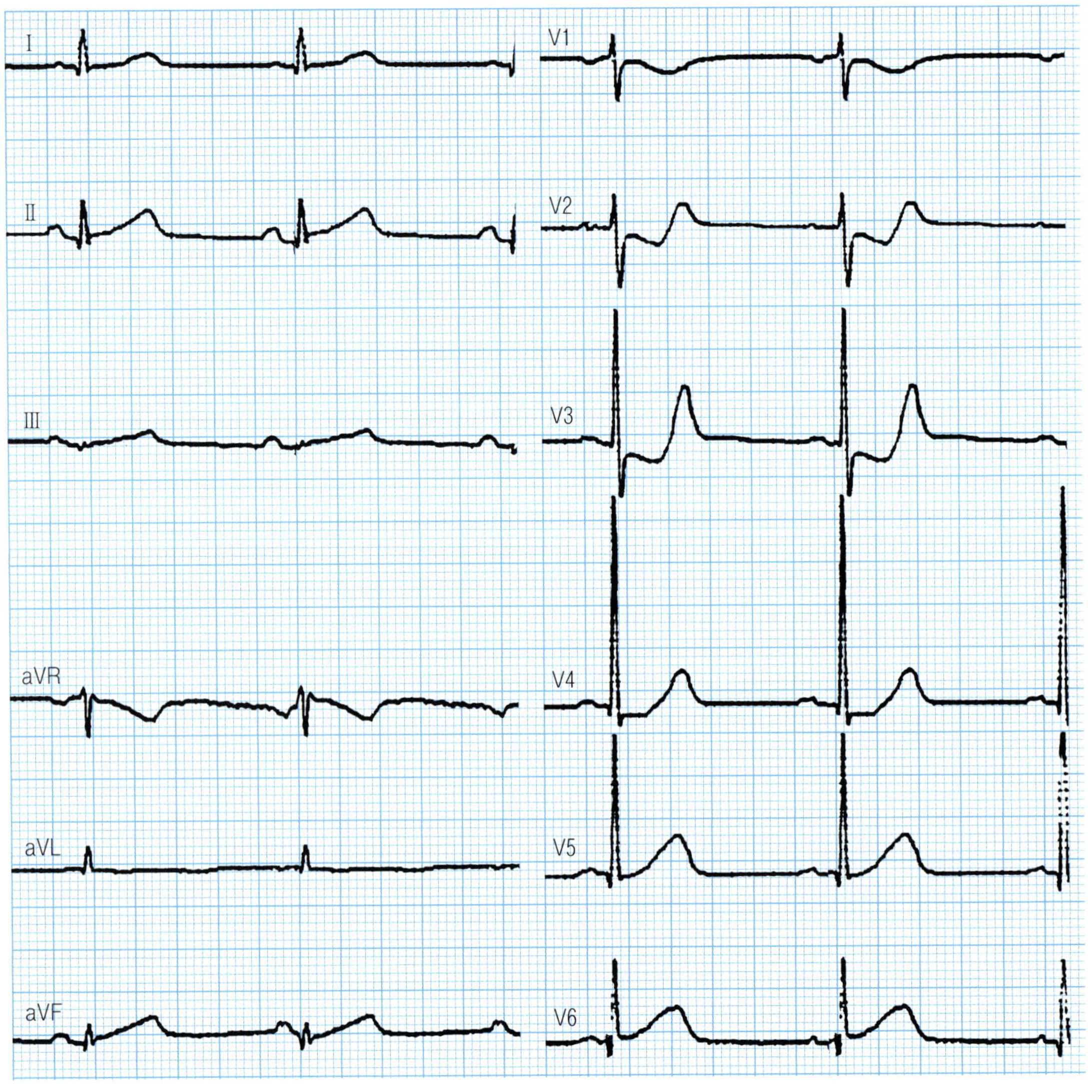

V1~V3에서 ST가 내려가고 있습니다. ST 상승은 전층(transmural) 경색을 나타내지만, ST 하강은 심내막의 허혈을 시사하는 소견입니다. 참고로 이전 심전도는 구할 수 없었습니다. 이 증례에서 전공의는 STEMI로 판단하지 않고 ACS 의심으로 혈액검사를 기다리기로 했습니다.

그러나 30분 후 흉통이 재발하여 다시 심전도를 검사했습니다. 아래 그림이 그 심전도입니다. 다시 한번 판단과 대처 방안을 생각해보세요.

내원 30분 후. 흉통 재발 시

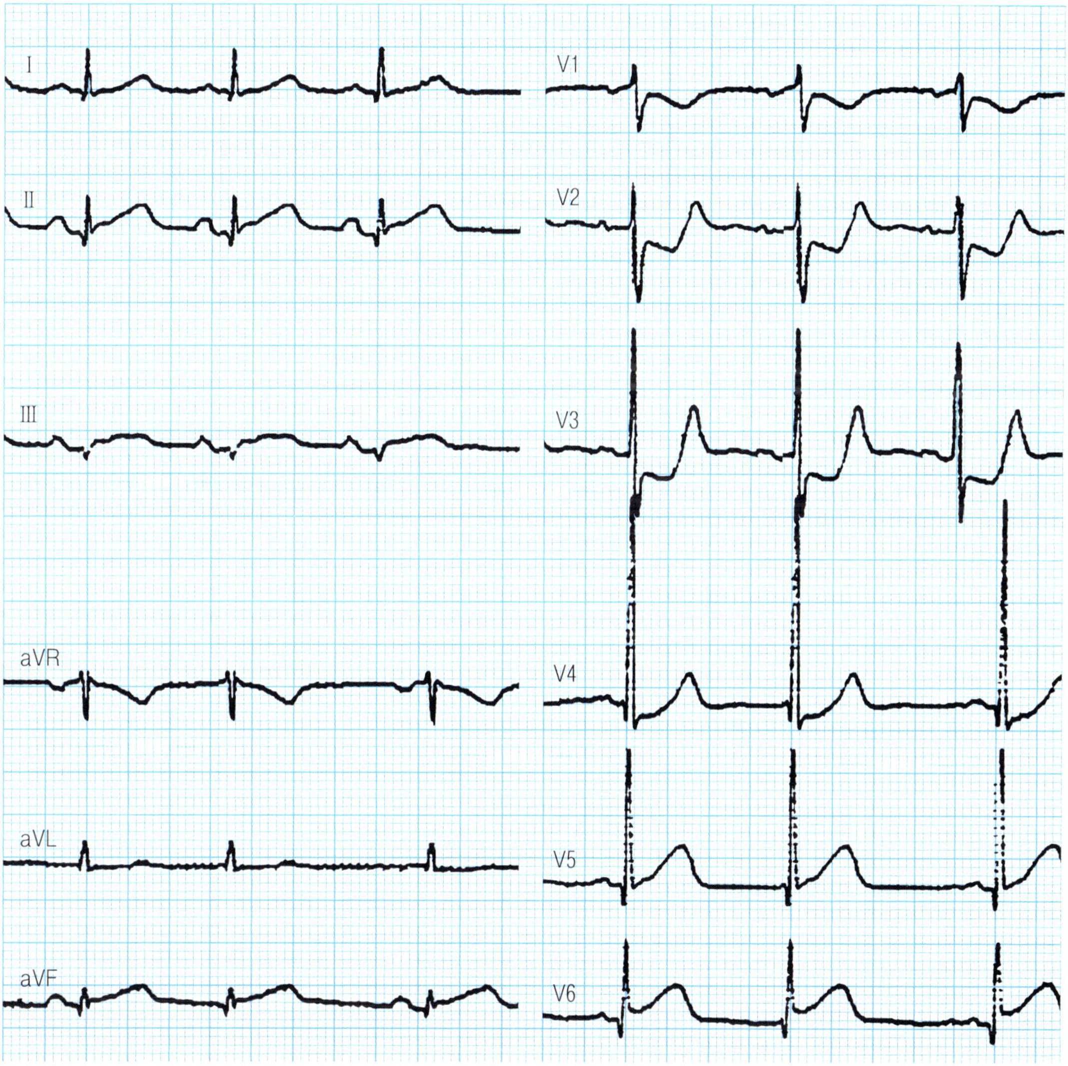

미세하지만 V6와 'II III aVF'에서 ST가 올라가고 있습니다. 이 시점에서 저에게 '하벽 경색+측벽 경색이 의심됩니다'라는 보고가 왔습니다. 하지만 그것만이 전부일까요?

어떤 것을 확인하기 위해 상급의가 환자의 등에 전극을 붙였습니다.

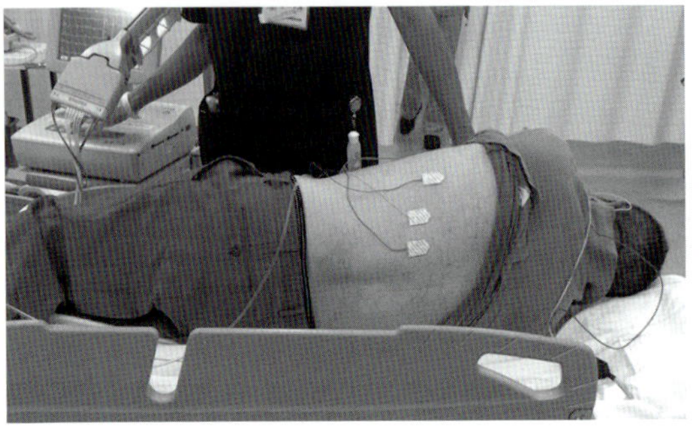

그림 1 등에 부착된 전극

그림 1에서는 흉부 유도의 V1, V2, V3 전극을 등에 부착하여 해당 유도를 V7, V8, V9로 설정했습니다. 그 심전도가 다음과 같습니다.

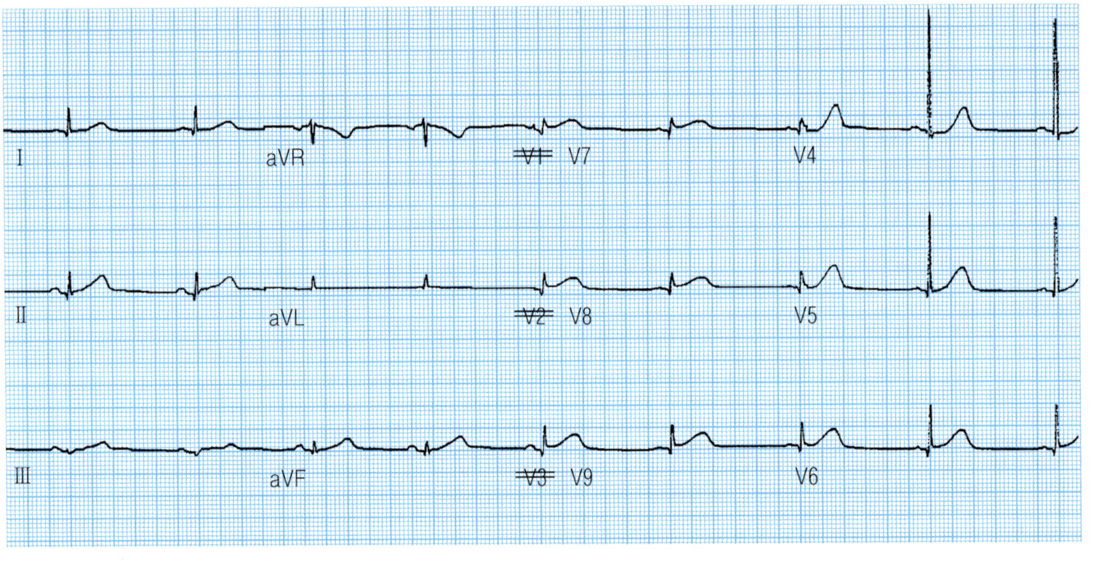

V7~V9 유도에서 ST가 상승하고 있습니다. 후벽 경색의 STEMI였습니다. 이 증례는 '하벽+측벽+**후벽** 경색'이 있었습니다.

전공의는 첫 번째 심전도에서 V1~V3에서 ST 하강을 ACS로 의심으로 생각해서 STEMI로 판단하지 않고 혈액검사 결과를 기다리기로 했습니다. 그러나 그 ST 하강은 **후벽** 경색의 거울상이었고, 기다려서는 안 되는 상황이었습니다. V1~V3에서 ST 하강을 보고 후벽 경색을 의심하여, 등에 V7~V9 유도의 '후벽 유도'를 부착해 ST 상승을 확인하고, 혈액검사 결과를 기다리지 말고 즉시 심장내과 의사에게 연락해야 했습니다.

V7~V9 유도의 이미지 만들기

후벽 경색을 이해하기 위해 다시 종이컵을 등장시켜 봅시다. 이미지를 형성하는 것은 중요하니 꼭 시도해 보세요. 컵의 V6에 이어서 V7→V8→V9를 그려보면, V1~V3의 반대편에 V7~V9가 위치하게 됩니다(그림 2). 마치 지구에서 브라질과 일본의 위치 관계처럼 말이죠. V7~V9에서의 ST 상승이 V1~V3에서 ST 하강으로 나타나는 거울상을 상상할 수 있을 겁니다.

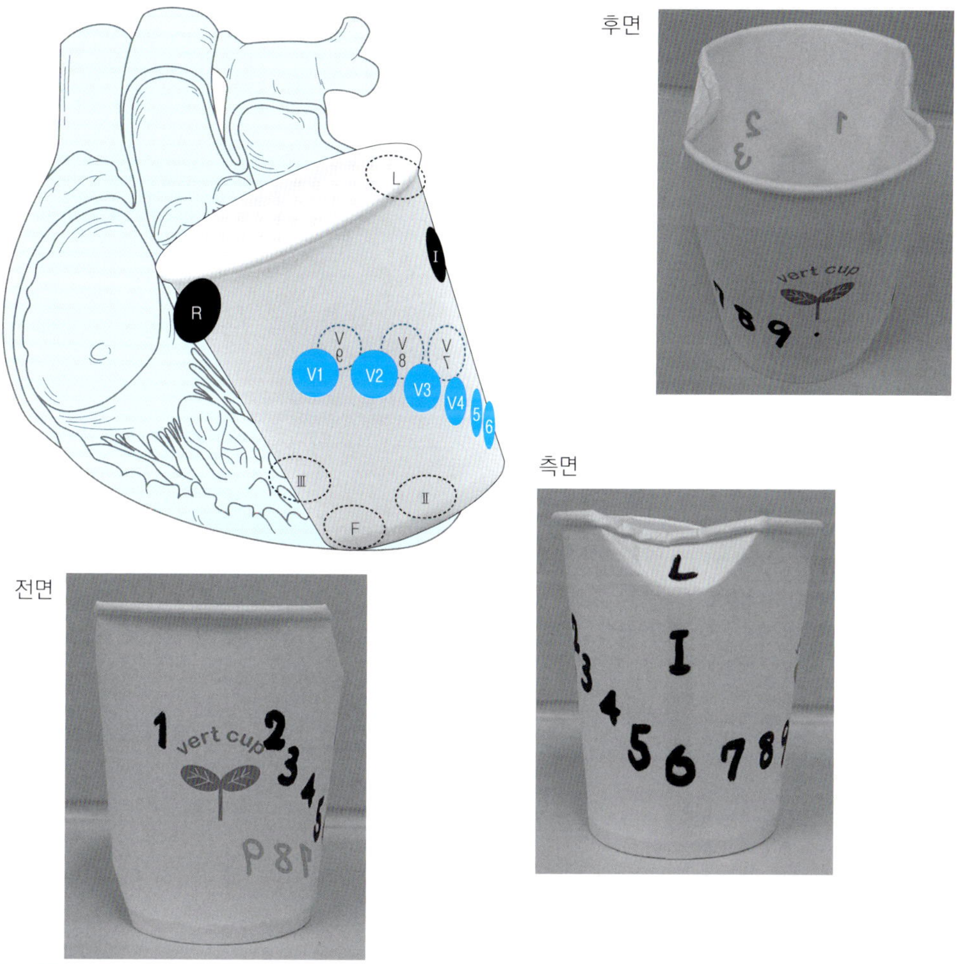

그림 2 컵 심전도로 후벽 경색 이미지 만들기: V7, V8, V9를 그려보세요

V7~V9의 반대편에 V1~V3가 있는 것이 비치는 듯 보입니다. 종이컵이 지구라면, 마치 일본과 브라질의 위치 관계와 같습니다.

이미지를 그렸다면 처음의 심전도를 다시 한번 보세요. V1~V3에서 ST 하강이 경색처럼 보이지 않나요?

V7~V9 유도의 부착 방법

후벽 유도(V7~V9)를 부착하는 방법은 간호사에게 가르치면서 심전도를 찍어 보면 자신도 쉽게 기억할 수 있으니, 꼭 시도해 보세요. 여러분의 기억에 확실히 남을 뿐만 아니라 간호사들도 후벽 유도를 찍을 수 있게 되어 일석이조입니다.

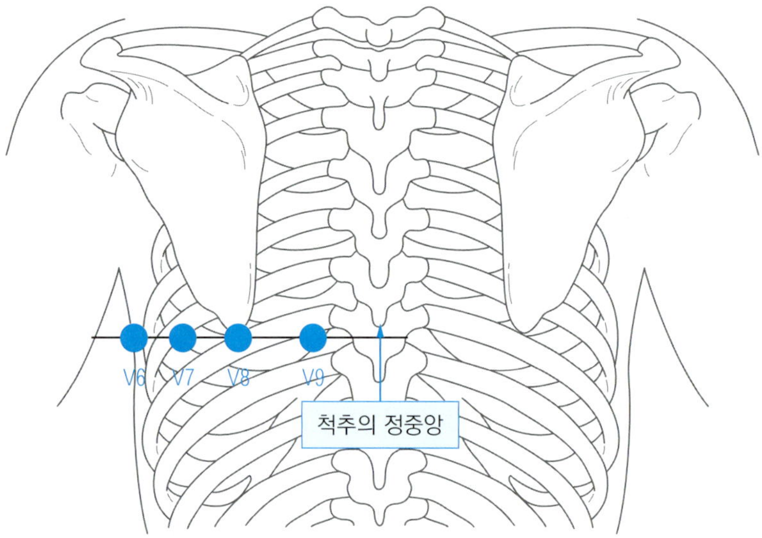

그림 3 후벽 유도의 부착 방법

- 흉부 유도의 V1~V3을 제거하고 V7~V9를 대신 부착한다.
- 왼쪽 견갑골의 가장 아래에 V8(원래 V2)을 부착한다.
- V6과 V8 사이에 V7(원래 V1)을 부착한다.
- 척추의 정중앙과 V8 사이에 V9(원래 V3)를 부착한다.

※ V6~V9의 높이는 수평선상에 나란히 배치된다.

후벽 경색의 진실

Nothing worth doing is easy. 가치 있는 일은 절대 쉽지 않다.

후벽 경색은 조금 중요하지 않게 느껴질 수 있지만, 다른 심근경색증과 예후가 다르지 않다고 하니,[1] 반드시 진단하고 싶을 때가 많습니다.

이번 증례는 시간 경과에 따라 찍은 심전도에서 후벽 이외의 ST 상승이 힌트가 되어 진단을 구할 수 있었습니다. 그러나 Waldo 등은 심근경색증의 3~7%가 순수한 후벽 경색(isolated posterior STEMI)으로 나타난다고 하며,[1] 이번처럼 후벽 이외의 소견이 나타나지 않는 경우도 충분히 있을 수 있습니다 사실 V1~V3에서 ST 하강만으로도 멋지게 'isolated posterior STEMI'라고 말할 수 있으면 좋겠지만, 이 진단율은 38%로 높지 않아[2] 발견하기가 쉽지 않습니다. 게다가 Matetzky에 따르면 후벽 경색에서 V1~V3에서 ST 하강이 나타나는 비율은 61%라고 하여,[3] 애초에 VI~V3에서 힌트를 전혀 얻지 못할 가능성도 있습니다.

'Nothing worth doing is easy.' 후벽 경색을 찾아냈을 때는 응급의학과 의사로서 큰 보람을 느끼지만, 이 임무는 역시 쉽지 않습니다. 의심되면 우선 환자의 등에 전극을 부착하는 것이 중요하지만, 어려운 임무를 달성하기 위해 교과서에 없는 약간의 팁도 소개하겠습니다.

Isolated posterior STEMI의 힌트

먼저 isolated posterior STEMI의 힌트는 VI~V3에서 ST 하강입니다. 하지만 솔직히 헷갈릴 때도 있습니다. 그럴 때는 VI~V3에서 ① **R파가 높고**, ② **T파가 위쪽으로 향하는** 두 가지 점이 힌트가 됩니다. 이번 유도에서도 이러한 소견이 있으니, 다시 한번 확인해 보세요.

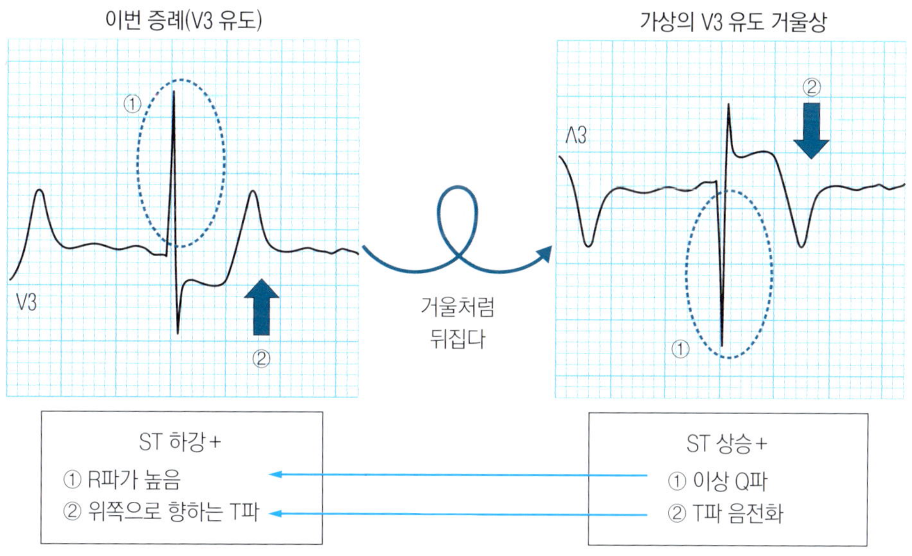

원리는 ST 상승 유도의 거울상에 있습니다. '이상 Q파'는 거울상으로 변환하면 'R파의 증가'로 나타납니다. 'T파의 음전화'는 '위쪽으로 향하는 T파'로 나타납니다. '이상 Q파'나 'T파의 음전화'는 허혈이 발생한 지 시간이 경과한 후에 나타나기 때문에, 'R파의 증가'나 '위쪽으로 향하는 T파'가 모든 후벽 경색에서 나타나는 것은 아닙니다. 하지만 이번 증례에서는 두 가지 소견이 모두 나타났고, 이를 의심하는 단서가 될 수 있을 것입니다.

V7~V9에서 애매한 ST 상승

VI~V3에서 의심스러운 소견을 발견하고 후벽 유도를 부착했지만, **V7~V9에서 ST 상승은 1 mm가 될까 말까 한 애매한 경우가 많아,** 눈에 띄게 상승하지 않는다는 점을 주의해야 합니다. 실제로 **V7~V9에서 0.5 mm의 ST 상승만으로도 허혈을 의미**하기 때문에 0.1 mm 단위의 판단은 임상의에게 어려운 과제입니다. 이런 경우에는 V7~V9에서 Q파에 주목해야 합니다. Agarwal 등은 V7~V9에서 ST 상승 외에 Q파가 진단에 유용하다고 보고하고 있으니, 애매할 때는 이를 확인해 보세요.[4)]

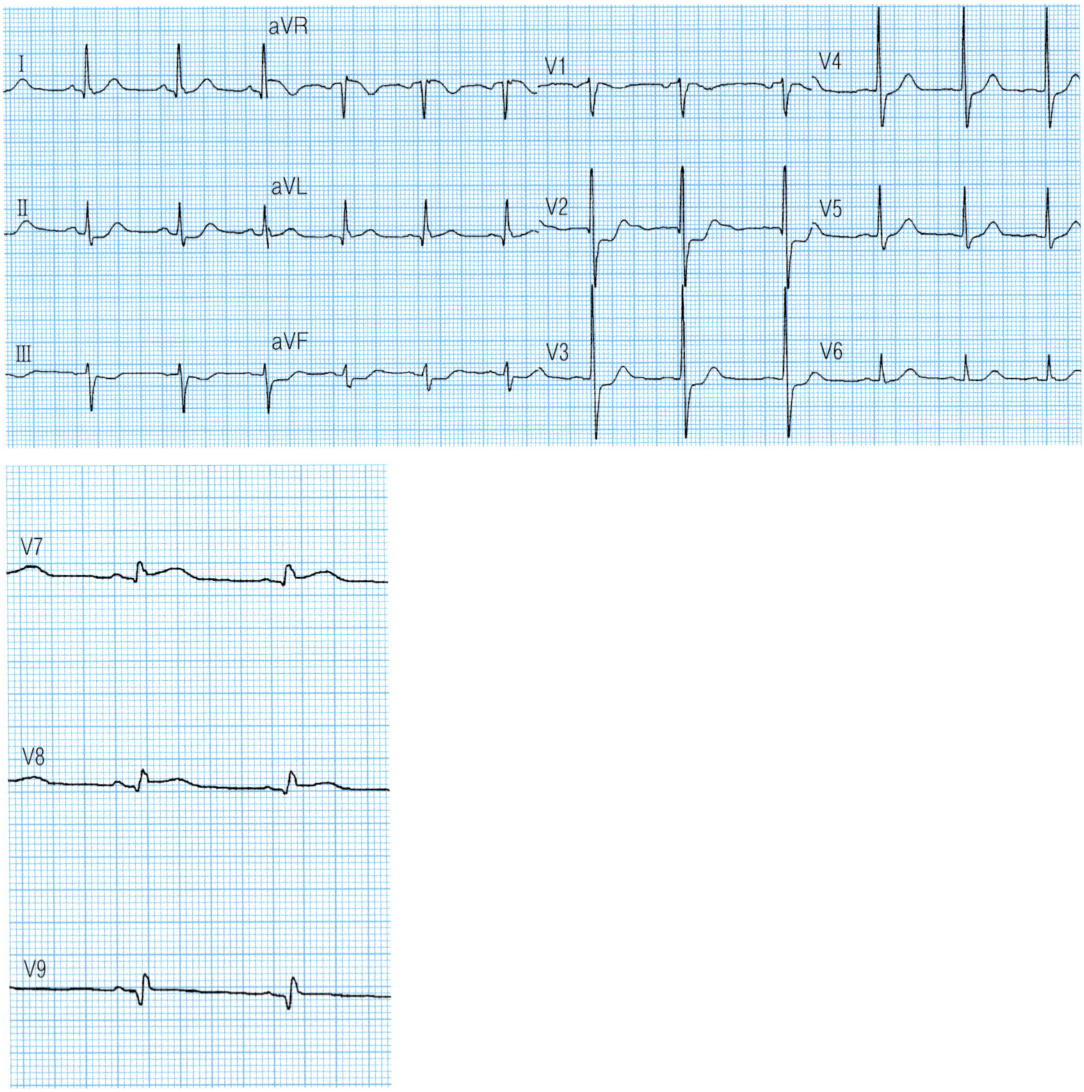

그림 4 참고 증례 심전도

- V1~V3에서 ST 하강과 R파의 증가, 위쪽으로 향하는 T파가 있어 후벽 유도 시행.
- V7~V9에서 ST 상승이 애매하지만, V8, V9에서 Q파가 확인되어 후벽 경색을 의심.

요 약

- 후벽 경색은 놓치기 쉽지만, 예후는 다른 심근경색증과 동일하므로 놓쳐서는 안 된다.
- Isolated posterior STEMI는 4%나 된다! 후벽 단독으로도 찾아야 한다!
- V1~V3에서 ST 하강은 후벽 경색을 의심하라! (+R파의 증가와 위쪽으로 향하는 T파도 힌트)
- 후벽 유도는 왼쪽 견갑골 하단에 V8(V2), 그 좌우에 V7(V1) V9(V3).
- V7~V9의 ST 상승은 애매한 것이 당연, Q파를 단서로 삼아라.
- Nothing worth doing is easy.

문헌

1) Waldo SW, et al. Reperfusion times and in-hospital outcomes among patients with an isolated posterior myocardial infarction: insights from the National Cardiovascular Data Registry (NCDR). Am Heart J. 2014; 167: 350-4.
2) Khan JN, et al. Posterior myocardial infarction: are we failing to diagnose this? Emerg Med J. 2012; 29: 15-8.
3) Matetzky S, et al. Acute myocardial infarction with isolated ST-segment elevation in posterior chest leads V7-9: "hidden" ST-segment elevations revealing acute posterior infarction. J Am Coll Cardiol. 1999; 34: 748-53.
4) Agarwal JB, et al. Importance of posterior chest leads in patients with suspected myocardial infarction, but nondiagnostic, routine 12-lead electrocardiogram. Am J Cardiol. 1999; 83: 323-6.

Chapter 9

늦게 나타난 심전도

심근경색증을 발견해도 서두르지 않는다

● 속도를 올리는 것만이 인생의 전부는 아니다

마하트마 간디

증례 ★★ 90세 여성. 피로감

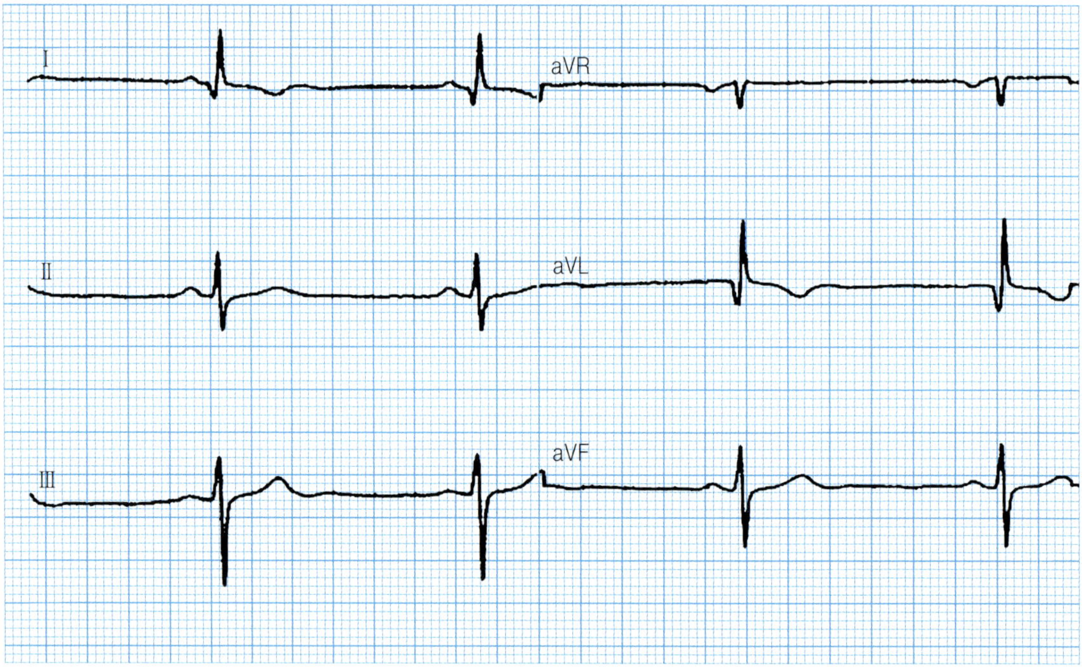

제가 전공의 1년 차였을 때의 증례입니다.

환자는 외래에 걸어서 내원했습니다. 겉으로 보기에 건강해 보였고, 활력징후도 정상이었습니다. 내원 전날 한 차례 구토했기에 걱정한 딸이 함께 왔습니다. 과거 병력으로는 당뇨병만 있었고 이전 심전도 기록은 확보할 수 없었으며, 내원 1시간 후에 다시 심전도를 찍었지만 아무런 변화가 없었습니다.

자, 여러분이라면 어떻게 대응하시겠습니까? 10초 안에 생각해 보세요.

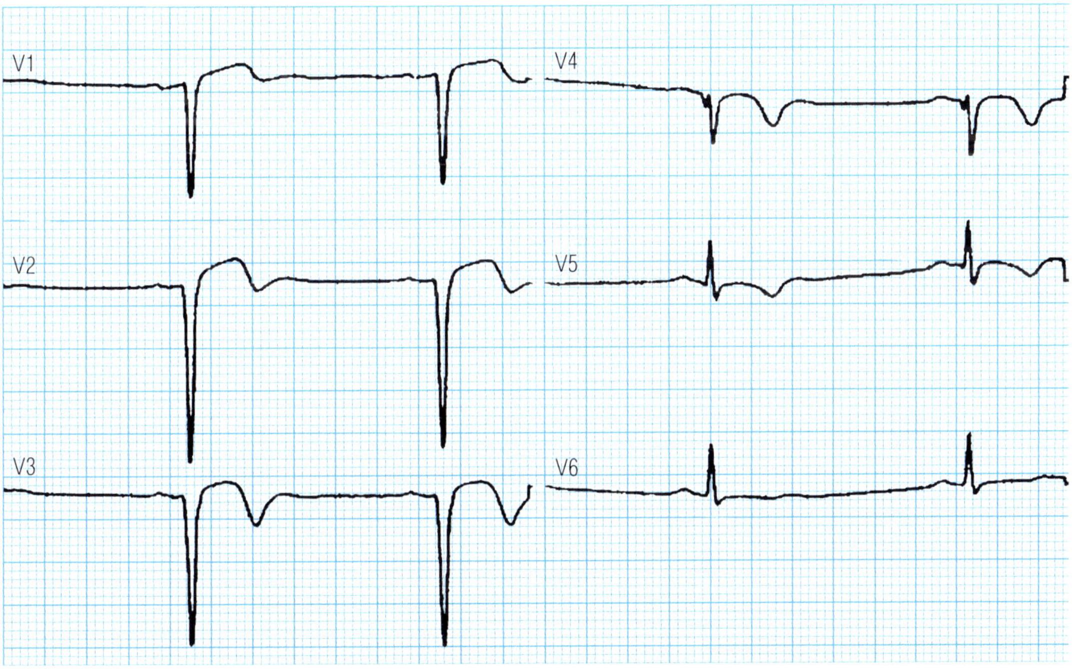

V1부터 V3까지 ST가 올라간 것처럼 보였지만, 당시 저에게는 전형적인 ST 상승으로는 보이지 않았습니다. V2와 V3는 확연히 상승한 것 같지 않았습니다. V3부터 V5까지 음성 T파가 나타나긴 했지만, 이것만으로 AMI라고 할 수는 없습니다. V2는 음성 T파가 아니어서 Wellens 증후군도 아니었습니다.

결국, 환자의 주증상이 흉통이 아니었고, '오래된 심근경색증의 심전도 소견 있음'이라는 기록을 남긴 후, 그날은 귀가시키고 다음 날 심장내과 외래에서 추후 검진을 받기로 했습니다.

… 다음 날 경과를 확인하기 위해 전자 차트를 열어보니, **'심근경색증으로 입원'**이라고 적혀 있었습니다! 등에서 식은땀이 흘렀습니다.

● 심근경색증의 심전도 변화 그 후

당시 제가 알아야 했던 지식은 **'심근경색증이 발생하면 심전도가 이후에 어떻게 변하는가?'**였습니다. 당시 제가 이해하고 있던 변화는 아래 그림과 같은 단계였습니다.

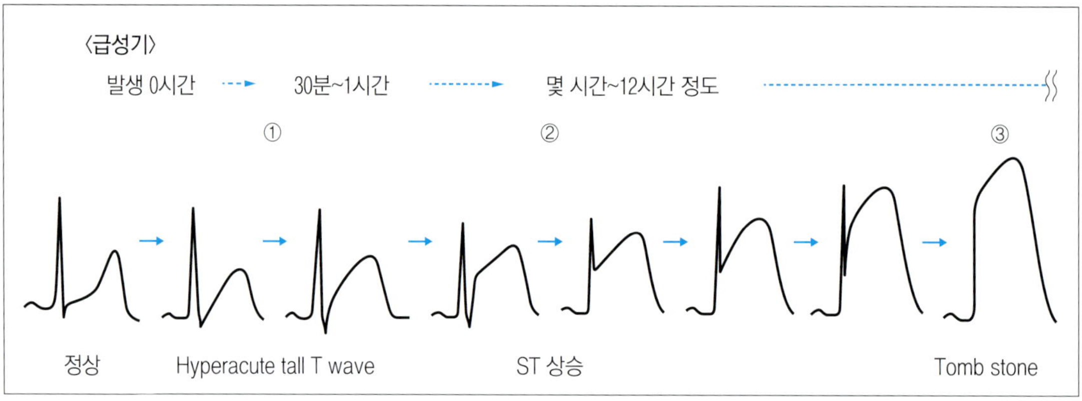

가장 처음에는 hyperacute tall T wave(①), 그다음은 전형적인 ST 상승(②), 몇 시간 후에는 ST와 QRS가 겹치는 tomb stone 패턴(③)이 되며, 그 이후로도 계속 변화가 일어납니다… (여기서부터는 제가 잘 이해하지 못한 부분이 있었습니다).

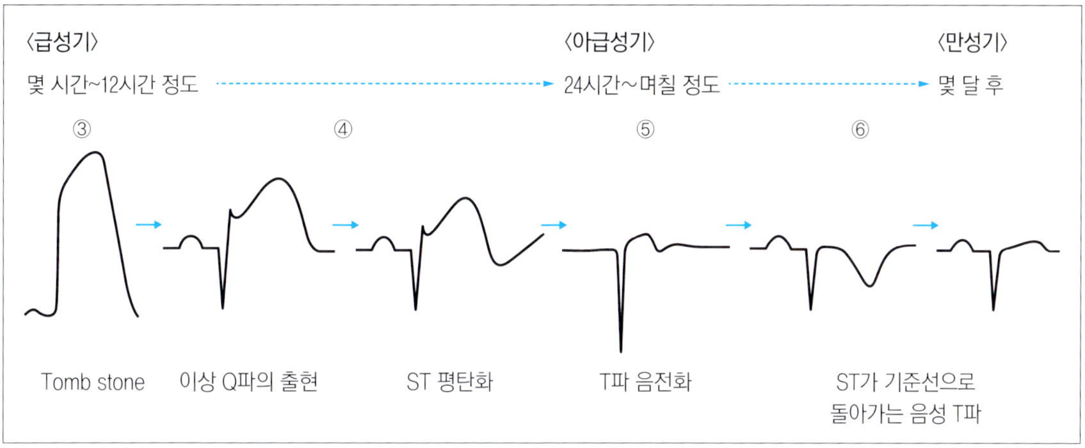

Tomb stone(③) 이후에도 재관류가 이루어지지 않으면 이상 Q파가 나타나고, 이후 ST는 서서히 하강합니다(④). 시간이 지나면 ST는 완전히 평탄해지며 음성 T파가 나타납니다(⑥).

이번 증례의 심전도를 다시 한번 확인해 보세요. 제가 놓친 허혈 변화는 이상 Q파가 나타나고 ST가 조금 내려가는 시점(⑤)이었습니다. 시간 순서로 보면 하나의 유도에서만 보면 쉽게 알아챌 수 있는 변화였지만, 12유도 심전도에서는 ⑤ 형태가 V1~V3에서 제각각 연속적으로 나타나고 있었습니다. 당시의 저는 이 낯선 모양의 심전도를 심근경색증으로 해석하지 못했습니다. 엄밀히 말하면 ⑤에 이르는 ST 변화에 대해서는 알고는 있었지만, bedside에서 12유도 심전도를 보면서 인지하지 못했던 것입니다. 창피하고, 아쉽고, 눈물이 나올 것 같았습니다.

이처럼 역동적인 심전도 변화가 한 환자에게서 연속적으로 기록되는 것은 사실 책에서나 나올 법한 이야기입니다. 왜냐하면 이러한 ST 변화는 **허혈이 치료되지 않았을 때의 시간 경과에 따른 변화**이기 때문입니다. 심근경색이 발견되면 곧바로 PCI 치료를 하므로, '①→②→③→…'로 변해가는 심전도를 손가락만 빨며 지켜보는 일은 거의 없습니다.

● 이번 증례의 스토리

내심 '조금 더 빨리 병원에 왔다면 발견할 수 있었을 텐데…'라고 생각했지만, 이는 다소 오만한 생각입니다. 환자의 주증상이 흉통이 아니었던 것도 분명히 놓친 원인 중 하나였지만, 흉통이 없는 심근경색증은 전체 증례의 22–35%를 차지한다고 하니,[1] 단순 변명으로 들릴 수밖에 없습니다.

병의 실제 진행 스토리는…

> 고령 · 여성 · 당뇨병이라는 무통성 협심증의 세 가지 조건을 모두 갖춘 환자는 심근경색증이 와도 통증을 느끼지 않아 바로 병원에 오지 않았습니다. 하지만 협심증의 흉통 이외의 동반 증상으로 발병 며칠 후에 진료를 받았고, 자력으로 '비'심장내과 의사 앞에 등장하게 되었습니다.

고령화가 진행되면서 어느 병원에서나 일어날 수 있는 이야기입니다.

과거의 비교할 수 있는 심전도를 구할 수 있다면 다행이겠지만, 이번처럼 그렇지 않을 때도 많습니다. 외래를 담당하는 의사는 **이 한 장의 심전도**만으로도 흉통의 주증상이 없는 심근경색증을 의심할 수 있어야 합니다.

그로부터 6개월 후…

제 앞에 이 증례와 매우 유사한 병력과 심전도를 가진 환자가 나타났습니다! 다시 기회가 온 것입니다! 바로 심근경색증이라고 판단하고 심장내과 의사에게 연락한 후 응급 CAG 검사의 준비도 진행하면서, 긴장하며 응급실에서 대기하고 있었습니다. 얼마 지나지 않아 심장내과 의사가 등장해 심전도를 한 번 훑어보고는 말했습니다.

심장내과의 아, '늦은(late) MI'네. 혈액검사 결과가 나오면 알려줘.

이 수수께끼 같은 말을 남기고 사라졌습니다. 전공의인 저는 틀림없이 응급 CAG 검사를 할 줄 알고 준비를 진행하고 있었기 때문에, 괜히 서둘렀던 느낌에 머쓱한 기분이 들었습니다. 저는 먼저 지시대로 혈액검사 결과를 기다리면서 '늦은 MI'에 대해 혈액검사 결과가 나오는 시점에 설명을 들으려고 대기하고 있었습니다.

그 후 혈액검사에서는 심근 효소 수치가 확실히 올라갔습니다. '역시 심근경색증이잖아'라고 생각하며 급히 그 심장내과 의사에게 연락했습니다. "CAG! 서둘러야 해!"라고 중얼거리면서 기다리기를 몇 분, 도착한 심장내과 의사가 말했습니다.

심장내과의 (조금 망설이며) CAG는… 내일 하죠. 입원은 CCU로.

'심근 효소도 ST도 올라갔는데 심근경색증인데, CAG를 내일 한다고???' 의문이 가득한 상태였습니다. 바로 그 수수께끼 같은 말을 물어보기로 했습니다.

늦은 MI

이 수수께끼 같은 말 '늦은 MI'에 대해 1년 차 전공의이기에 망설임 없이 물어볼 수 있었던 것이 당시의 유일한 특권이었습니다. 심장내과 의사가 설명하길 급성(늦지 않은) 심근경색증을 acute MI라고 부르지만, 급성으로 나타나지 않은(늦게 나타난) 심근경색증은 '늦은 MI'라고 줄여 부른다는 것이었습니다. 결코 '늦어서 손을 쓸 수 없는 상태나 컨설트가 지연된 것'이 아니라고 강조하셨습니다. 이와 유사한 상황에서 'acute MI'에 대응하여 'recent MI'라고 부를 수도 있다고 합니다. 다만, 이 명칭들은 '사투리'처럼 특정 지역이나 병원에서만 통용되기 때문에 주의해야 한다는 것입니다.

일본순환기학회의 가이드라인[2)]에는 발병 시간으로부터 12시간 이내와 24시간 이내에 조건부로 재관류를 시행해야 하는지에 대한 내용이 있습니다. 24시간 이상 경과한 경우가 '늦은 MI'에 해당할 것 같은데, 이와 비슷한 단어 자체는 가이드라인에서 찾을 수 없었습니다. 여러분의 병원에서는 다른 명칭이 있을 수도 있습니다. 문제는 컨설트에서 어떻게 할 것인가인데, '발병 24시간 이상 지난 심근경색증'이라는 표현은 심장내과 의사들 간의 공통된 인식이므로 이 표현을 사용하는 것이 적절할 것입니다. 만약 '사투리'가 있더라도 비심장내과 의사가 사용할 경우 오해를 일으킬 수 있으니 사용하지 않는 것이 좋다는 것이 저의 의견입니다.

● 속도를 올리는 것만이 인생의 전부는 아니다

속도를 올리는 것만이 인생의 전부는 아니다

이 '늦은 MI', 즉 '발병 24시간 이상 경과한 심근경색증'의 대응은 일반적인 심근경색증과는 조금 다릅니다. AMI에서는 재관류를 얼마나 빨리 시행하느냐에 심장내과 의사들이 열정을 쏟지만, 발병 24시간 이상 경과한 것으로 판단되는 심근경색증에서는 임상적으로 판단되면 관상동맥 검사나 재관류를 언제 시행할지에 대해 의견이 나뉠 수 있습니다. 신속하게 할지 여부는 환자의 배경, 의료 인력, 시간대 등 여러 요소를 종합적으로 고려해 신중하게 결정합니다. STEMI일 때는 속도를 올리는 것에 목숨을 거는 심장내과 의사도, 이 경우에는 '속도를 올리는 것만이 인생의 전부는 아니다'라며 대응법을 바꾸게 됩니다.

다시 말하지만, '발병 24시간 이상 경과한 심근경색증(늦은 MI)'에서는 CAG를 지연시키는 경우가 있지만, 그렇다고 해서 컨설트가 '늦어'져서는 안 됩니다. 응급 CAG 시술이 필요할 수도 있으며, 대기 여부는 심장내과 의사가 고민하며 결정할 사안이기 때문입니다.

또한, 흉통과 같은 주증상이 확인되지 않을 때는 병력으로 발병 시간이 얼마나 지났는지 판단하기 어려울 때도 있습니다. 그럴 때는 심전도의 형태나 심근 효소 수치 등을 통해 추정하지만, 정확히 알기 어려운 경우가 많습니다. 이 때문에 심장내과 의사는 비심장내과 의사보다 발병 시간을 일찍 판단할 수 있습니다. 심장내과 의사가 '발병 24시간 이상 경과한 심근경색증'이라고 생각단하더라도, 환자를 처음 진료한 비심장내과 의사가 '발병 12시간 이내의 심근경색증'으로 판단하면 치료 방침이 크게 달라질 수 있습니다.[2)] '늦은 MI'라고 생각하더라도 정보를 수집한 후에는 신속히 심장내과 의사에게 컨설트하는 것이 중요합니다.

아급성기에는 합병증에도 주의!

이러한 '발병 24시간 이상 경과한 심근경색증' 환자는 급성기 치료를 하지 못한 대가로 합병증이 많이 발생합니다. 이들은 심부전이나 심장내 혈전이 생겨 흉통이 아닌 호흡곤란이나 심장성 색전 등으로 병원에 올 수 있습니다. 심근경색증처럼 보이지 않는 형태로 나타날 수도 있다는 것을 기억해야 합니다.

또한, '발병 24시간 이상 경과한 심근경색증'으로 진단되더라도 안심하지 말고, 평소 심근경색증 대응 외에 합병증 유무를 철저히 확인해야 합니다.

이처럼 '발병 24시간 이상 경과한 심근경색증'에서는 CAG 준비를 언제나처럼, 진행하면서 합병증을 열심히 찾고, 반드시 심장내과 의사와 협력해 관리해야 합니다.

요 약

- 고령 여성이나 당뇨병 환자는 무통성 심근경색증으로 발병 후 시간이 지나서 내원하는 경우가 많아, '늦은 MI'라고 부르는 급성도 만성도 아닌 아급성 심근경색이 발생할 수 있다.
- 명칭은 지역성에 차이가 있으므로, 비심장내과 의사는 '발병 24시간 이상 경과한 심근경색증'이라고 부르는 것이 좋다.
- '발병 24시간 이상 경과한 심근경색증(통칭 늦은 MI)'의 심전도는 이상 Q파와 경미한 ST 상승, 음성 T파가 특징이며, 급성기의 ST-T 변화와는 양상이 다르므로 주의해야 한다.
- 늦게 내원하더라도 컨설트가 지연되어서는 안 되며, 합병증 유무를 철저히 확인해야 한다.
- 응급 CAG를 준비하더라도 대기 CAG가 될 수 있음을 명심해야 한다.

문헌

1) Sheifer SE, et al. Unrecognized myocardial infarction. Ann Intern Med. 2001; 135: 801-11.
2) 循環器病の診断と治療に関するガイドライン(2012年度合同研究班報告). ST上昇型 急性心筋梗塞の診療に関するガイドライン(2013年改訂版).

PART

2

흉통이 주증상으로 허혈인지 고민되는 심전도

STEmimic 헌터 편

Chapter 10

기억나지 않는 심전도

만우절에 속지 않는 방법

● **한 번 겪었던 일은 절대 잊지 않습니다…. 다만 기억해 내지 못할 뿐이죠.**

제니바 (『센과 치히로의 행방불명』)

증례 ★☆ 94세 여성. 피로감

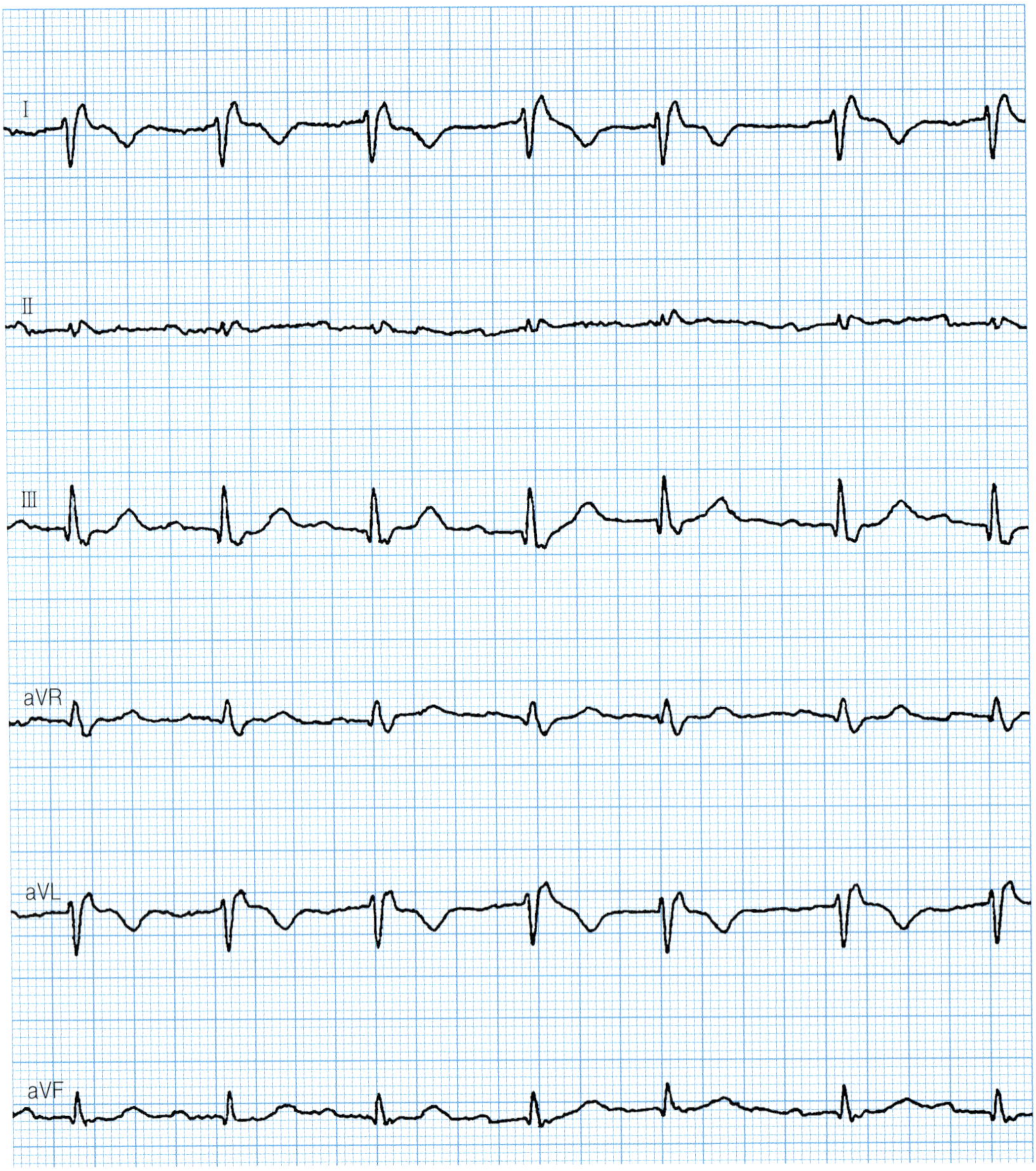

우각차단이 있지만, I와 aVL에서 ST가 조금 올라간 것으로 보입니다. 우리 병원의 한 전공의가 전자 차트에 있던 1년 전의 심전도를 가져와 제게 상담을 요청했습니다.

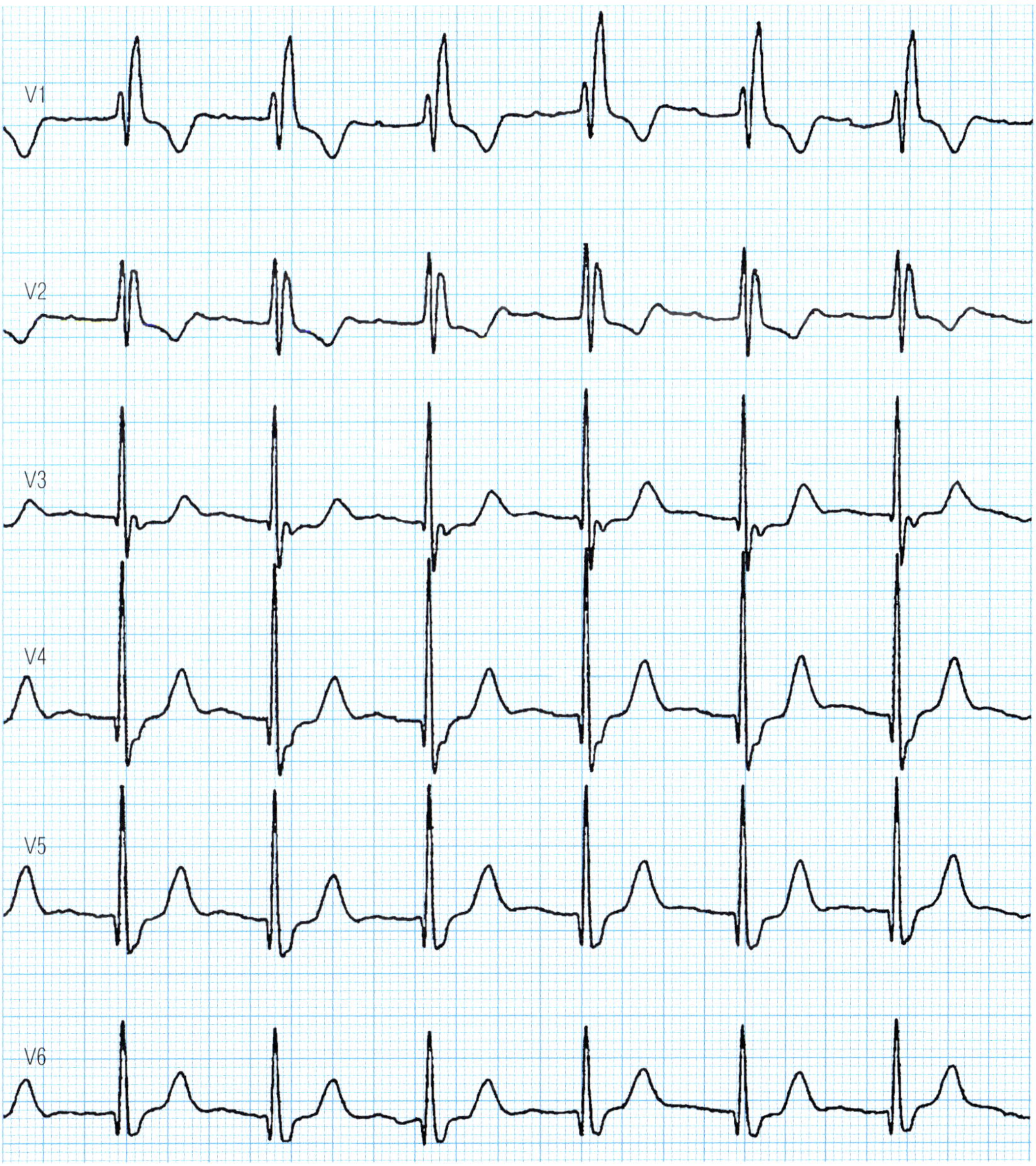

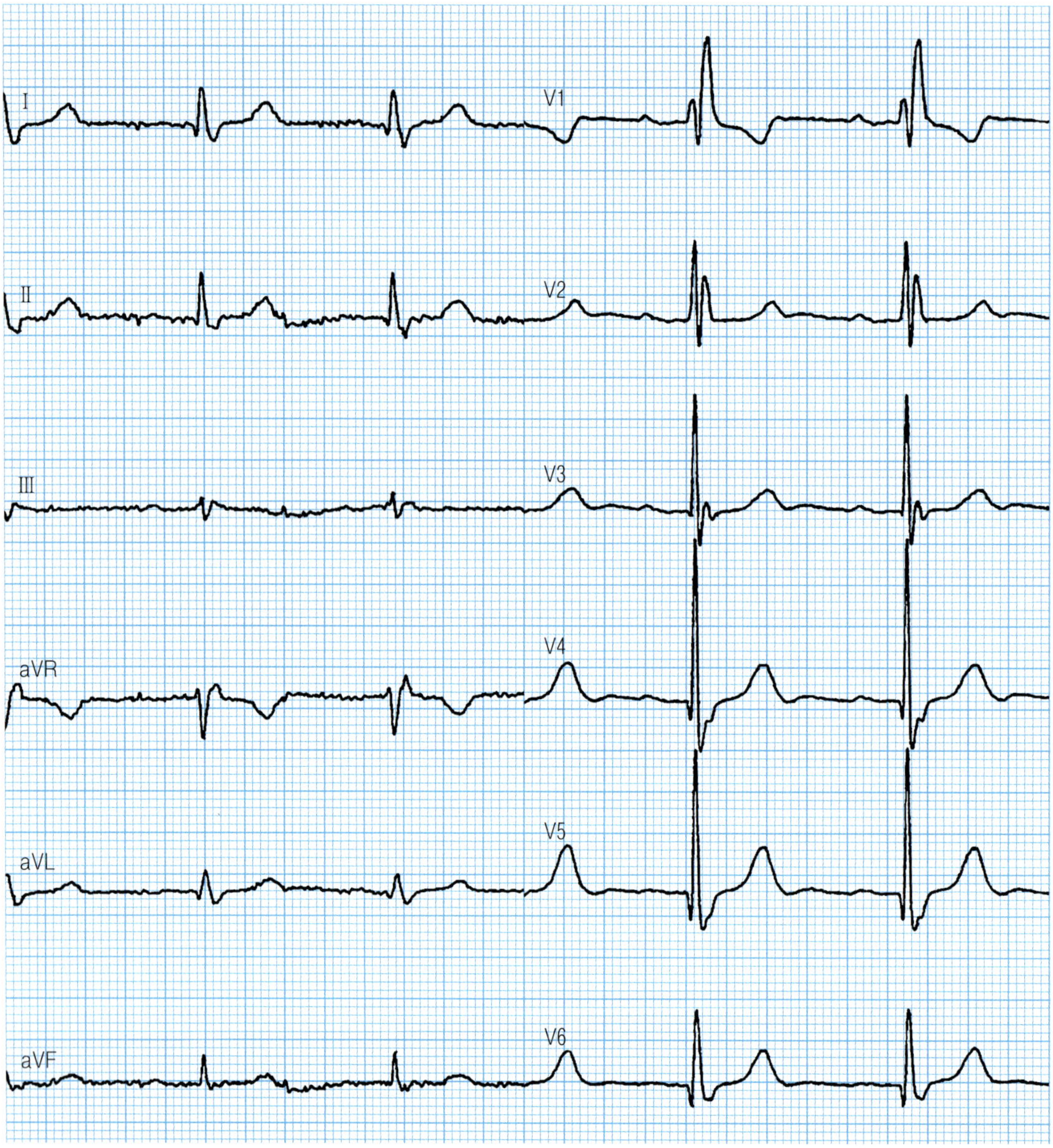

그림 1 1년 전의 심전도

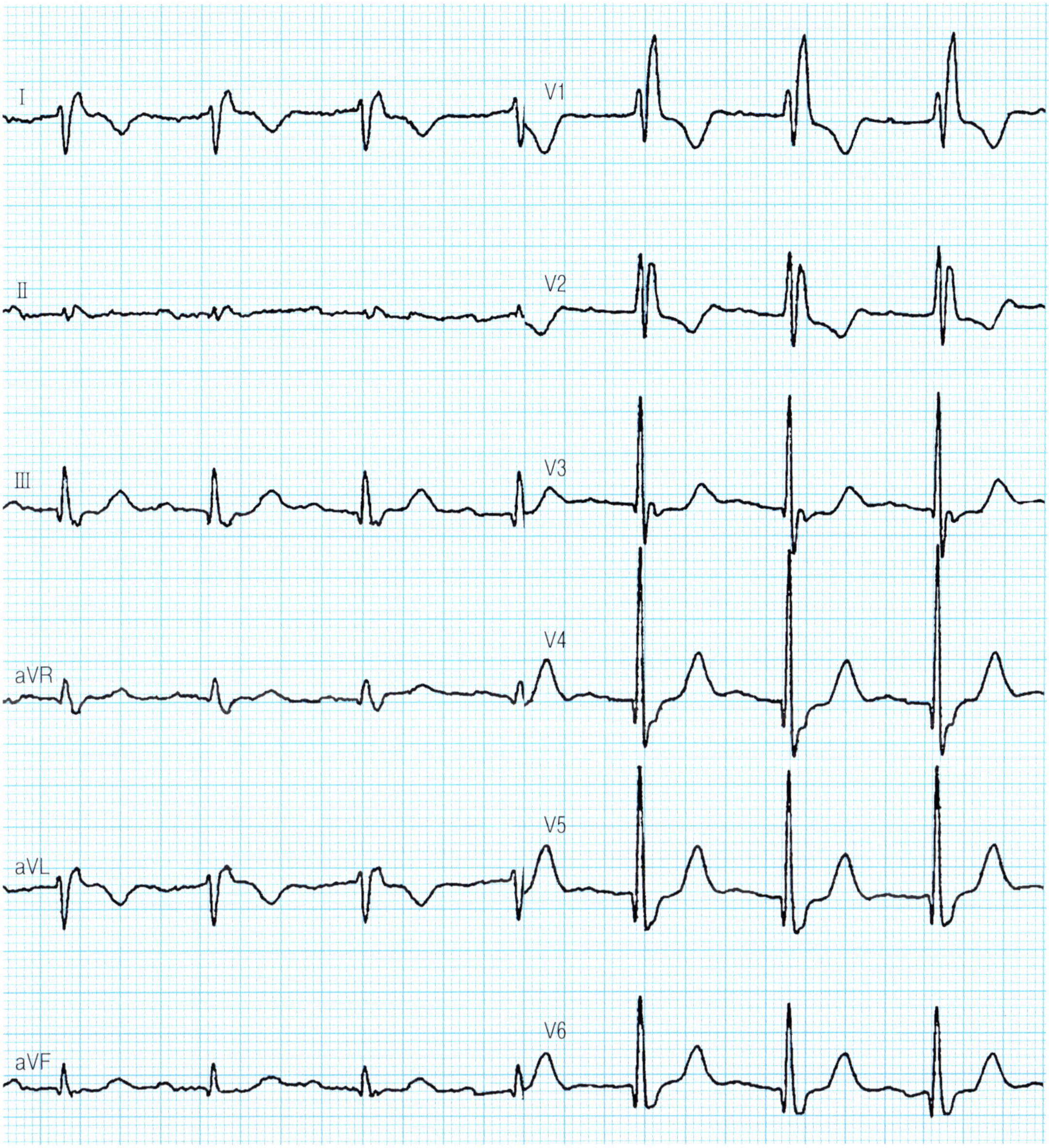

그림 2 내원 시 심전도(재게재)

여러분은 어떻게 하시겠습니까? 10초 안에 생각해 보세요.

확실히 이번에는 I와 aVL에서 ST 상승과 T파가 음전화되어 있습니다. 우각차단에서도 ST 변화를 정상적으로 평가할 수 있으니, 측벽 경색일 가능성이 있을까요? 하지만 V5와 V6의 흉부 유도에는 전혀 변화가 보이지 않습니다….

어? 자세히 보니, 이전의 II와 이번의 III, 이전의 aVR과 이번의 aVL이 완전히 같은 모양입니다.

이것은 사실 심전도의 좌우 사지 전극이 잘못 부착된 것이었습니다. 심전도를 다시 올바르게 측정하니, 이전 심전도와 완전히 동일한 형태로 돌아왔습니다. 이처럼 겉으로는 ST 상승처럼 보이지만, 실제로는 STEMI가 아닌 '모방' ST 상승 심전도. 저는 이것을 '모방(mimic)' STEMI, 줄여서 'STEmimic'이라고 애정을 담아 부르고 있습니다. 이번에 좌우 전극이 잘못 부착된 심전도에서 나타난 '가짜 I aVL 경색'은 'STEmimic'이었던 것입니다.

Part 1에서는 숨겨진 STEMI를 어떻게 찾아내는지, 즉 STEMI 탐색에 대해 주로 설명했습니다만, Part 2에서는 겉보기에는 STEMI처럼 보이지만 사실은 그렇지 않은 STEmimic 탐색을 중심으로 설명하려고 합니다.

● 만우절

한 번 겪었던 일은 절대 잊지 않습니다…. 다만 기억해 내지 못할 뿐이죠.

이번과 같은 심전도 증례는 신입이 들어오는 봄철에 자주 발생하는 '계절성 질환'과도 같습니다. 전극을 잘못 붙인 사람이나, 속은 사람을 탓해서는 안 됩니다. **잊을 만하면 다시 찾아오는(또는 저지르는)** 법이니까요. 부끄럽지만 저도 몇 번이나 속았던 적이 있습니다. 오래전, 수많은 경험을 쌓은 한 심장내과 의사가 전자 차트에 기록된 심전도를 확인하다가 '가짜 I aVL 경색'을 발견하고 응급실로 달려온 적이 있었습니다. 그때 '잘못 부착된 심전도'가 전자 차트에 남았던 일을 아직도 사과드립니다.

한 번 겪었던 일은 절대 잊지 않지만, 가끔은 기억이 나지 않을 때가 있습니다. 마치 4월 1일에 귀여운 거짓말에 속고 나서야 오늘이 만우절이라는 걸 떠올리고 비로소 그 거짓말을 알아차리게 되는 것처럼. 이번 심전도 사례도 그와 비슷합니다. 봄이 되면 잊고 있다가 속아 넘어가는 전극이 잘못 부착된 심전도 사례입니다. 속지 않으려면 I aVL 경색이 의심되더라도 이전의 심전도를 찾아 II와 III, aVR과 aVL을 비교해 보는 것이 핵심입니다.

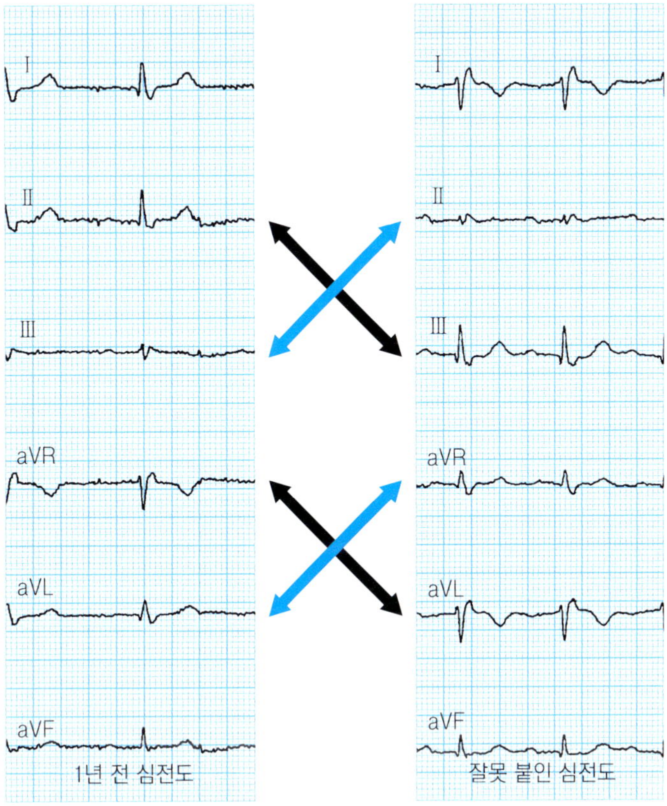

그림 3 **잘못 부착된 심전도**

좌우를 반대로 부착하면 II/III와 aVR/aVL이 뒤바뀐다. 하지만 흉부 유도와 aVF는 같은 모양이다(I에서 Negative flection이 나온다).

요 약

I aVL 경색으로 생각하더라도 한 번 숨을 고르세요. 이럴 때는 STEmimic!

- 흉부 유도와 aVF는 전혀 변화가 없다.
- 이전의 II와 이번의 III, 이전의 aVR과 이번의 aVL이 완전히 같은 모양.
- 봄에는 만우절과 잘못 붙인 심전도. 각각의 거짓말에 속지 않도록 주의.

Chapter 11

수많은 심전도

지금까지 이상 없다고 판단한 심전도 장수를 기억하고 있나?

체펠리: 이 녀석—대체 몇 명의 생명을 그 상처로 빨아들였지!?
디오: 넌 지금까지 먹은 빵의 개수를 기억하고 있나?

『조조의 기묘한 모험: 팬텀 블러드』

증례 ★★★ 23세 남성

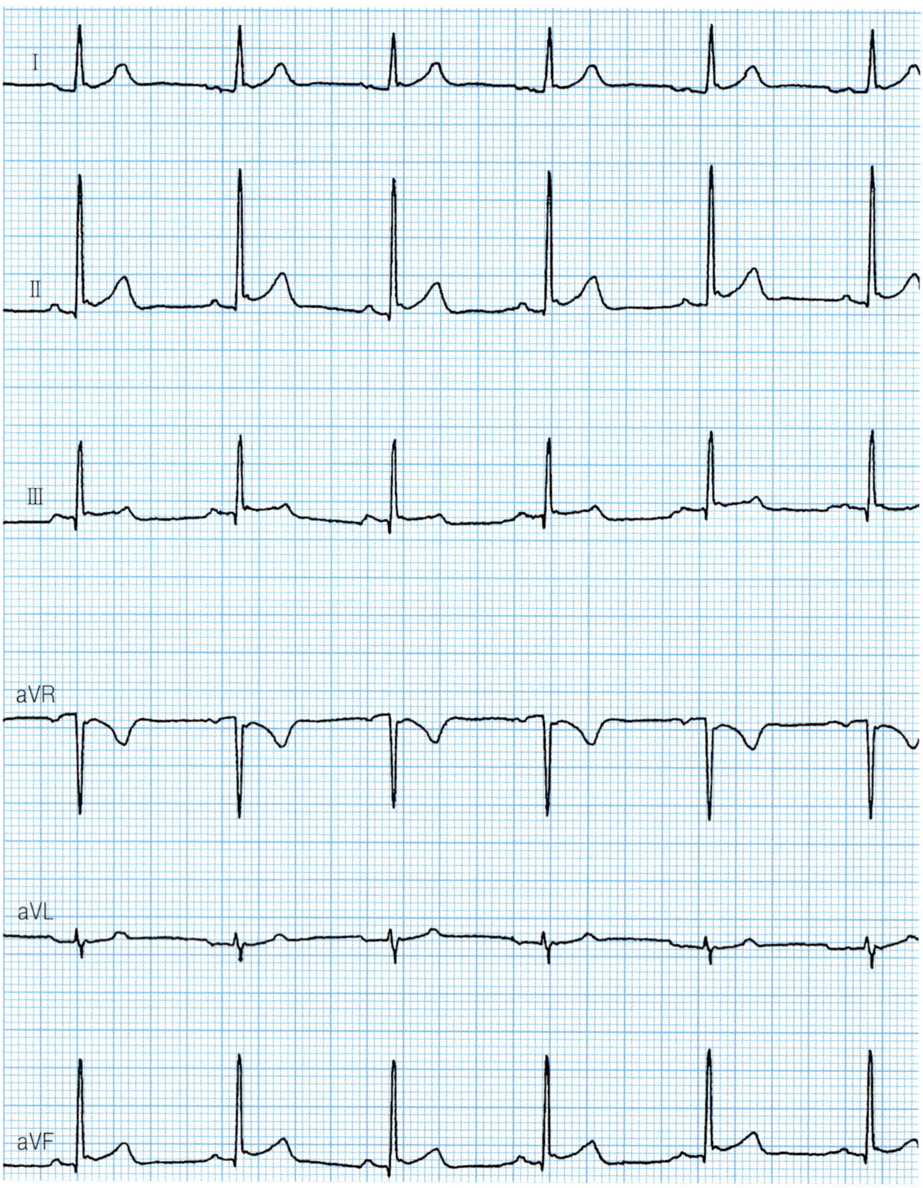

이번에도 실제 증례입니다. 어느 날 응급실에서 간호사가 "이 심전도는 ST가 올라간 건가요?"라고 저에게 물었습니다. 여러분이라면 뭐라고 대답하시겠습니까? 10초 안에 답해 주세요.

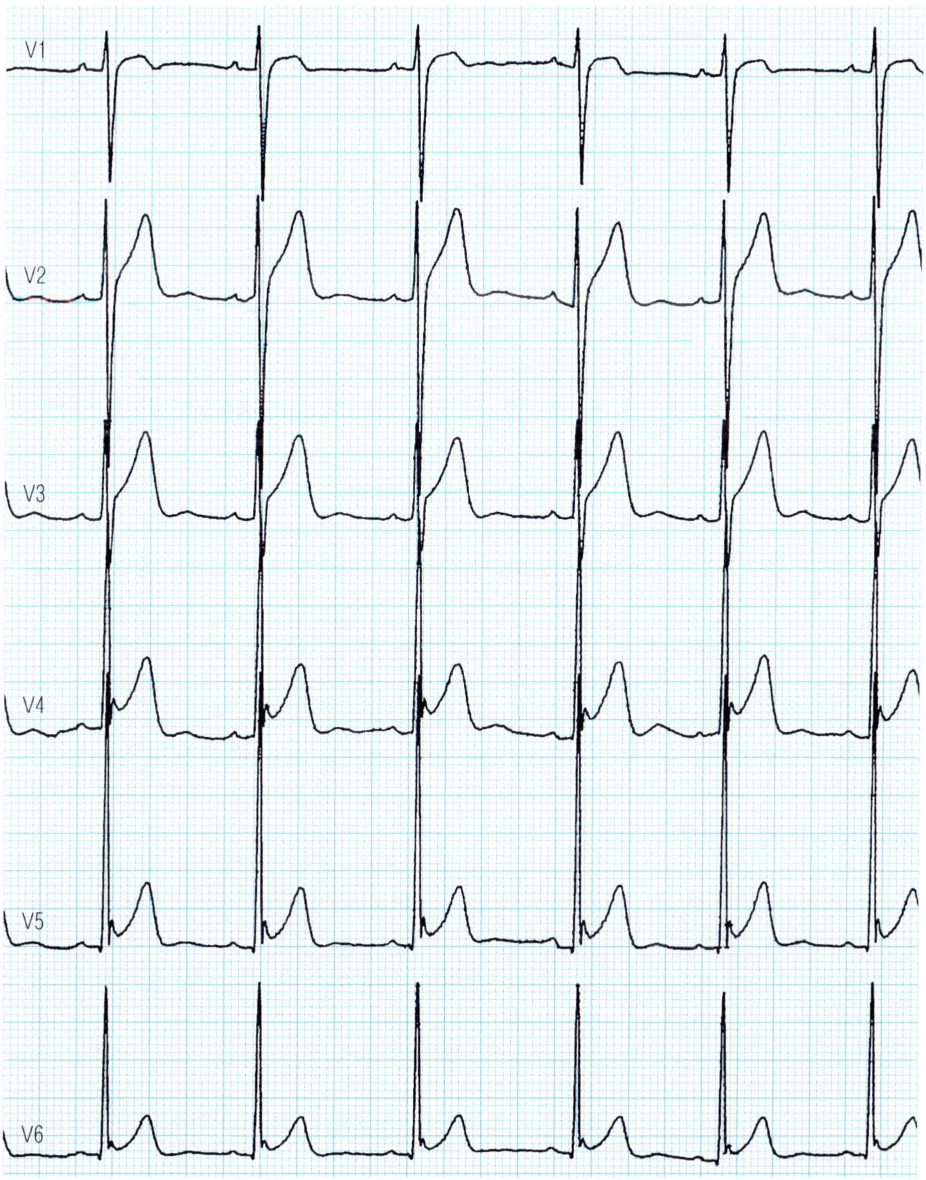

'II III aVF'와 V1에서 V6까지, 약간이지만 ST가 올라가 보입니다. V2와 V3는 눈에 띄게 올라가 있지는 않지만, II · aVF · V4에서 V6의 ST 시작 부분에 '파임(notch)' 같은 작은 돌기가 보입니다.

간호사에게 저는 다음과 같이 대답했습니다.

간호사 선생님, 이 심전도는 ST가 올라가 있는 건가요?

나 음…, 이것은 조기 재분극이라고 해서 STEMI처럼 보이지만, 그렇지 않아요.

간호사 그렇군요. 다행이네요. 문제없다는 거죠?

나 대부분 그렇죠.

간호사 대부분이요? 가끔은 위험한 건가요?

나 왜요?

간호사 이게 제 심전도거든요. 건강검진 때 찍은 건데…, ST가 올라가 보여서 걱정돼서요. 괜찮겠죠?

이번 심전도는 우리 병원의 30대 남성 간호사의 것이었습니다. 건강검진에서 찍은 자신의 심전도를 저에게 보여준 것이었죠. 이 조기 재분극 현상은 자주 보이는 소견이므로, 이에 대한 인식을 가질 수 있도록 합시다.

조기 재분극과 STEMI를 감별하기

엄밀한 정의는 아니지만, 많은 문헌에 기록된 두 가지 포인트를 적어 두겠습니다. 조기 재분극이 STEmimic이므로 STEMI와의 감별 포인트가 어디인지 인식해야 합니다.

> **조기 재분극의 정의**(문헌 1에서 수정)
>
> 1. 위치: 흉부 유도+α에서 광범위한 ST 상승(*사지유도만으로는 STEMI를 고려)
> 2. 형태: 아래로 볼록한 ST 상승±파임

【1】 ST가 올라가는 위치에서 감별한다

ST 상승이 **사지 유도에서만 나타나는 조기 재분극은 없다!** 이것은 꼭 기억하세요. 조기 재분극은 흉부 유도+사지유도 또는 흉부 유도에서만 광범위로 ST 상승입니다. 사지유도에서만 ST 상승이 나타날 경우(II III aVF/I aVL) STEMI를 의심해야 합니다. 또한, ST 변화에 거울상이 나타나면 조기 재분극이 아닌 STEMI로 대응해야 합니다.

【2】 ST의 형태로 감별하기

ST의 형태가 아래로 볼록한지 위로 볼록한지에 따라 조기 재분극과 STEMI를 감별합니다. 먼저 J점부터 T파의 정점까지 보조선을 그어 봅니다. 그림 1A~C를 참고하세요.

> A: 보조선보다 아래로 ST 부분이 돌출된 '아래로 볼록한 ST'는 조기 재분극을 의심한다.
> B: 보조선이 ST와 거의 겹칠 때는 STEMI를 의심한다.
> C: 보조선보다 ST 부분이 위로 돌출된 '위로 볼록한 ST'는 STEMI를 의심한다.

볼록한 부분이 위쪽인지 아래쪽인지는 스마일 마크로 기억하세요. 아래로 볼록하면 입꼬리가 올라간 미소처럼 보이며 양성 소견입니다. Brady 등은 위로 볼록한 ST의 경우 심근경색증을 나타내는 민감도 77%, 특이도 97%라고 보고했습니다.[2] 위로 볼록한 ST 상승은 STEMI를 의심하고 대처하는 것이 좋습니다.

다만 예외도 있습니다. 그림 1D, E에서는 아래로 볼록하지만 STEMI 증례입니다. Smith 등은 아래로 볼록한 경우에도 심근경색증 환자가 43% 있었다고 보고했으며,[3] 볼록한 형태의 법칙은 두 가지를 감별하는 데 유용하지만 절대적인 기준은 아닙니다.

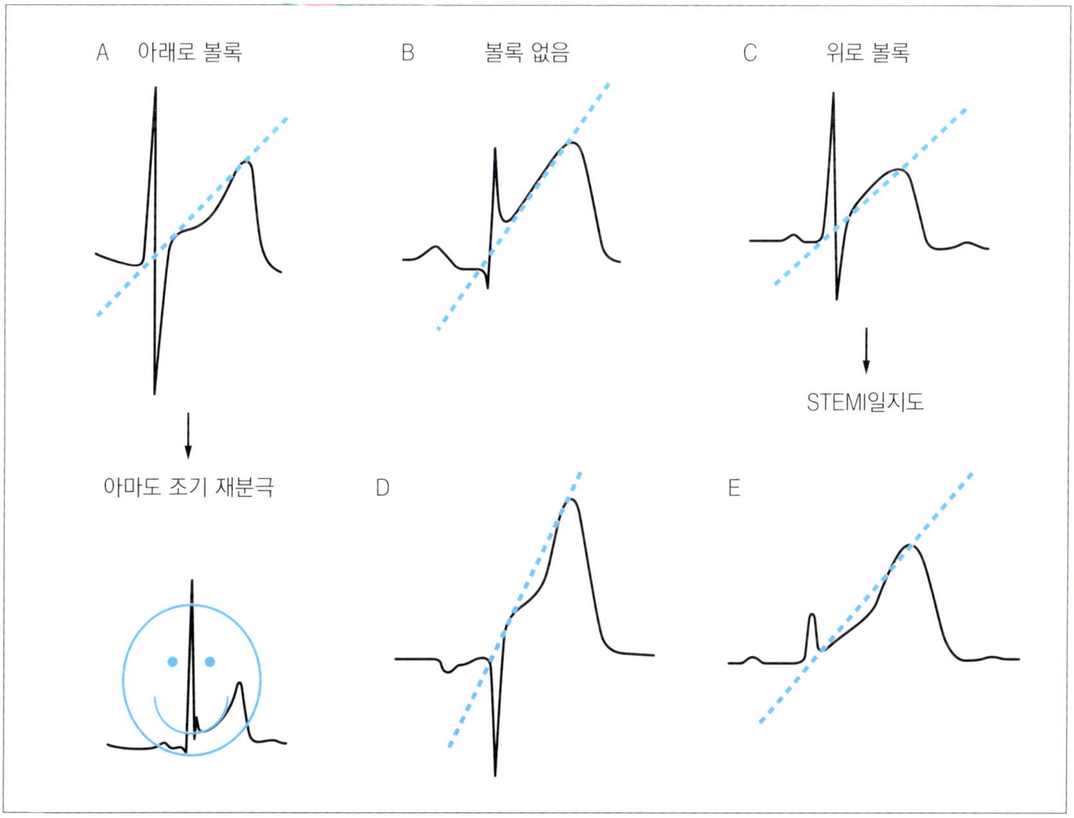

그림 1 ST의 형태와 조기 재분극 · STEMI 감별(문헌 4에서 수정)

파임을 걸어 올리기

볼록의 법칙만으로는 판단이 어려울 때도 있지만, ST의 시작 부분에 파임이 있다면 조기 재분극을 강하게 의심할 수 있습니다. 파임 부분은 J점에 위치해 있어서 J파라고도 불리며, 특히 II III aVF의 J파는 fish-hook appearance(낚싯바늘 소견)라고도 합니다. 이번 심전도에서도 II와 aVF에 낚싯바늘의 '갈고리' 부분이 숨어 있었습니다. 그러나 Smith 등은 전벽 경색의 14%에서 J점에 파임이 있었다고 보고했으므로,[5] 절대적인 법칙은 아닙니다.

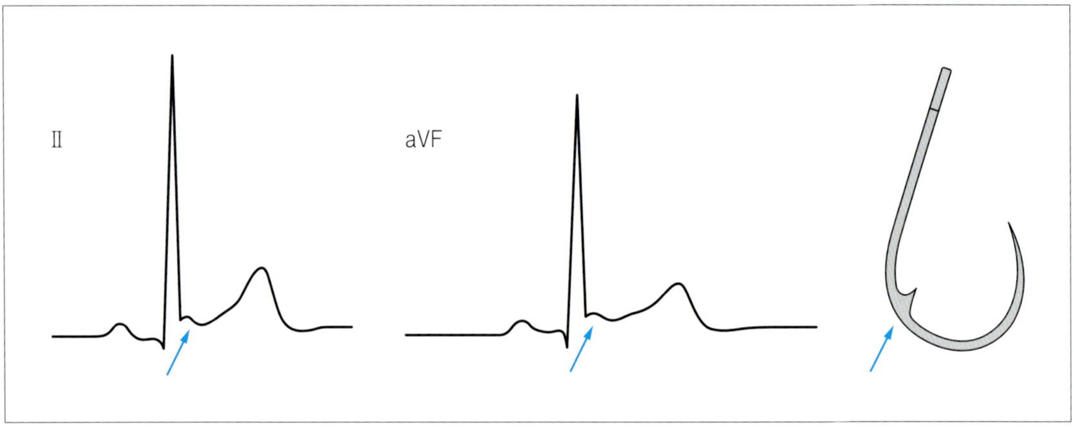

그림 2 이번 증례의 심전도에서 II와 aVF에서 fish-hook appearance가 확인할 수 있다

조기 재분극과 최종 진단 방법

최종적으로 조기 재분극인지 STEMI인지 판단하려면 여러 가지 '그럴듯한 소견'을 찾아 종합적으로 검토해야 합니다. '그럴듯한 소견'을 표로 정리한 교과서도 많아서, 이 책에서도 표 1에 정리했습니다.

하지만 이러한 표는 사실 외우기 어렵기 때문에 지식 정리에 그치는 것이 좋습니다. 만약 STEMI가 감별에 올라와 있다면, '조기 재분극일까?'라고 생각하며 표를 보고 있을 여유가 없기 때문입니다.

저는 현실적으로 기억할 수 있는 소견으로, 앞서 설명한 **위치와 형태라는 두 가지 점에 집중해 먼저 판단**할 것을 전공의에게 권장합니다. 이 두 가지를 사용할 수 있게 되면, 다른 힌트들도 추가로 익혀 실전에서 사용할 수 있습니다.

표 1 조기 재분극과 STEMI의 감별

	조기 재분극 의심	STEMI 의심
ST 상승 위치★	**흉부 유도±사지유도**	**사지유도만**
ST 상승 높이	II유도 > III유도	II유도 < III유도
ST의 형태★	**아래로 볼록, J점에 파임 있음**	**직선 · 위로 볼록, J점에 파임 없음**
ST와 T의 비	< 0.25	> 0.25
T파의 증가	비대칭적 높은 T파	좌우대칭적 높은 T파

먼저 ★로 표시된 두 가지를 감별 포인트로 외워두세요.

자주 마주치는 심전도

10년 이상 전, 제가 전공의였을 때는 **'양성'** 조기 재분극('benign' early repolarisation)이라고 배웠습니다. 정상인에서도 1–5%, 응급실에서는 10–15%에서 조기 재분극이 관찰된다는 보고도 있으며,[1] 아마 이 책에서도 마주치는 빈도 상위 3위 안에 들 것입니다. 여러분도 한 번쯤은 본 적이 있을 것입니다. 이것을 정상적인 변이가 아닌 '이상'으로 해석하고 추가 검사를 하게 되면, 너무 자주 보는 심전도인 만큼 과도한 검사로 외래가 마비될 수 있으며 '과잉 진료'라고 비난받을지도 모릅니다. 그래서 '양성' 조기 재분극을 패턴 인식하고, STEMI와 감별할 필요가 있습니다.

'양성?' 조기 재분극

간호사 선생님, 이 심전도는 ST가 올라가 있는 건가요?

나 음…, 이것은 조기 재분극이라고 해서 STEMI처럼 보이지만, 그렇지 않아요.

간호사 그렇군요. 다행이네요. 문제없다는 거죠?

나 대부분 그렇죠.

간호사 대부분이요? 가끔은 위험한 건가요?

나 왜요?

간호사 이게 제 심전도거든요. 건강검진 때 찍은 건데…, ST가 올라가 보여서 걱정돼서요. 괜찮겠죠?

조기 재분극으로 판단한 간호사 선생님의 질문에 여러분이라면 어떻게 대답하시겠습니까? 저는 과거에 같은 상황에서 "양성이니까 문제없어요."라고 환자나 전공의들에게 설명하곤 했습니다. 그런데 Haïssaguerre가 2008년 NEJM에서 사실 **조기 재분극이 예후가 나쁘다**고 발표한 것입니다. 이제 더 이상 '양성' 조기 재분극('benign' eady repolarization, BER)이라 부를 수 없다! 양성이라니 말도 안 돼! 예후가 나쁜 **'조기 재분극 증후군(early repolarisation syndrome, ERS 또는 J파 증후군)**'이라고 불러야 한다!라고 주장했습니다. VF 소생 환자(22개 병원, 206명)에서 조기 재분극이 있는 경우(64명)와 조기 재분극이 없는 경우(142명)를 비교한 결과, 조기 재분극이 있는 경우 VF 재발률이 높고 예후가 나쁜 것으로 나타났습니다(그림 3).

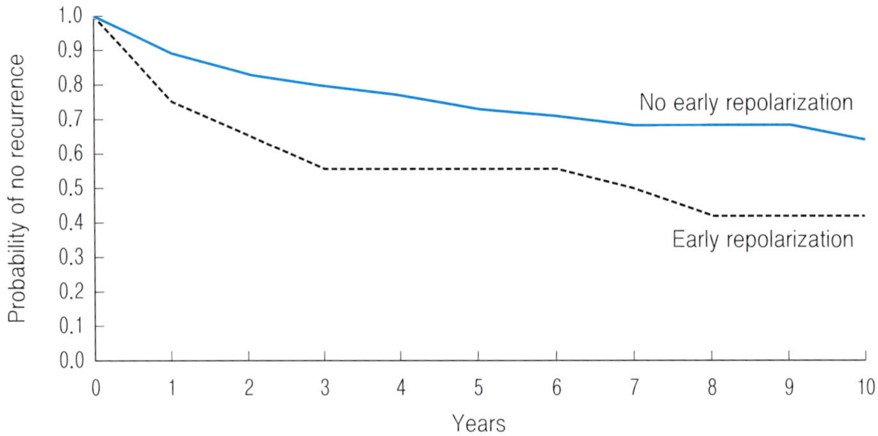

그림 3 Actuarial curves for case subjects, according to the presence or absence of early repolarization[6)]

Case subjects with a repolarization abnormality were at increased risk for recurrent ventricular fibrillation, as compared with those without such an abnormality (hazard ratio, 2.1; 95% CI, 1.2 to 3.5; P = 0.008).

체펠리: 이 녀석—대체 몇 명의 생명을 그 상처로 빨아들였지!?
디오: 넌 지금까지 먹은 빵의 개수를 기억하고 있나?

지금까지 제가 '양성' 조기 재분극으로 대응했던 환자들의 수는 셀 수 없을 정도입니다. 전공의들이 "ST가 올라간 것 같지 않나요?"라고 상담할 때마다 "조기 재분극이니까 귀가해도 문제없어요!"라고 몇 번이나 가르쳐왔는지 모릅니다. 조기 재분극으로 판단한 심전도의 수나, 지금까지 먹은 빵의 개수조차 기억하지 못합니다. 그렇다면 제가 몇몇 생명에 나쁜 영향을 미쳤을까요?

그러면, 방금 전 조기 재분극 심전도를 보여준 간호사에게 '괜찮다'라고 말해서는 안 되는 걸까요?

조기 재분극으로 미소가 사라질 때…

하지만 '양성' 조기 재분극으로 대응했던 환자가 심정지로 다시 돌아온 경우는 제 경험에서도, 주변에서도 듣지 못했습니다. 사실 앞서 Haïssaguerre가 발표한 연구도 **VF 소생 환자**들을 대상으로 했고, 우리가 다루는 흉통 환자들을 대상으로 한 것은 아닙니다. 이 점이 빵의 개수에 대한 힌트가 될 수 있을 것 같습니다. 즉, 과거에 '양성' 조기 재분극으로 보았던 심전도 환자들이 Haïssaguerre가 말한 조기 재분극 증후군 환자들과 꼭 동일한 범주에 속한다고는 볼 수 없을 것입니다.

그 후, 조기 재분극 증후군에 대한 추가 연구가 이루어지면서, 특징적인 심전도 변화를 가진 일부 환자들에게서 치명적인 부정맥이 발생하고 돌연사 위험이 높다는 사실이 밝혀졌습니다. 하지만 **일부는 예후가 달라지지 않는** 경우도 있었습니다. Tikkanen 등은 조기 재분극 증후군을 세 가지 유형으로 분류하였으며 예후가 진짜로 나쁜 것은 Type A, B이며, Type C는 조기 재분극이 없는 환자와 예후에 차이가 없다고 하였습니다(그림 4, 5).[7]

확실히 A · B(예후가 나쁜 유형)에서는 미소(스마일 마크)가 사라집니다.

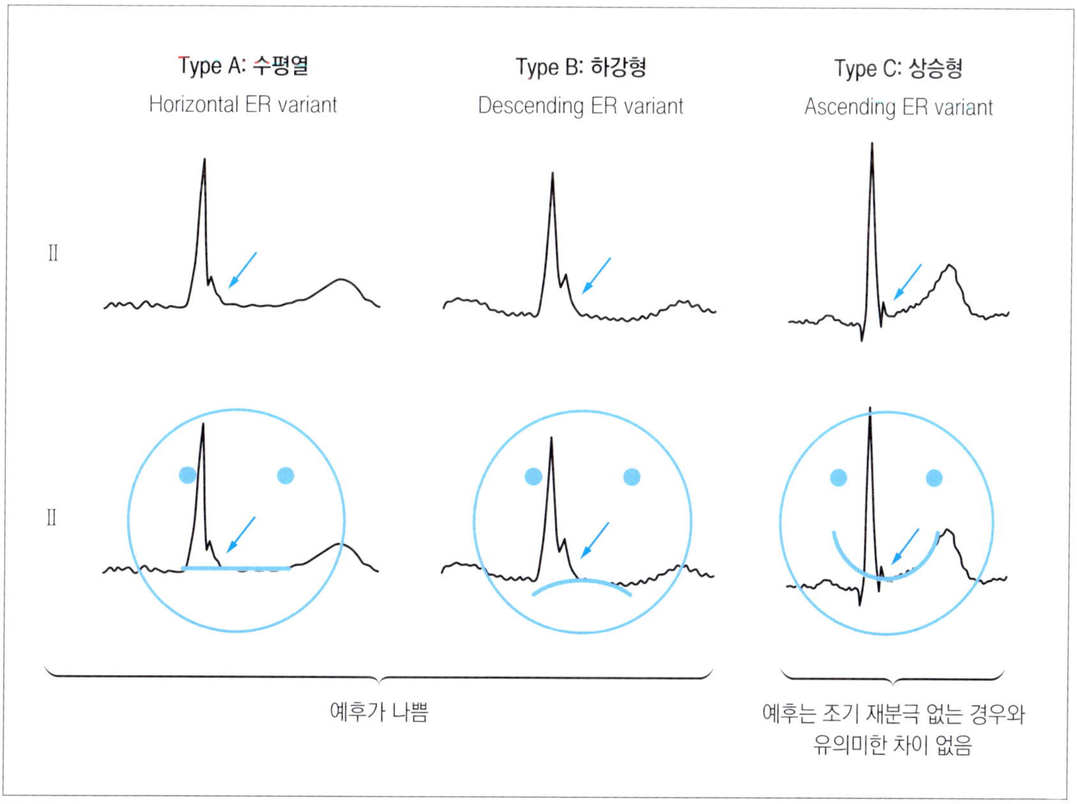

그림 4 조기 재분극의 세 가지 패턴

예후에 관해서는 그림 5에서 볼 수 있듯이 Type A와 B에서는 예후가 나쁘지만, Type C에서는 조기 재분극이 없는 경우와 차이가 없습니다.

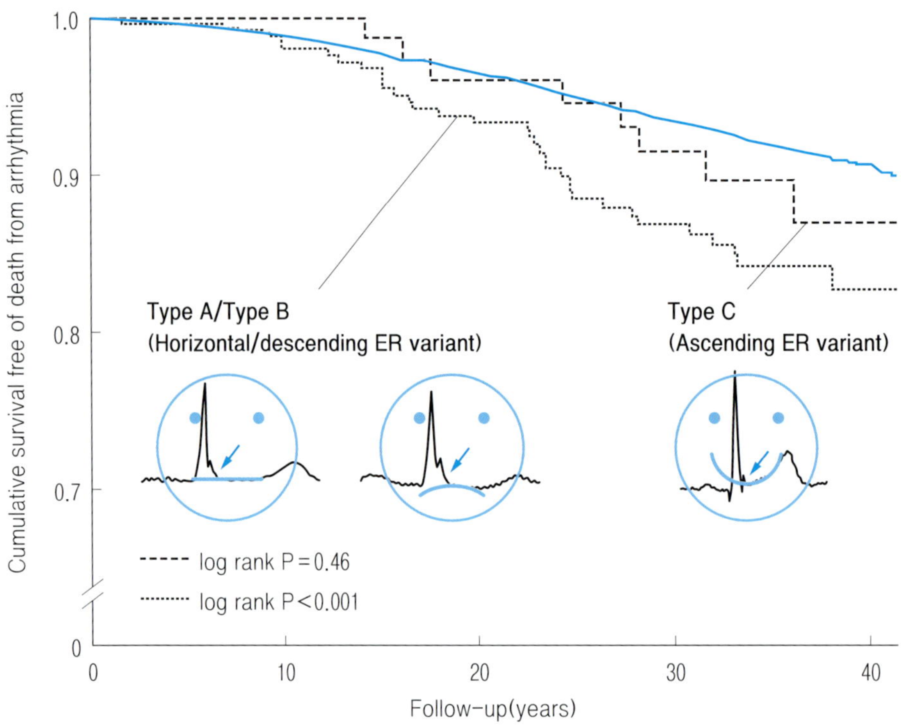

그림 5 3패턴의 예후 비교(Unadjusted Kaplan-Meier estimates, 문헌 6에서 수정)

● 병력은 역시 중요

Haïssaguerre가 NEJM에 발표한 것은 VF 소생 환자의 심전도였으며, 허혈이 의심되는 상황에서 촬영한 심전도와는 대상 환자가 다릅니다. 하물며 건강검진에서 찍은 간호사 심전도의 경우와는 전혀 다르죠. 애초에 **감별진단 없는 검사도 없습니다.** 응급실에서 심전도를 찍는 이유를 여기서 다시 한번 확인해 봅시다. 왜 응급실에서 심전도를 찍었는가? 병력에서 어떤 감별을 의심하였는가? 아마도 다음 두 가지가 그 답이 될 것입니다.

① 병력에서 허혈성 심질환을 의심해 심전도를 찍은 경우.
② 실신이나 소생 후와 같은 상황에서 부정맥을 의심하여 심전도를 찍은 경우.

①의 허혈성 심질환을 의심하여 촬영된 심전도에서 조기 재분극이 나타났다면, 앞서 설명한 것처럼 '위치와 형태'를 기준으로 STEMI와 구별하여 적절히 대처하면 됩니다. 이때 허혈이 의심되는 상황에서 판단한 심전도는 경험적으로 대부분 Type C입니다. 예후는 조기 재분극 유무와 상관없이 변하지 않으므로 깊이 파고들 필요는 없습니다. 따라서 허혈 의심의 경우, 조기 재분극으로 넘긴 심전도의 수를 기억하지 못한다고 해서 죄가 되지는 않을 것 같습니다.

다만, ②와 같이 실신이나 하물며 소생 후의 심전도를 보고 조기 재분극 패턴을 의식하지 않았다면, 앞으로는 주의할 필요가 있습니다. 조기 재분극 증후군 Type A, B가 있는지, fish-hook appearance와 같은 치명적인 부정맥의 가능성을 '낚아 올릴' 필요가 있습니다(그림 6).

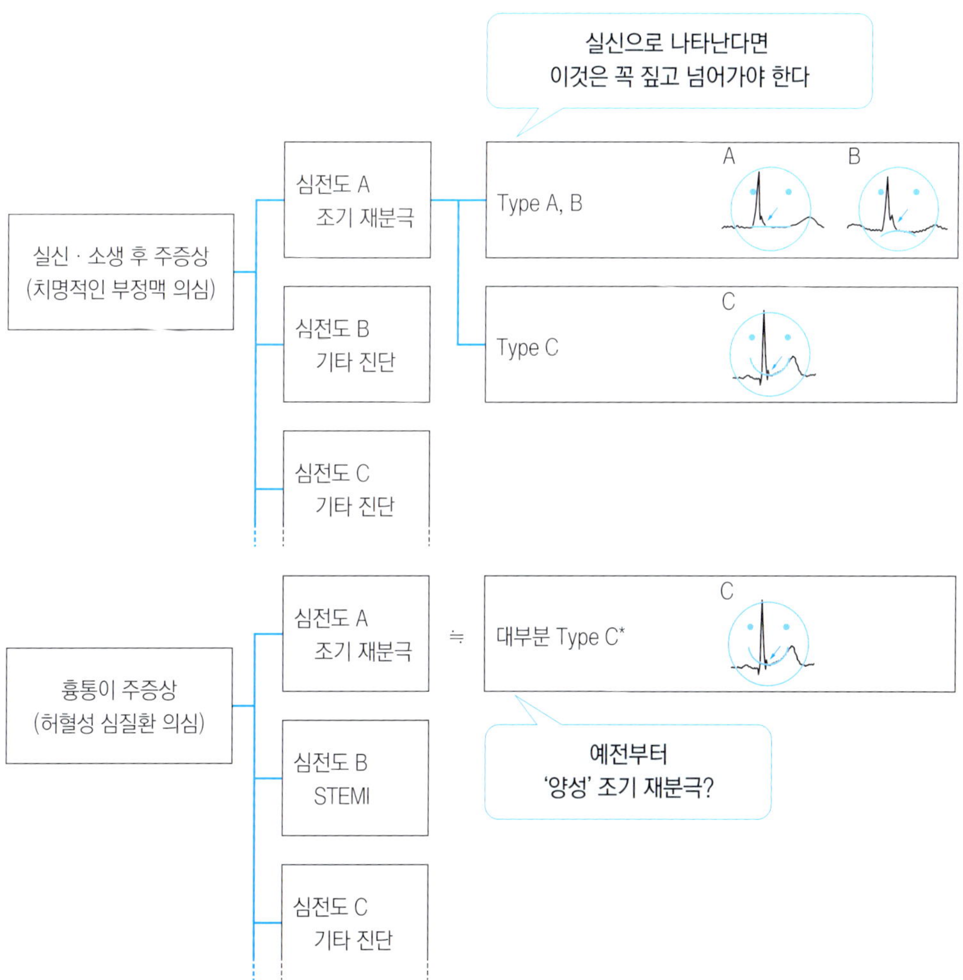

그림 6 주증상별로 본 조기 재분극의 대응

*흉통 심전도에서 Type A, B라면 가족력이나 실신 이력을 확인하고, 만약 있다면 즉시 심장내과에 컨설트, 없다면 외래에서 추적관찰로 대응.

간호사에게 한 논평

논평을 하기 전에 왜 심전도를 찍었는지, 병력에서 무엇을 의심했는지 살펴보면…

① 허혈성 심질환을 의심했는가? → 의심되지 않으므로 '양성' 조기 재분극으로 보아도 될 듯합니다.

② 실신이나 소생 후 치명적 부정맥을 의심했는가? → 실신이나 가족의 돌연사가 없음을 확인.

그리고 이번 증례의 심전도는 Type C에 해당하므로 양성임을 재확인했습니다. 이를 바탕으로 다음과 같이 논평했습니다.

(앞의 생략)

간호사 이것은 제 심전도입니다. 건강검진에서 찍은 건데요… ST가 올라가 보여서 걱정이 되어서. 괜찮을까요…

나 정상 아형이니까 다른 사람들과 예후는 다르지 않을 겁니다.

간호사 다행이네요.

나 항상 바위에 매달려 있으니 그렇죠.

간호사 ???

Adler 등은 Type C 환자들이 Type A, B 환자보다 운동선수가 많은 것으로 보고하고 있습니다(그림 7).

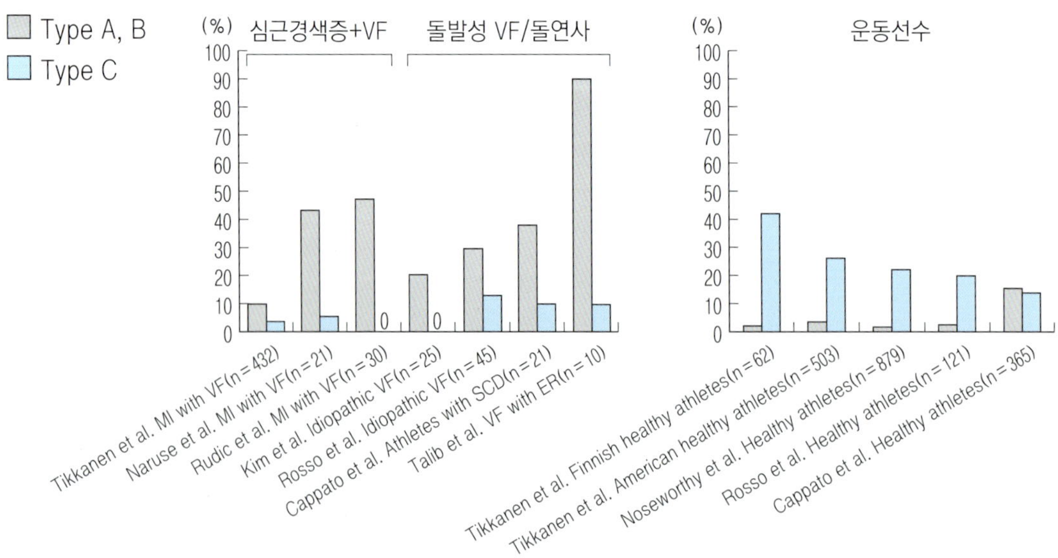

그림 7 조기 재분극 증후군의 3가지 유형과 운동선수와의 관련성(문헌 8에서 수정)

이 간호사는 암벽등반을 취미로 삼고 있으며, 신체를 상당히 단련하고 있습니다. 2008년, 조기 재분극 증후군이 제안되기 전부터 '양성' 조기 재분극은 운동선수에게 많이 나타나 운동선수 심전도라고 불리기도 했습니다. 조기 재분극 증후군이 등장한 후에도, Adler 등은 Type C 심전도 증례가 운동선수들에게 많이 나타나며, 실제로 정상인과 예후가 다르지 않은 운동선수 심전도가 존재한다는 것을 증명했습니다.[8)]

요 약

- 심전도에서 바로 진단을 시작하지 말고, 주증상에서 어떤 질환을 예상할지 결정하는 것이 중요하다.
- ① 흉통 등 허혈 평가, ② 실신 · 소생 후 등 부정맥 평가, 이 두 가지가 심전도를 찍는 주증상이 된다.
- ①의 경우 '양성' 조기 재분극('benign' early repolarization, BER)은 분명히 존재한다. 전형적인 환자 배경과 전형적인 BER 심전도라면 예후는 양성이므로 깊이 파고들지 않는다.
- 중요한 사항은 위치: ST 상승이 흉부+α에서 광범위, 형태: 아래로 볼록+파임
- ②의 경우 조기 재분극 증후군(early repolarisation syndrome, ERS)도 존재한다. 이것은 돌연사와 관련되므로, ERS는 반드시 주의 깊게 살펴야 한다.
- Type A, B(ST 하강/수평)라면 주의! Type C(ST 상승)라면 예후는 동일.
- Type C는 운동하는 사람에게 많은 것은 과거에도 지금에도 참고할 수 있는 정보.

문헌

1) Brady WJ, et al. Cause of ST segment abnormality in ED chest pain patients. Am J Emerg Med. 2001; 19: 25-8.
2) Brady WJ, et al. Electrocardiographic ST-segment elevation: the diagnosis of acute myocardial infarction by morphologic analysis of the ST segment. Acad Emerg Med. 2001; 8: 961-7.
3) Smith SW. Upwardly concave ST segment morphology is common in acute left anterior descending coronary occlusion. J Emerg Med. 2006; 31: 69-77.
4) Brady WJ, et al. Clinical decision making in adult chest pain patients with electrocardiographic ST-segment elevation STEMI vs non-AMI causes of ST-segment. Emerg Med Pract. 2006; 8: 1-20.
5) Smith SW, et al. Electrocardiographic differentiation of early repolarization from subtle anterior ST-segment elevation myocardial infarction. Ann Emerg Med. 2012; 60: 45-56.
6) Haïssaguerre M, et al. Sudden cardiac arrest associated with early repolarization. N Engl J Med. 2008; 358: 2016-23.
7) Tikkanen JT, et al. Early repolarization: electrocardiographic phenotypes associated with favorable long-term outcome. Circulation. 2011; 123: 2666-73.
8) Adler A, et al. What do we know about the "malignant form" of early repolarization. J Am Coll Cardiol. 2013; 62: 863-8.

Chapter 12

확실히 말할 수 없는 심전도

블록의 up & down, 올라가고 있는 건가? 내려가고 있는 건가?

> 일곱 번 넘어지고, 오르락내리락 up & down, 몇 번이고 계속 반복하고 있잖아. (중략)
> 올라가고 있는 건가? 내려가고 있는 건가? 모두 확실히 말해! (올라가고 있어!)
>
> KICK THE CAN CREW ('마르쉐')

이번 증례는 70세 남성으로 흉통을 호소하며 응급 이송되었습니다. 구급대원은 비상용 전화로 "V1부터 V3까지 ST 상승하고 있습니다!"라고 전해왔습니다. 응급실에서는 STEMI 의심으로 대기 중이었고, 환자가 도착하자마자 심전도를 촬영했습니다. 이제, 다음 조치는 무엇일까요? 언제나처럼 10초 이내에 결정을 내려야 합니다.

증례 ★★★ **70세 남성. 흉통+**

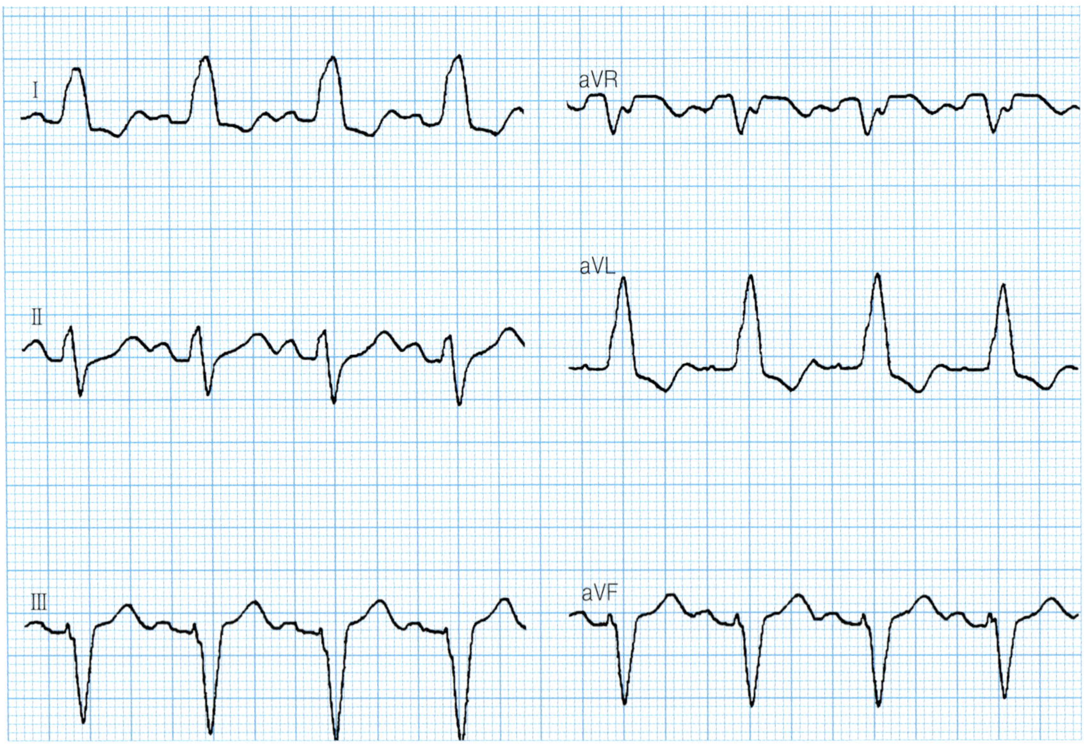

구급대원의 심전도 정보를 얼마나 신뢰할 수 있을까?

구급대원이 전화로 "ST가 올라가고 있습니다(내려가고 있습니다)!"[*1]라고 말할 때, 절반은 심근경색증이 맞지만, 나머지 절반은 각차단과 같은 허혈과 관련 없는 ST 변화일 수 있습니다.[*2] 여기서 일정한 확률로 그들의 판단이 빗나가는 것을 비난해서는 안 됩니다. 이때, 그들이 일정 확률로 잘못 판독했다고 해서 비난해서는 안 됩니다. 이번에는 각차단일지라도, 다음번에는 진짜 STEMI가 있을 수 있기 때문입니다. 심전도 정보를 전달해 준 것만으로도 충분히 칭찬받을 일이며, 응급실에서는 이러한 과대평가를 받아들일 수 있는 관용이 필요합니다.

이제 이번 증례의 심전도로 돌아가 봅시다. 구급대원이 ST 상승으로 판단한 것은 각차단의 영향일 가능성이 높습니다. 하지만 주증상이 흉통이기 때문에 이 심전도를 바탕으로 허혈 여부를 판단해야 하는 상황입니다. 사실, 많은 junior 전공의들이 어려워하는 부분이 바로 이 지점입니다.[1)] 각차단은 의사국가시험에 거의 출제되지 않기 때문에, 전공의들은 이런 증례에서 심전도를 보고 당황할 수밖에 없습니다.

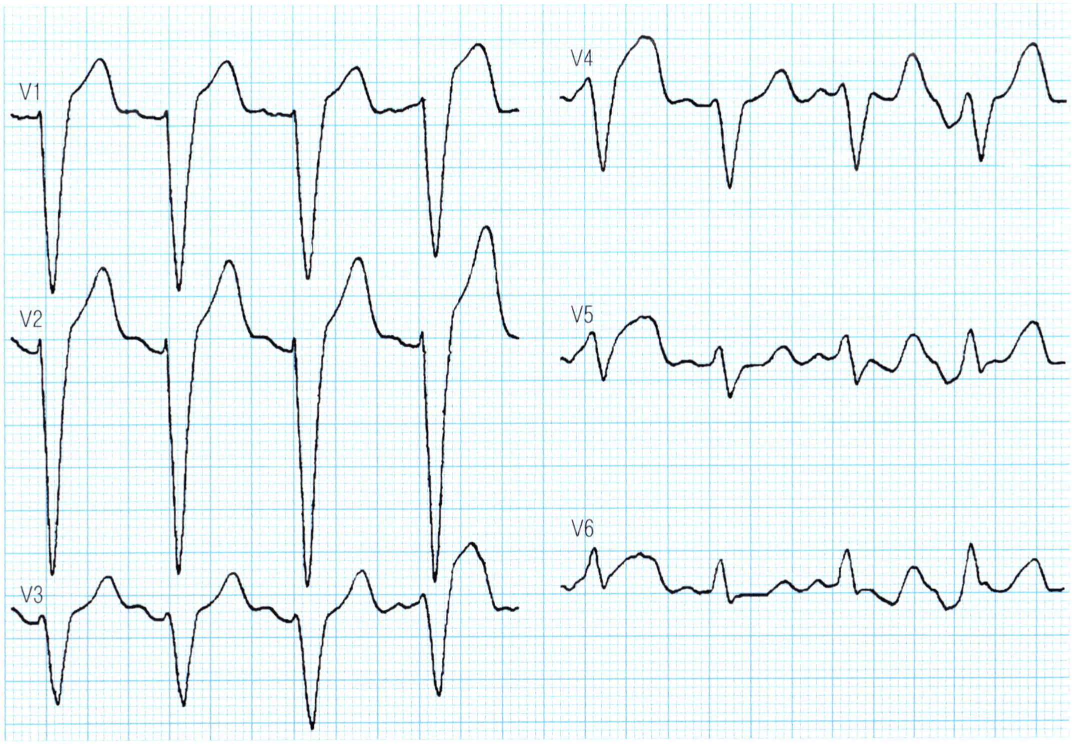

(＊1) 일본에서도 구급대원이 구급차 안에서 12유도 심전도를 촬영하고 병원으로 이미지를 전송하는 시도가 시작되고 있지만, 이를 완전히 정착시키기까지는 시간이 걸릴 것으로 보입니다. 실제로는 모니터 심전도를 구급대원이 판독하고, 전화 통화로 음성 정보만 교환하는 것이 현재의 현실입니다.

(＊2) 일본 구급대의 ST 상승 진단율을 보여주는 보고는 없으며, 저자의 경험에 따른 것입니다.

역자 주) 안타깝게도 국내에서는 구급대에 12유도 심전도 기기가 없습니다. 향후에는 인공지능으로 판독하는 심전도가 구비되어야 할 것입니다.

임상 현장에서 심근경색증의 약 2%가 좌각차단이며, 여러분도 반드시 이와 같은 증례를 마주하게 될 것입니다. 또한, 각차단 환자의 대부분은 고령자이기 때문에 위험도가 높고 병력청취가 어려운 경우가 많습니다. 따라서 심전도만을 통해 허혈 여부를 판단해야 하는 상황도 드물지 않습니다. 각차단의 허혈 판단은 임상 현장에서 필수적인 항목이므로, 반드시 숙달해 두시길 바랍니다!

● 좌각차단인지 우각차단인지 판단하는 방법

각차단의 심전도를 볼 때는 먼저 **좌**각차단인지 **우**각차단인지 구분하는 것부터 시작해야 합니다. 각차단에서 허혈 평가를 할 때는 '**좌**각'인지 '**우**각'인지에 따라 평가 방법이 다르므로, 처음에 이 둘을 구분하는 것이 중요합니다.

그 감별 방법은 QRS가 위쪽으로 향하며 두 개의 봉우리를 가진 유도가 어느 것인지 확인하는 것입니다. 토끼 귀처럼 두 개의 봉우리를 가진 R파가 이봉성 R파가 '우측' 흉부 유도(VI 또는 V2)에 나타나면 '우각차단', '좌측' 흉부 유도(V5 또는 V6)에 나타나면 '좌각차단'으로 판단합니다(그림 1).

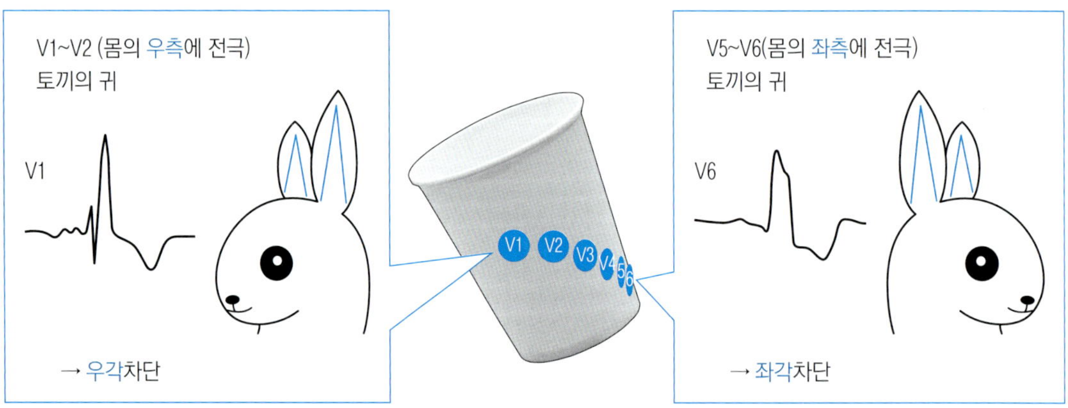

그림 1 우각차단과 좌각차단은 토끼의 귀가 우측에 있는지 좌측에 있는지로 판단한다

이 방법으로 좌각차단인지 우각차단인지를 한 번에 진단할 수 있습니다! 이때 심장내과 의사들도 복잡한 전기생리학적 사고 과정을 생략하고 패턴 인식으로 진단합니다. 이번 증례의 심전도는 V5와 V6에서 토끼의 귀 모양이 보이기 때문에 좌각차단으로 판단됩니다.

우각인지 좌각인지를 구분할 수 있다면, 그다음으로 각각의 허혈 평가로 진단을 진행합니다.

우각차단의 심전도에서 ST 변화가 나타나면 허혈로 간주할 수 있습니다. 우각에 허혈이 발생하면 ST 변화는 일반적인 경우와 마찬가지로 나타난다고 생각하면 됩니다(자세한 내용은 Chapter 14에서 설명합니다).

반면, 좌각차단은 허혈이 없더라도 광범위한 전도장애로 인해 **ST 변화가 발생할 수 있습니다.** 이번 증례에서도 12유도 심전도에서 ST 상승이 있을 가능성이 있지만, 이것이 허혈성 심질환에 의한 변화인지 아닌지를 판단해야 합니다.

● 좌각차단 심전도로 허혈 변화를 판단할 수 있는가?

좌각차단 심전도로 허혈 변화를 어떻게 해석해야 할까요? 과거 문헌에서는 이 임상적 질문에 대해 다음과 같은 의견을 제시한 바 있습니다.

It is well recognized that the electrocardiographic diagnosis of myocardial infarction in the presence of complete left bundle branch block is **in most instances difficult and frequently impossible.**[4)]
잘 알려진 사실이지만, 좌각차단이 있을 때의 허혈성 심질환 진단은 **매우 어렵고 종종 불가능하다.**

It is common knowledge that the ECG diagnosis of completed myocardial infarction in the presence of left bundle branch block (LBBB) is **extremely difficult and often impossible.**[5)]
좌각차단이 있을 때 심근경색증을 심전도로 진단하는 것은 **매우 어려우며, 불가능한 경우가 많다는 것은 이미 상식!**

허혈이 없어도 광범위한 전도장애로 인해 ST 변화가 나타나기 때문에, 좌각차단에서는 심전도의 ST 상승이나 하강이 실제인지 아닌지 구별하는 것이 어렵습니다.

● ST 변화가 발생하는 좌각차단

그렇다면, 허혈이 없는 좌각차단은 어떤 심전도 변화를 보일까요? 허혈과 상관없이 ST 변화가 쉽게 나타나는 유도는 V1(또는 V2)과 V6(또는 V5)입니다. 이제 이들을 확인해 봅시다.

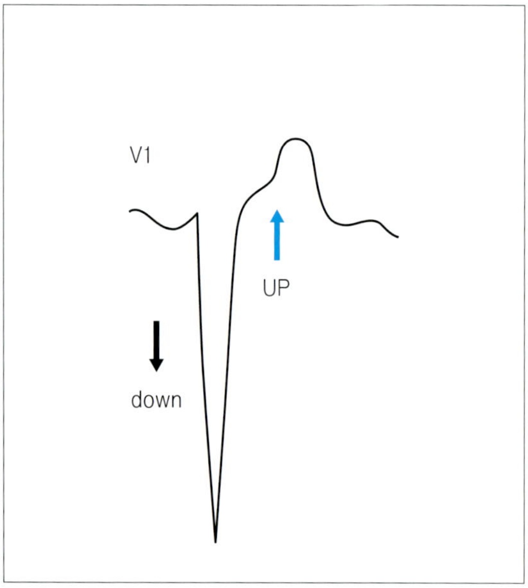

그림 2

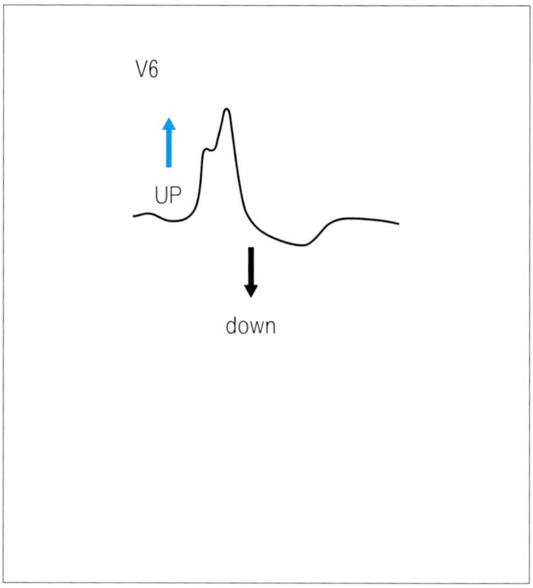

그림 3

그림 2는 허혈이 없는 좌각차단의 V1 유도입니다. 아래로 향하는 QS 패턴의 QRS파 뒤에 ST가 상승하고 있습니다[down UP 패턴(→해설)]. 이 ST 상승은 얼핏 보면 STEMI처럼 보이지만, **허혈 변화가 없어도 좌각차단에서는 일반적인 소견**입니다. 허혈이 없어도 ST 변화가 나타난 STEmimic입니다.

그림 3은 허혈이 없는 좌각차단의 V6입니다. 토끼 귀 모양의 위로 향하는 두 개의 봉우리를 가진 R파 뒤에 ST가 하강하고 있습니다[UP down 패턴(→해설)]. 이 ST 하강 또한 **허혈과는 무관하며 좌각차단에서는 일반적인 소견**으로 STEmimic입니다. 구급대원이 이러한 정보를 알지 못하고 ST 변화를 이상이라고 판단하는 것은 어쩔 수 없는 일입니다.

[해설] 극성에 대해

QRS와 ST가 향하는 위아래 방향의 벡터는 극성으로 표현됩니다. 좌각차단에서는 V1, V2나 V5, V6 유도에서 QRS와 ST의 극성이 서로 반대가 됩니다. 이를 '극성이 반대'라고 표현합니다.

그림 4는 좌각차단 심전도로, down UP 또는 UP down처럼 '극성이 반대'인 경우로 'discordant'라고 합니다.

반면, QRS와 ST가 같은 방향을 가리키고 있을 때는 '극성이 같다'고 합니다. 그림 5처럼 down down 또는 UP UP의 패턴을 말하는 것이며 'concordant'라고 합니다.

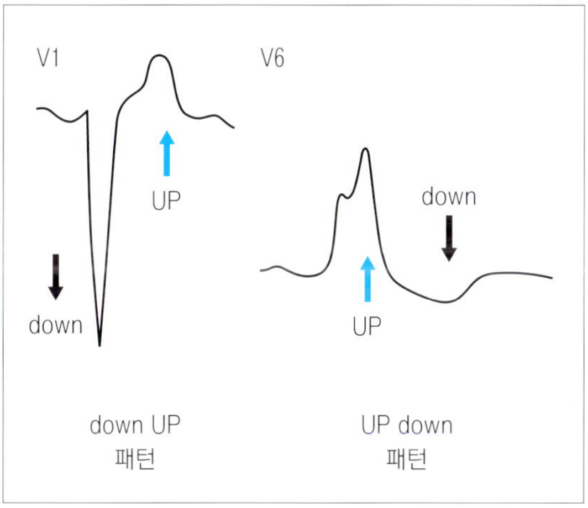

그림 4 극성이 반대(discordant)

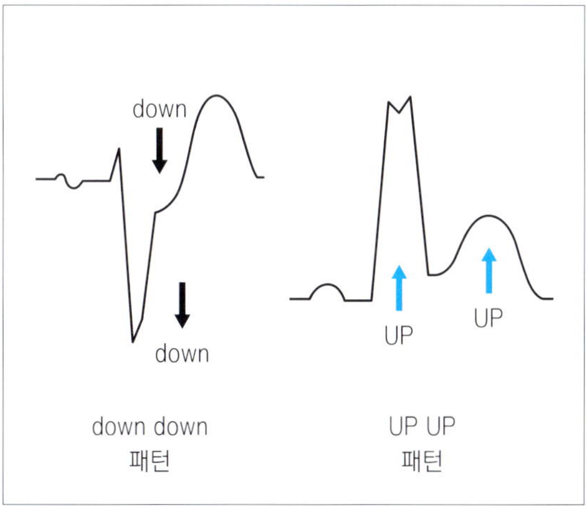

그림 5 극성이 같다(concordant)

Sgarbossa 기준

좌각차단에서는 광범위한 전도장애로 인해 허혈이 없더라도 ST 변화가 발생할 수 있습니다. 이로 인해 허혈 평가를 할 때 ST 변화가 각차단으로 인해 이차적으로 **발생한 것인지,** 아니면 허혈로 인해 **실제 발생한 것인지** 판단하기가 매우 어렵습니다. 그러나 이러한 판단이 매우 어렵다고 모든 임상의들이 포기했던 것은 과거의 이야기입니다. 이 문제에 새로운 해결책을 제시한 스페인의 한 여성 의사가 있었습니다.

스페인의 Sgarbossa 박사는 1996년 좌각차단에 대한 허혈을 판단하는 기준을 발표했습니다(그림 6).[6)]

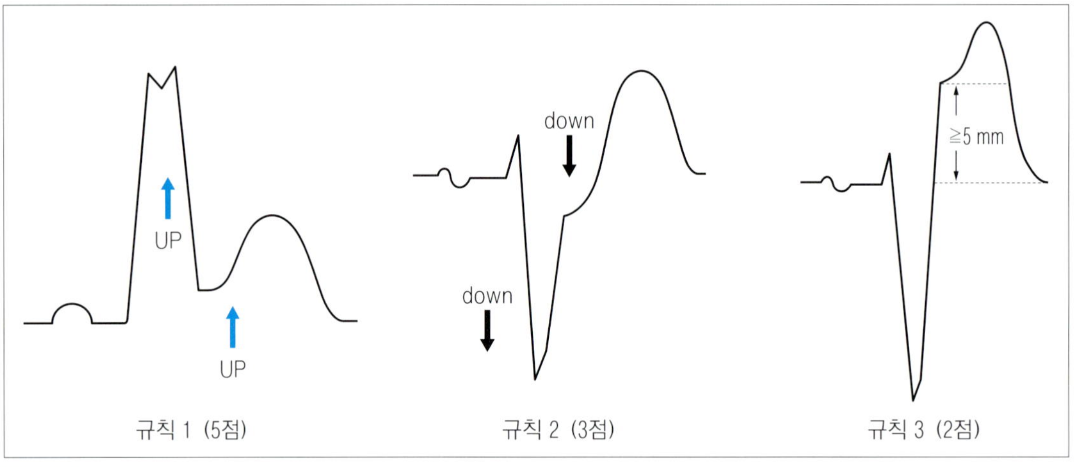

그림 6 **Sgarbossa 기준(점수 3점 이상이면 허혈로 판단)**

규칙 1: QRS가 위로 향하는(UP) 유도에서 ST 상승이 1 mm 이상(UP) 〈5점〉
규칙 2: V1~V3의 QRS가 아래로 향하는(down) 유도에서 ST 하강이 1 mm 이상(down) 〈3점〉
규칙 3: QRS는 아래로 향하는 유도에서 ST 상승이 5 mm 이상 〈2점〉

허혈 변화가 없는 경우(그림 2, 3)와 비교해 보면, 원래 좌각차단에서는 QRS와 ST의 **극성이 반대 방향(discordant)**으로 나타납니다(UP down 또는 down UP). 그러나 **극성이 같은 방향(concordant)**으로 나타날 때(UP UP 또는 down down) 허혈 변화가 일어났다고 판단하는 것이 바로 Sgarbossa 기준입니다(그림 6).

이 규칙은 3점 이상일 때 **민감도 36%, 특이도 96%**로 특이도가 높아 심근경색증임을 '확진(rule in)'하는 데 사용됩니다. QRS가 위쪽으로 향하고(up) ST가 상승(up)하는 규칙 1(UP UP)은 5점, 규칙 2(VI~V3에서 down down)는 3점입니다. 두 규칙 중 하나라도 해당하는 소견이 보이면 즉시 심장내과 의사를 불러야 하므로 반드시 기억해 두세요. 특히 규칙 1인 UP UP은 문자 그대로 환자가 심근경색으로 인해 'up up' 상태에 있으므로 긴급 상황입니다. 참고로 규칙 3은 2점이므로 이 점수만으로는 결정을 내릴 수 없습니다.

이후 Sgarbossa 기준은 여러 차례 검증되었고, 그 유용성이 입증되었습니다(그림 7).

양성 우도비는 7.9로 높아 진단에는 유용합니다. 한편, 음성 우도비는 0.81로 낮아서 이 기준만으로 심근경색을 배제하는 데는 사용할 수 없습니다. 응급실에서 이 규칙을 10년 넘게 사용해 왔지만, Sgarbossa 기준으로 심근경색을 확진할 수 있을 때는 "오늘 운이 좋구나…."라고 말할 정도로 드뭅니다. 사실 좌각차단 심전도를 수십 장을 찍어도 Sgarbossa 기준이 3점 이상 되는 경우는 한 장 정도에 불과합니다. 결국, Sgarbossa 기준을 알고 있더라도 대부분의 좌각차단 심전도 증례에 허혈이 "없다!"고 확실히 말하기는 어렵고, 결국 처음으로 돌아가게 됩니다.

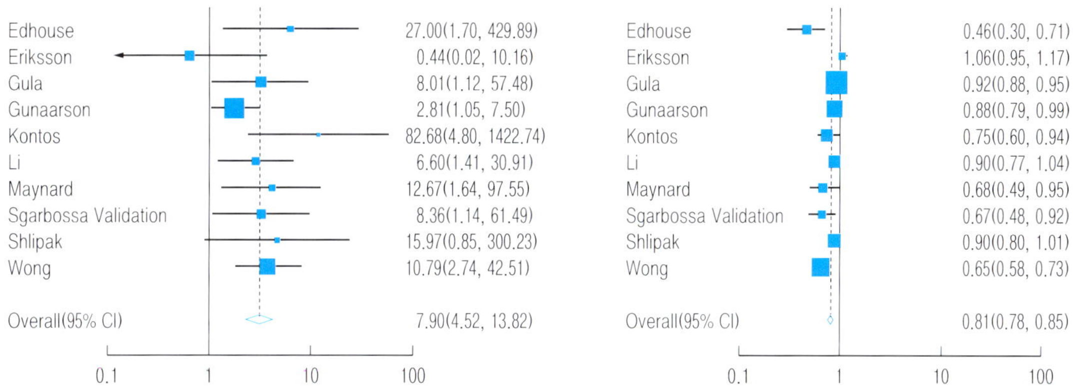

그림 7 Sgarbossa 기준 추가 연구에서의 양성 우도비(좌)과 음성 우도비(우)[7]

올라가고 있는 건가? 내려가고 있는 건가? 모두 확실히 말해!

일곱 번 넘어지고, 오르락내리락 up & down, 몇 번이고 계속 반복하고 있잖아. (중략)
올라가고 있는 건가? 내려가고 있는 건가? 모두 확실히 말해! (올라가고 있어!)

좌각차단에서 발생하는 UP & down이 허혈로 인한 ST 상승 또는 하강인지 확실히 말할 수 있는 경우는 매우 드뭅니다. Sgarbossa 기준 적용 사례는 드물기 때문에, 실제 임상에서는 올라가고 있는가 내려가고 있는가를 '모두가 확실히 말할 수 없는' 것이 현실입니다.

하지만 좌각차단을 배제하는 데 사용할 수 있는 좋은 방법은 없을까요? Rokos는 좌각차단 환자가 임상적으로 안정적이라면 트로포닌 검사 결과를 기다리는 것이 좋다고 제안했습니다.[8] 그러나 이 장의 목표는 '좌각차단 시 **심전도만**으로 허혈 변화를 판단하는 것'입니다. 오랜 기간 동안 심전도 한 장으로 어떻게든 허혈 여부를 판단할 방법이 절실히 필요했습니다.

● Smith 규칙

그 무렵인 2012년 Smith 등이 민감도가 높은 배제 목적의 규칙인 수정된 Sgarbossa 기준(Smith의 규칙)을 제안했습니다.[9)]

먼저, Sgarbossa기준의 규칙 1, 2가 모두 해당하지 않는다는 전제가 필요합니다. 그다음, 극성이 반대 방향(down UP 또는 UP down)인 유도에서 ST 상승이나 하강이 1 mm 이상일 때, ST와 QRS의 높이 비율을 계산합니다. 이 비율이 0.25 이하이면 허혈이 없다고 판단하고, 0.25보다 크면 허혈이 있다고 판단합니다(그림 8, 9).

이 규칙은 특이도 90%, 민감도 91%, 양성 우도비 9.0, 음성 우도비 0.1로 Sgarbossa보다 민감도가 개선되었으며, 배제 목적의 기준으로 사용됩니다. 이 비율을 계산하는 과정이 다소 번거롭지만, 도전해 보며 계산해 보세요. 또한, 여러 유도에서 ST 상승이 관찰될 경우 비율이 가장 큰 유도를 평가 대상으로 삼습니다.

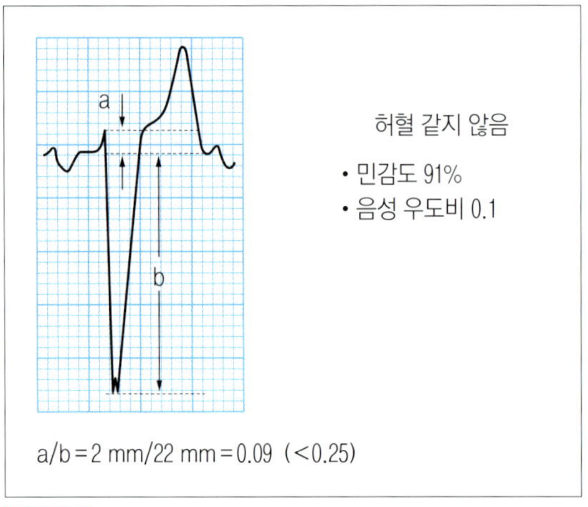

그림 8

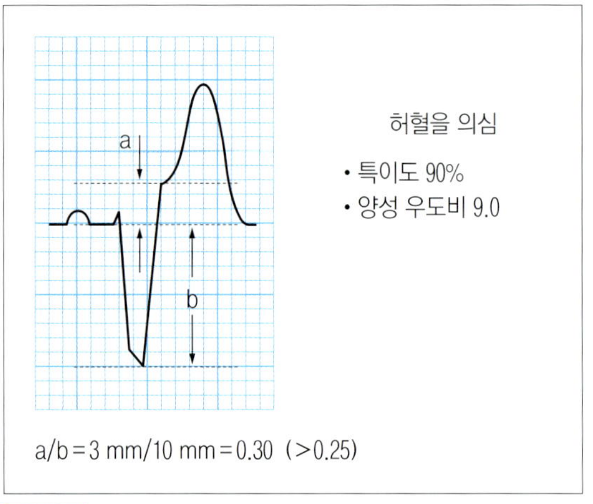

그림 9

두 가지 규칙을 사용해 보기

이제, 이 두 가지 규칙을 사용해 실제로 이번 심전도의 허혈 평가를 해보겠습니다.

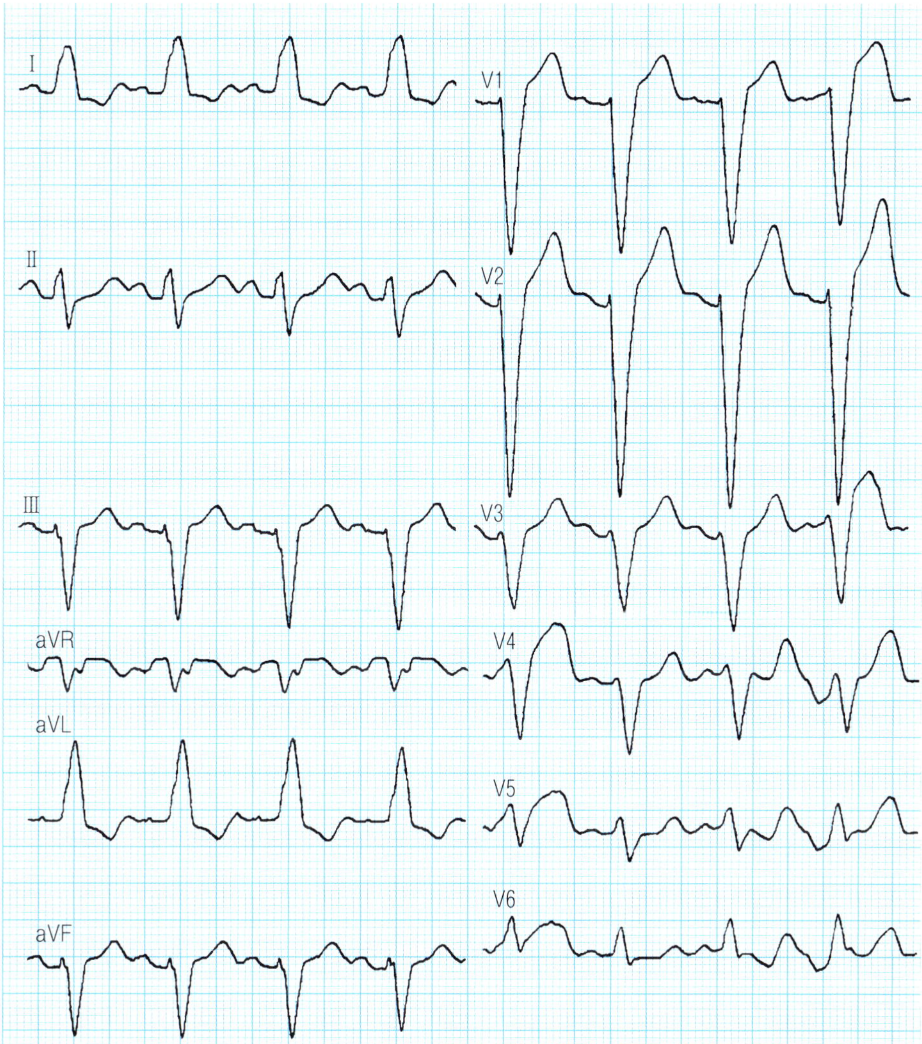

먼저, Sgarbossa 기준의 규칙 1, 2를 충족하는 UP UP이나 down down 패턴은 없습니다. 규칙 3의 V1~V3에서 나타나는 down UP 패턴에서는 ST 상승이 3 mm 전후로 0점입니다. 그래서 Smith의 규칙을 적용해 보겠습니다. 비율이 가장 클 것 같은 유도는 V1이므로, 여기서 비율을 계산합니다(그림 10). 비율은 a/b = 3 mm/21 mm = 0.14로 0.25 미만이기 때문에 허혈이 없다고 판단됩니다.

이번 증례의 심전도는 두 가지 규칙에 따라 허혈이 없다고 판단되었습니다(**부록 차트** 참조).

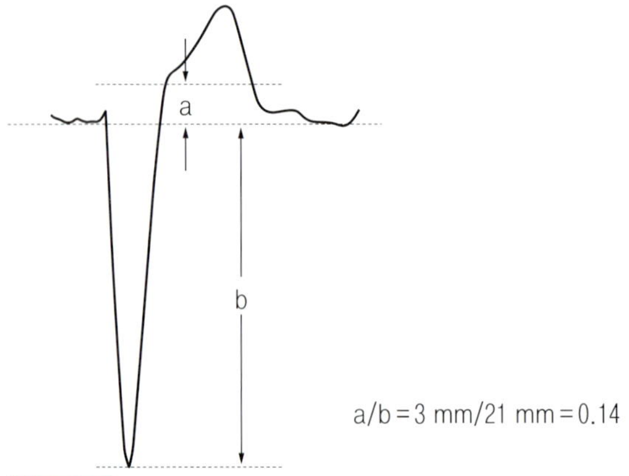

그림 10

Smith 박사를 과신하지 말아야 한다

이번 증례에서는 기존 데이터를 통해 허혈이 없다고 시사되지만, 그 이후의 조치는 어떻게 해야 할까요? 응급실에서 '심근경색증은 절대 놓쳐서는 안 된다!'는 철칙을 고려하면, Smith 박사가 제안한 91%의 민감도에 대해 솔직한 반응은 '100%가 아니라면 쓸 수 없다!'일 것입니다. '모두 확실히 말해!'라는 요구 속에서 10%의 심근경색을 놓치는 것은 받아들이기 어려운 숫자입니다.

하지만, 완벽한 배제 규칙이 아니더라도 전혀 판단할 수 없는 것보다는 낫습니다. Smith 박사의 가르침은 검사 후 확률을 낮추는 '편리한 도구'로 활용하고, 위험도 평가나 혈액검사, 심초음파 같은 다른 도구와 함께 허혈을 평가하도록 해줍니다.

요 약

- 좌각차단에서는 평소에도 QRS와 ST의 극성이 반대가 되어 ST 변화가 있는 것처럼 보일 수 있다.
- Sgarbossa 기준에서 'QRS와 ST의 극성이 일치'하면 심근경색증으로 진단.
- Sgarbossa는 배제하는 데 사용할 수 없으며, 배제할 수 있는 유일한 정보는 Smith의 규칙.
- Smith는 극성이 반대일 때, ST와 QRS의 비율이 0.25 미만이면 민감도 91%(100%는 아님).
- 완전한 배제가 불가능하므로 적절한 위험도 평가나 심전도 이외의 검사도 함께 이용해 허혈을 평가해야 한다.

어? 다음 좌각차단이 올 때까지 기다릴 수 없다고요? 그런 요청에 응하기 위해 초실전 연습 문제를 준비했습니다. 다음 장은 어느 책에도 실려 있지 않은 각차단에서 허혈을 판단하는 심전도 훈련 문제입니다. 실전에서 패턴을 인식할 수 있도록 꼭 도전해 보세요.

문헌

1) 岡庭　豊, 編. イヤーノート2014: 内科·外科編. 23版. 東京: メディックメディア; 2014. C54-5.
2) Neeland IJ, et al. Evolving considerations in the management of patients with left bundle branch block and suspected myocardial infarction. J Am Coll Cardiol. 2012; 60: 96-105.
3) Neeland IJ, et al. Evolving considerations in the management of patients with left bundle branch block and suspected myocardial infarction. J Am Coll Cardiol. 2012; 60: 96-105.
4) Wackers FJ. Complete left bundle branch block: is the diagnosis of myocardial infarction possible? Int J Cardiol. 1983; 2: 521-9.
5) Fesmire FM. ECG diagnosis of acute myocardial infarction in the presence of left bundle-branch block in patients undergoing continuous ECG monitoring. Ann Emerg Med. 1995; 26: 69-82.
6) Sgarbossa E, et al. Electrocardiographic diagnosis of evolving acute myocardial infarction in the presence of left-bundle branch block. GUSTO-1 (Global Utilization of Streptokinase and Tissue Plasminogen Activator for Occluded Coronary Arteries)Investigators. N Engl J Med. 1996; 334: 481-7.
7) Tabas JA, et al. Electrocardiographic criteria for detecting acute myocardial infarction in patients with left bundle branch block: a meta-analysis. Ann Emerg Med. 2008; 52: 329-36.
8) Rokos IC, et al. Appropriate cardiac cath lab activation: optimizing electrocardiogram interpretation and clinical decision-making for acute ST-elevation myocardial infarction. Am Heart J. 2010; 160: 995-1003.
9) Smith SW, et al. Diagnosis of ST-elevation myocardial infarction in the presence of left bundle branch block with the ST-elevation to S-wave ratio in a modified Sgarbossa 규칙. Ann Emerg Med. 2012; 60: 766-76.

Chapter 13

연습할 가치가 있는 심전도

Sgarbossa와 Smith를 평소에도 사용할 수 있도록 한다

> ● **왼손으로 악수해 줘. 그게 심장에 더 가까우니까.**
>
> 지미 헨드릭스

좌각차단에서 허혈을 판단하는 규칙은 Sgarbossa와 Smith 모두 평소 익숙하게 사용하지 않으면 bedside에서 도움이 되지 않습니다. 좌각차단을 마주할 확률이 그렇게 높지 않아 매번 이 책을 뒤져보는 것은 비효율적입니다. 그래서 한 번 연습해 두면 실제 상황에서 바로 사용할 수 있도록 훈련 문제를 만들었습니다. 꼭 도전해 보세요. 왼쪽 페이지에는 증례 심전도, 오른쪽 페이지에는 해설이 나옵니다. 처음에는 오른쪽 페이지를 가리고 심전도의 허혈 판단을 해보세요.

Case 1

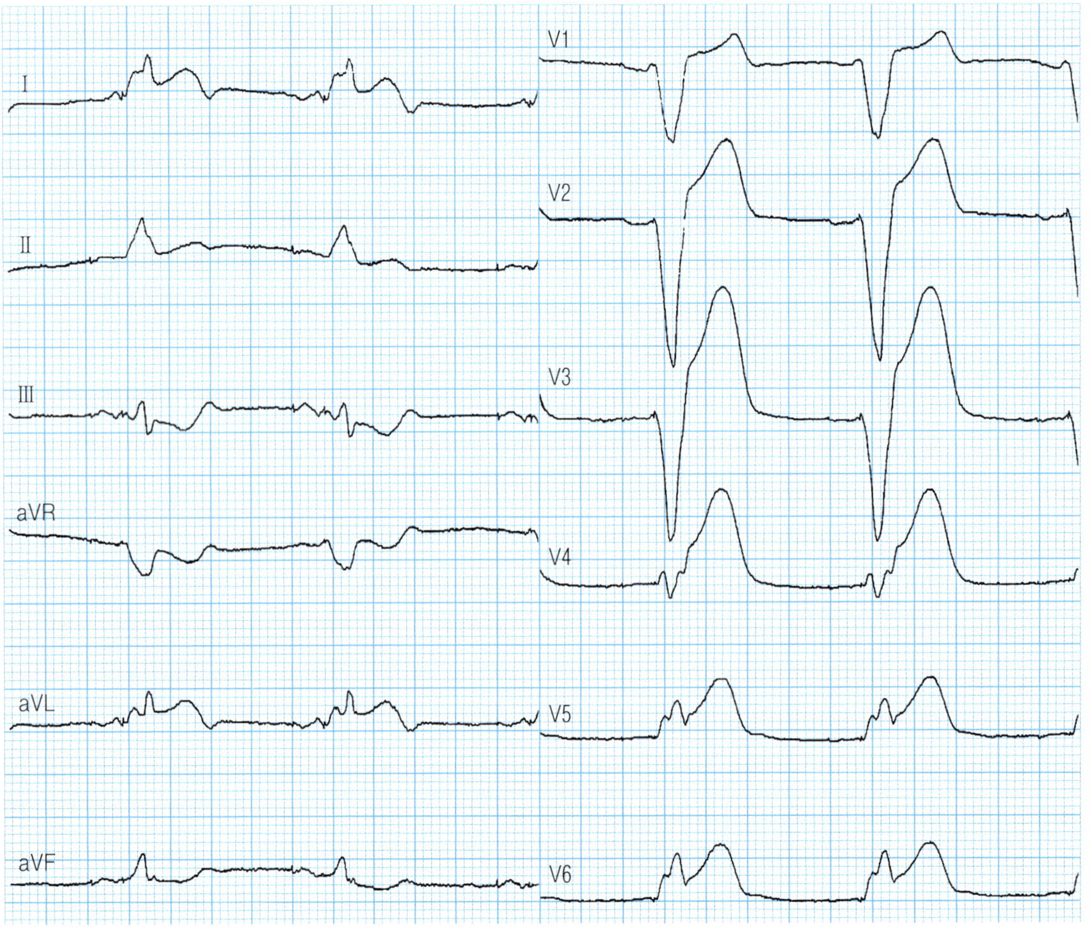

Case 1 해설

I aVL V5 V6에서 UP UP 패턴이 보입니다(위로 향하는 QRS: up, ST도 상승: up). Sgarbossa 규칙 1(5점)에 해당하며, 이 시점에서 심장내과에 STEMI(측벽) 의심으로 컨설트합니다. 또한, V3는 down UP 패턴을 보이며 ST 상승이 5 mm 이상으로, 규칙 3(점수 1점)에 해당합니다. 하지만 5점이든 6점이든 심장내과에 연락해야 한다는 사실에는 변함이 없습니다.

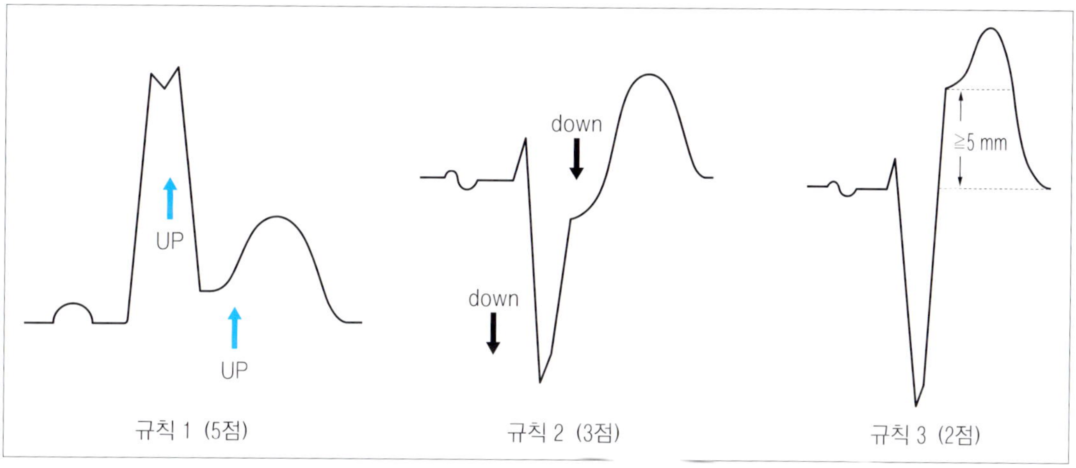

Sagarbossa 기준(점수 3점 이상이면 허혈이 있다고 판단)
규칙 1: QRS가 위로 향하는(UP) 유도에서 ST 상승이 1 mm 이상(UP) 〈5점〉
규칙 2: V1~V3의 QRS가 아래로 향하는(down) 유도에서 ST 하강이 1 mm 이상(down) 〈3점〉
규칙 3: QRS는 아래로 향하는 유도에서 ST 상승이 5 mm 이상 〈2점〉

참고로, 제가 이 증례에서 심장내과 의사에게 연락할 때는 "좌각차단의 흉통 환자인데, 심전도에서 Sgarbossa가 6점이므로 내원하셔서 평가와 처치를 부탁드립니다."라고 **절대 말하지 않습니다.** 응급실에서는 외국어 이름은 금기입니다. 젊은 심장내과 의사는 Sgarbossa를 모를 수도 있고, 심야에는 여러 가지 생각하게 하는 것보다는 속도를 올리는 것이 환자의 예후에 더 좋습니다. **"STEMI입니다. 즉시 대응 부탁드립니다."**라고 간단하게 전달하는 것이 가장 좋습니다.

〈해답〉 Sgarbossa 규칙 1 양성으로 측벽 경색 의심

Case 2

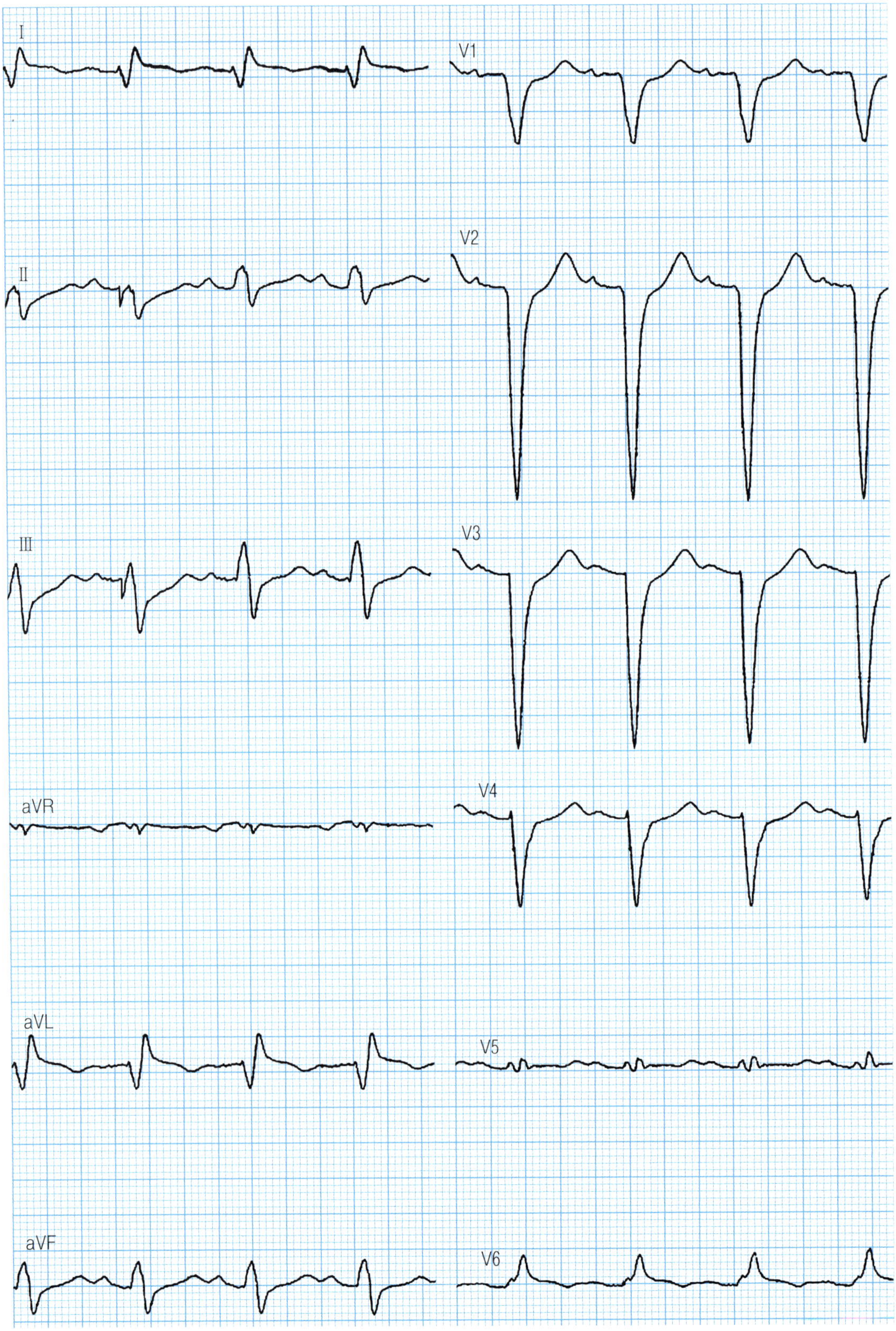

● Case 2 해설

이 심전도도 좌각 차단을 보이지만, UP UP 패턴은 없는 것 같습니다. 그러나 자세히 살펴보면 V1부터 V3까지 'QRS가 아래로 향하고(down) ST가 하강(down)하는 것을 확인할 수 있습니다. 애매하다고 생각할 수 있지만, 보통 좌각차단에서 QRS가 아래로 향하면 ST는 크게 위로 향하기 때문에, 이 정도면 down down 패턴으로 인식해야 합니다. 그렇다면 '규칙 2를 적용할 수 있습니다…'. 잠깐만요. 사실 규칙 2는 **V1~V3 유도에서만 적용 가능**하고 다른 유도에서는 사용할 수 없으니 신중하게 대응해야 합니다(UP UP은 어느 유도에서도 적용 가능입니다).

이번에는 V1~V3에서 down down 소견을 확인한 후, 규칙 2를 적용하고 허혈성 심질환으로 판단하고 심장내과 의사에게 연락합니다. 역시 컨설트 시에는 "ACS 의심 환자입니다! 긴급 대응 부탁드립니다."라고 말하는 것이 좋습니다

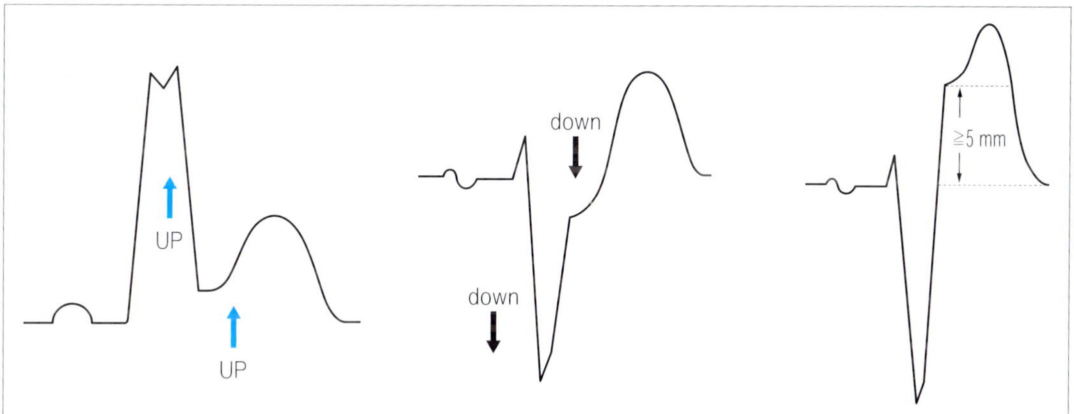

Sagarbossa 기준(점수 3점 이상일 경우 허혈로 판단)
규칙 1: QRS가 위로 향하는(UP) 유도에서 ST 상승이 1 mm 이상(UP) 〈5점〉
규칙 2: V1~V3의 QRS가 아래로 향하는(down) 유도에서 ST 하강이 1 mm 이상(down) 〈3점〉
규칙 3: QRS는 아래로 향하는 유도에서 ST 상승이 5 mm 이상 〈2점〉

〈해답〉 Sgarbossa 규칙 2 양성으로 전벽 경색 의심

Case 3

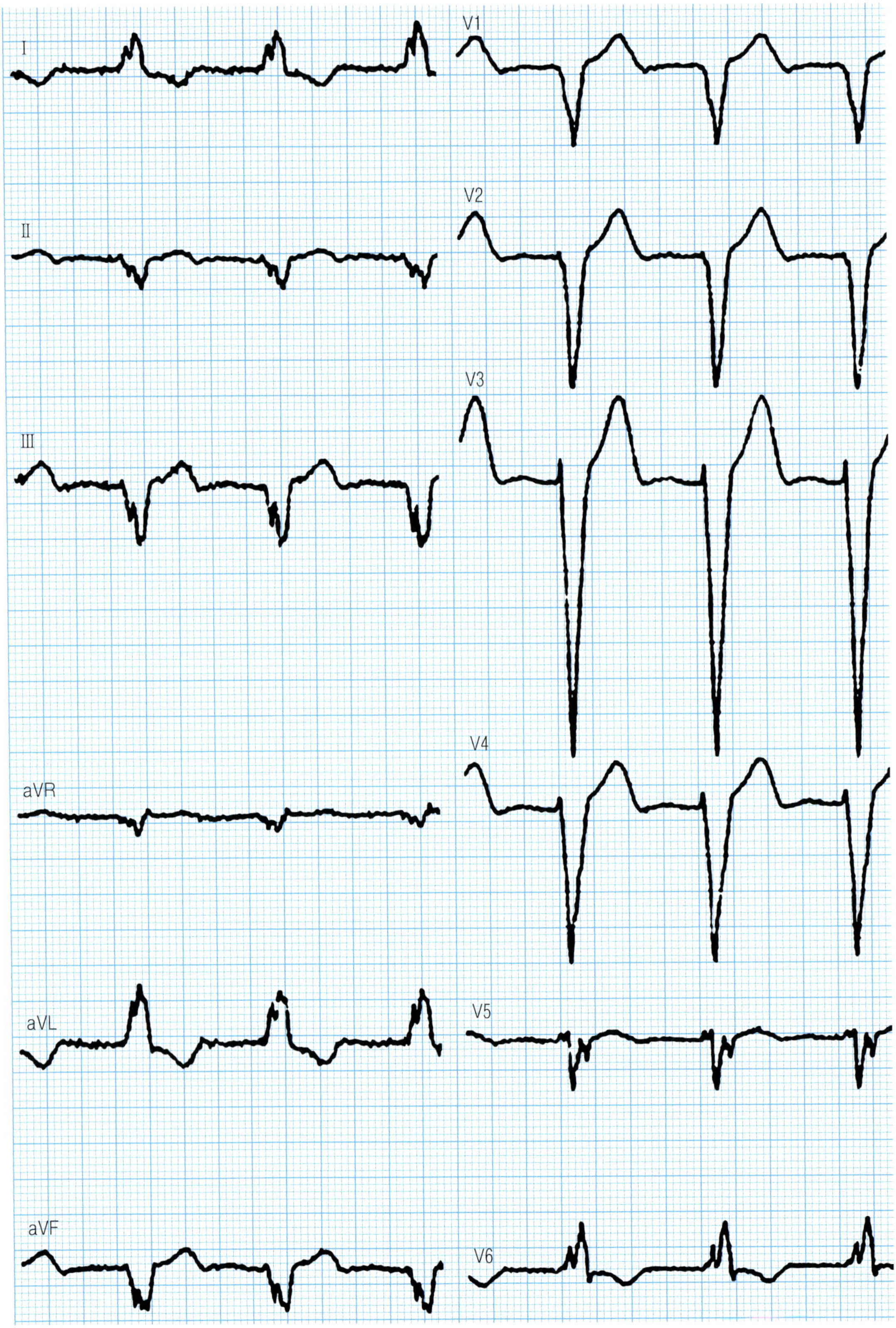

● Case 3 해설

이번에는 Sgarbossa의 규칙 1 UP UP이나 규칙 2 down down 패턴이 모두 보이지 않습니다. 규칙 3도 5 mm 이상의 ST 상승 소견이 없어 점수는 0점입니다. 이럴 때는 얼마나 허혈 가능성이 낮은지, 이를 배제하기 위해 수정된 Sgarbossa 기준(Smith 규칙)을 적용해 봅시다.

ST 변화가 1 mm 이상 나타난 곳에서 ST의 높이와 QRS의 깊이를 계산하는데, 이번에는 V1부터 V4에서 측정해 보겠습니다.

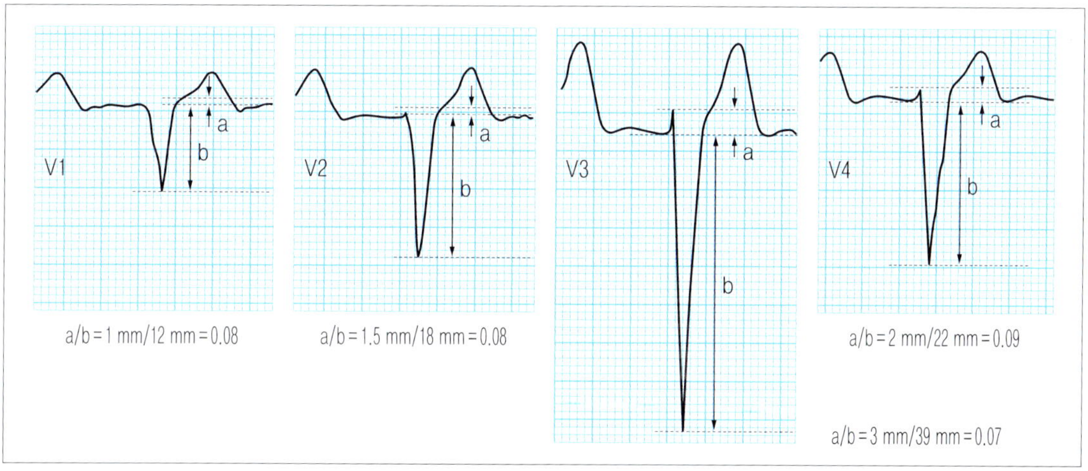

a/b = 1 mm/12 mm = 0.08

a/b = 1.5 mm/18 mm = 0.08

a/b = 3 mm/39 mm = 0.07

a/b = 2 mm/22 mm = 0.09

가장 큰 숫자를 기준으로 판단하므로 V4가 기준이 되지만, 0.25 미만이므로 허혈이 없을 것으로 해석됩니다. 계산이 번거롭게 느껴지는 사람은 몇 번 시도해 보는 것이 좋습니다. 반드시 익숙해지게 되며, 이번처럼 분명히 0.25 미만일 때는 세밀한 계산 없이도 '눈에 보이는' 차이로 판단할 수 있게 됩니다. 이번에는 4개의 유도에서 모두 계산했지만, 한 유도에서만 계산한 수치와 '눈으로 확인한' 결과 나머지 3개의 유도도 0.25 미만이라고 판단하는 것도 괜찮습니다. 거부감 없이 우선 한 번 사용해 보세요.

그럼, 이번 심전도에서 다음 대처는 무엇일까요? ST 변화가 좌각차단의 영향일 가능성이 높지만, Smith의 규칙도 민감도가 91%이기 때문에 완전히 허혈을 배제할 수는 없습니다. 추가 개입이 필요한지 여부는 병력이나 위험도를 기반으로 판단해야 합니다. 애초에 허혈성 심질환을 얼마나 의심하고 있는지가 중요합니다. 정말 의심된다면 심전도 한 장만으로 판단하기 어려우니 이전과 이후의 심전도를 확인하거나, 혈액검사나 심초음파 등 심전도 외의 검사를 통해 평가하는 것이 좋습니다**(부록 차트 참조)**.

〈해답〉 Sgarbossa 0점, Smith도 음성. 병력과 위험도 등으로 재평가

Case 4

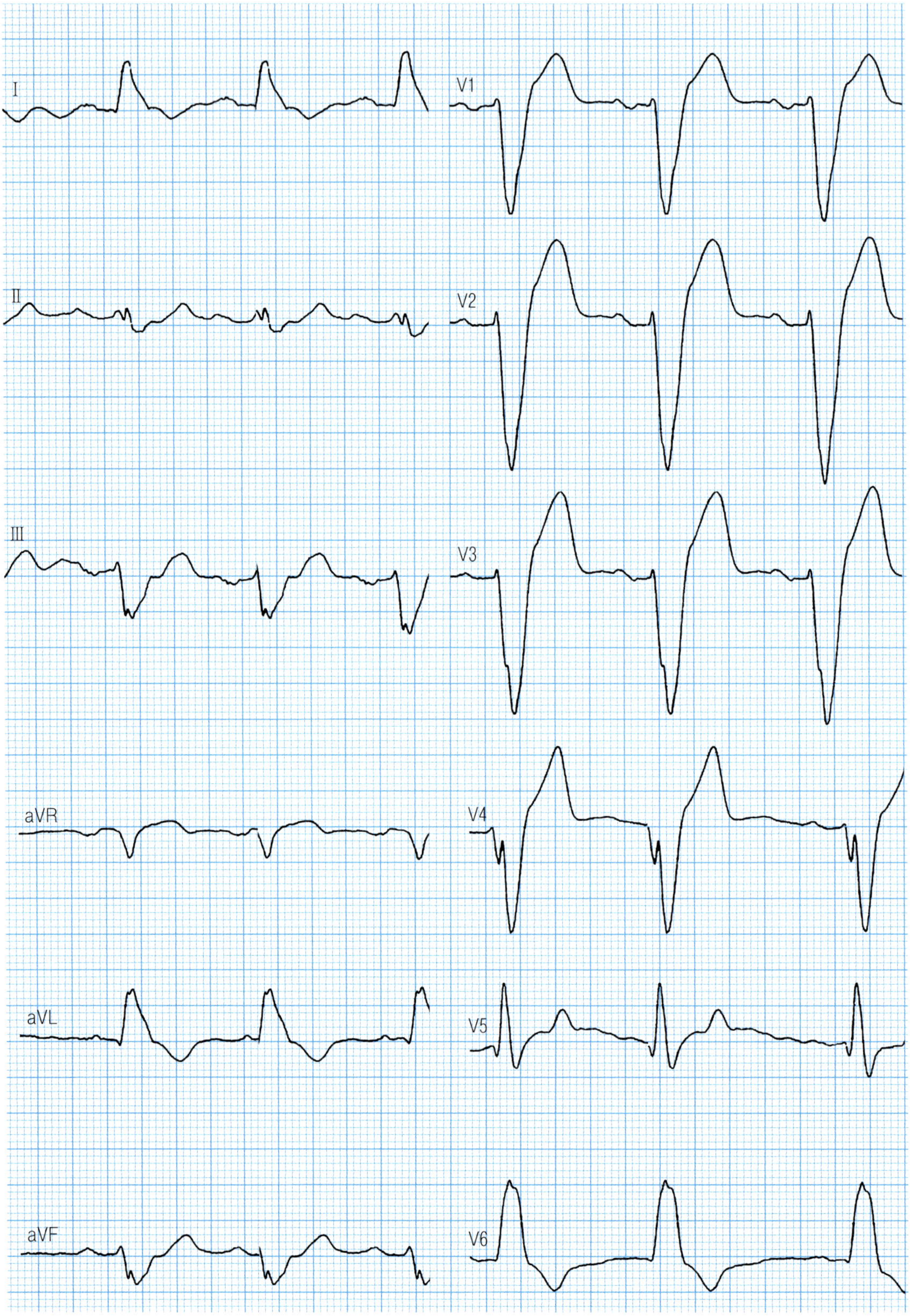

Case 4 해설

이번에는 UP UP이나 dowm down 패턴이 보이지 않습니다. 그럼 Sgarbossa 규칙 3은 어떨까요? V2에서 ST가 간신히 5.5 mm 상승한 것처럼 보이지만, V1은 3.5 mm, V3은 4 mm로 5 mm에 미치지 못합니다. 규칙 3만 적응으로는 2점이므로, 허혈이 있다고 단정할 수 없습니다(Sgarbossa는 3점 이상일 때 유의미합니다).

이어서 Smith 규칙을 적용해 봅시다. ST가 1 mm 이상 올라가 있는 down UP 패턴의 V1~V3에서 ST와 QRS의 비율을 계산합니다.

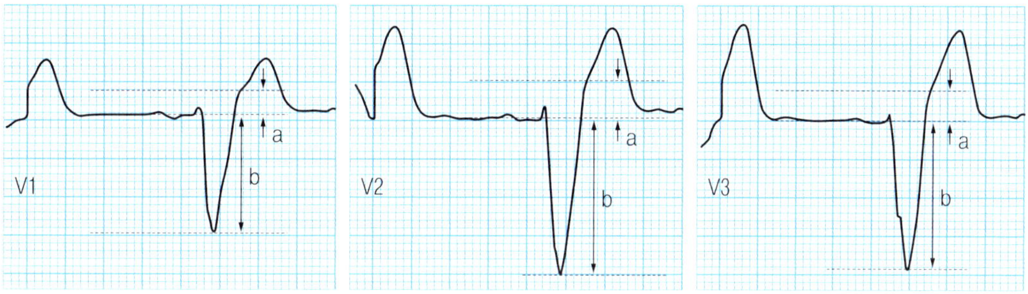

a/b = 3.5 mm/15 mm = 0.23 a/b = 5.5 mm/20 mm = 0.27 a/b = 4 mm/19 mm = 0.21

비율은 가장 큰 값을 기준으로 하므로 V2의 0.27이 됩니다. Smith의 규칙은 0.25 미만일 때 허혈을 배제하는 데 사용되지만, 이번에는 0.27로 해당하지 않습니다.

한편, Smith의 연구에 따르면 0.25 이상일 때는 심근경색에 대해 특이도가 90%, 양성 우도비가 9.0으로 진단에 유용하다고 보고하고 있습니다.[1)]

이번 경우에는 심근경색을 염두에 두고 신중하게 관리해야 합니다. 병력이나 위험도가 높다면 심장내과 의사에게 연락해 심전도를 함께 평가하는 것이 필요하며, 병력과 위험도에서 허혈 가능성이 낮다면 심전도 한 장만으로 심장내과 의사를 설득하기 어렵기 때문에, 혈액검사나 심초음파 검사 결과를 참고해 상담하는 것도 하나의 방법입니다(**부록 차트 참조**).

〈해답〉 Sgarbossa 규칙 3만 양성으로 2점, Smith는 양성 허혈성 심질환 의심

Case 4

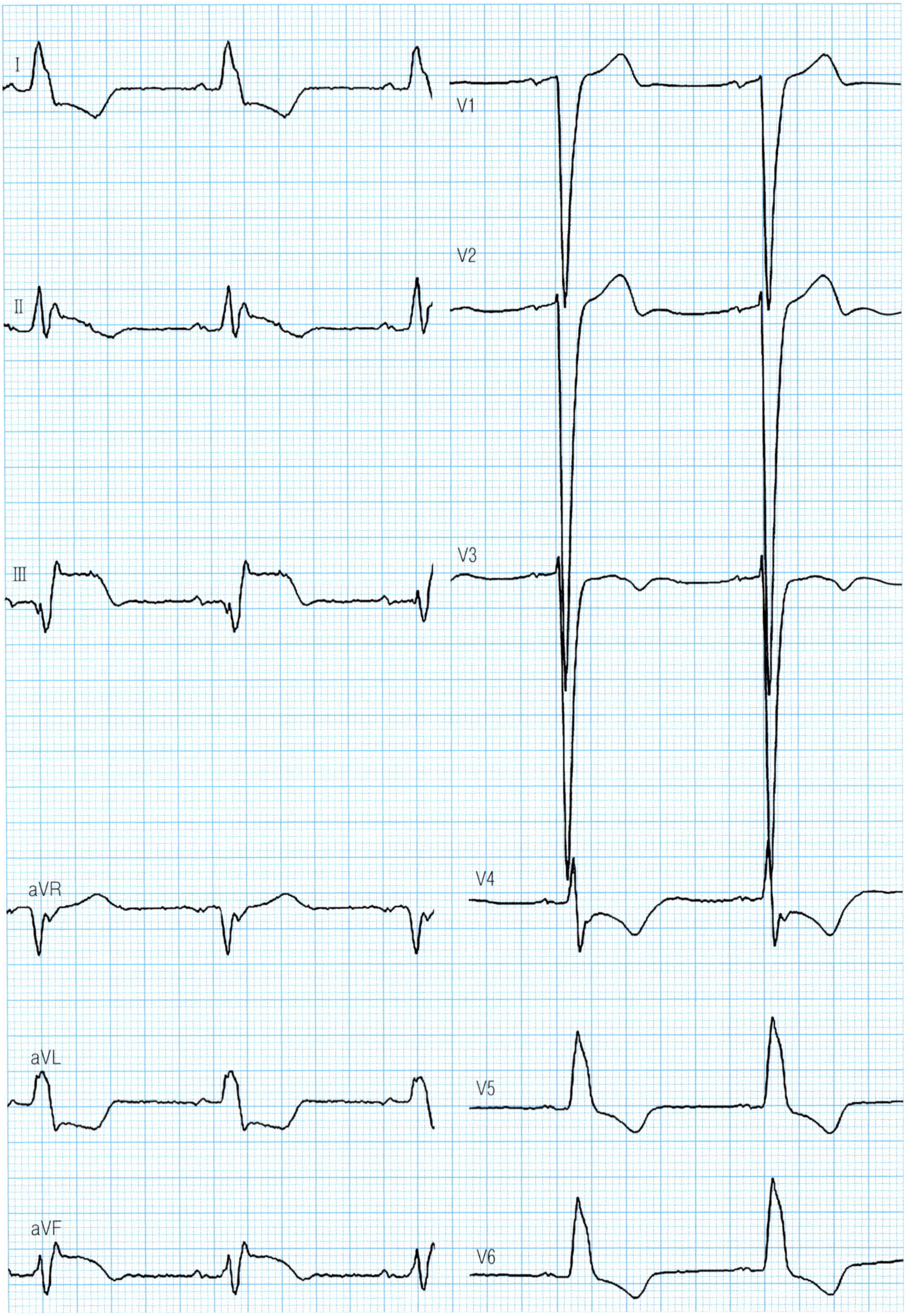

Case 5 해설

언뜻 보기에는 UP UP 패턴이 보이지 않는 것처럼 보입니다. V3가 down down 패턴처럼 보이지만, 확신이 들지 않습니다. V1과 V2는 ST 상승이나 하강이 없어 보입니다. II III aVF에서는 ST 상승이 보이는 것 같습니다. Down UP 패턴이라면 이는 좌각차단에서 원래 나타나는 변화입니다. 하지만 전형적인 좌각차단이라면 II aVF에서 QRS는 위를 향해야 하므로(참고 심전도 참조), 사실 II aVF는 UP UP 패턴에 해당합니다. 연속적인 유도라는 선입견이 있을 수 있지만, III 유도에서도 ST 상승이 있을 가능성이 있습니다. 그렇다면 V1부터 V3까지는 거울상으로 down UP의 패턴이 되지 못하고 ST가 약간 내려갔을 수도 있습니다.

어쨌든 이번에는 좌각차단에 동반된 II III aVF STEMI로 대응해야 할 것입니다.

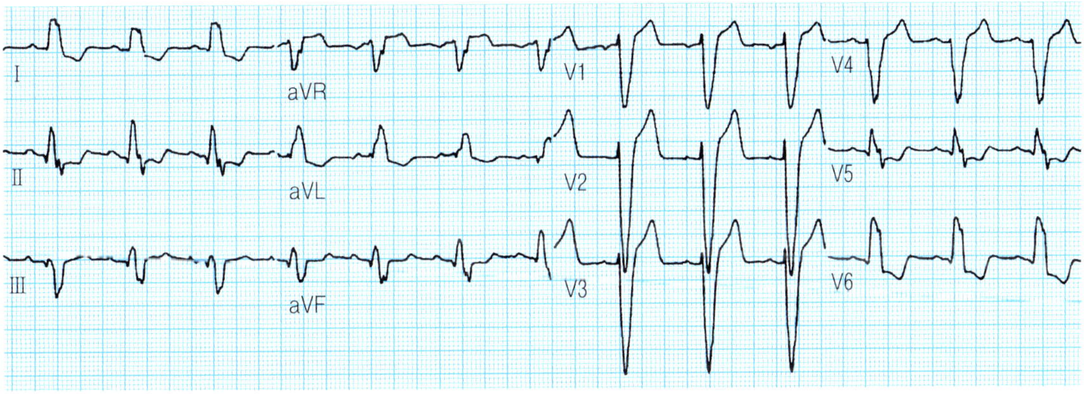

참고 심전도 허혈이 없는 일반적인 좌각차단에서는 II, aVF에서 QRS가 위로 향하는 것을 확인할 수 있다.

〈해답〉 Sgarbossa 규칙 1 양성으로 하벽 경색 의심

왼손으로 악수해 줘. 그게 심장에 더 가까우니까.

왼손으로 하는 악수나 좌각차단 모두 익숙해지기까지 시간이 걸리지만, 실천하면 할수록 심장의 본질에 더 가까이 다가갈 수 있으니 앞으로도 계속 도전해 보세요.

문헌

1) Smith SW, et al, Diagnosis of ST-elevation myocardial infarction in the presence of left bundle branch block with the ST-elevation to S-wave ratio in a modified Sgarbossa 규칙. Ann Emerg Med. 2012; 60: 766-76.

6

COLUMN

새로운 것에 주의하라

좌각차단이 있는 심전도에서 Sgarbossa 기준으로 심근경색 여부를 진단할 수는 있지만, 배제하는 것은 어렵다는 점을 Chapter 13에서 언급했습니다. 이 책을 읽어 온 여러분이 '이때야말로 이전 심전도와 비교해야 해!'라고 생각하고 대처할 수 있다면, 훌륭한 STEMI 헌터가 된 증거입니다. 그러나 여기서 새로운 문제가 발생합니다. 과거의 심전도를 확인했을 때 좌각차단이 없었는데 내원 시 심전도에서 좌각차단이 있었다면, 즉 '새로운' 좌각차단을 어떻게 해석하고 대응할 것인가가 문제입니다. 여기서 우리는 가이드라인에 '새로운' 좌각차단을 허혈 의심 심전도에서 발견했을 때의 대응 방침을 확인해 보겠습니다.

좌각차단은 심근경색증을 일으킬 수 있을까?

2010년 ACC/AHA에서 발표한 STEMI 가이드라인[1]에서는 '연속되는 2개의 유도에서 ST 상승이 있거나 **새로운 좌각차단이 발생하면 STEMI로 분류한다**'고 명시하고 있습니다. 또한, 2012년 ESC에서 발표한 STEMI 가이드라인[2]에서도 **새로운 좌각차단은 심근경색증의 하나로 분류**되며, 임상적으로 새로운 좌각차단으로 판단된다면 재관류 요법도 고려해야 한다고 기록되어 있습니다.

이처럼 가이드라인에서 '새로운' 좌각차단을 다루는 이유는 '새로운' 허혈성 심질환에 의해 '새로운' 좌각차단이 나타난다는 보고 때문입니다. 그러나 응급실에서 눈앞의 심전도에서 나타난 좌각차단이 정말로 '새로운' 것인지 증명하는 것은 매우 어렵습니다. 이번 심전도가 좌각차단을 보였다고 해도, 2년 전 심전도에는 좌각차단이 없더라도 1개월 전이나 1년 전부터 이미 좌각차단이 발생했을 가능성도 있습니다. 매일 심전도를 찍지 않는 한, 실제로 '새롭게' 나타난 것임을 증명하는 것은 불가능합니다. 하지만 없는 것을 만들어낼 수는 없습니다.

정말로 '새로운' 좌각차단이라면 위험성이 높겠지만, 문제는 이 '새로운' 것임을 재현하기 어렵다는 점에 있었습니다.

ACC/AHA 가이드라인 2013의 변경사항

이 새로운 문제에 대해 Larson 등은 새로운 좌각차단'단독'으로는 허혈에 대해 위양성일 가능성이 많고, CAG 결과가 정상인 경우가 많다고 보고했습니다.[3] Kontos 등은 좌각차단 병력이 있는 환자와 새롭게 좌각차단이 발생한 것으로 보이는 환자를 비교했을 때 급성심근경색증 발생 비율이 차이가 없었다고 보고했습니다.[4] Chang 등은 2010년 ACC/AHA 가이드라인에서 새로운 좌각차단을 STEMI로 간주해야 한다고 명시했으나, 실제로 응급실에서 새로운 좌각차단 자체가 AMI의 위험을 증가시키지 않는다고 하며, 가이드라인의 이 부분은 신중히 다루어야 한다고 제언했습니다.[5]

이러한 임상 연구를 바탕으로 2013년 발표된 ACC/AHA 가이드라인에서는 '**새로운 좌각차단으로 보이더라도 과거의 심전도와 현재 심전도 사이에 언제 좌각차단이 발생했는지 알 수 없다. 애초에 새로운 좌각차단으로 보이는 경우는 발생 빈도가 낮으며, 그것만으로는 급성심근경색증으로 간주해서는 안 된다**'고 결론지어졌습니다.[6]

Q: 새로운 좌각차단은 긴급 CAG가 필요한 새로운 허혈성 심질환의 위험인가?
A: 새로운 좌각차단을 STEMI로 간주하여 대응(ACC/AHA 2010, ESC 2012까지)
⇒ 새로운 좌각차단 단독으로는 급성심근경색증으로 간주하지 않음(ACC/AHA 2013)

각차단이라면 과거의 심전도가 필요 없을까?

주의해야 할 점은 '새로운 좌각차단만으로는 심근경색증으로 간주하지 않으니 굳이 이전 심전도를 가져와서 새로운 것인지 확인할 필요가 없다'는 결론을 내려서는 '**안 된다**'는 것입니다. 좌각차단은 여러 가지 기준이 있더라도 허혈 평가가 여전히 어렵습니다. 이번 심전도가 기준에서 음성으로 나왔더라도, 이전에 가져온 심전도와 비교해야 비로소 허혈이 증명될 수 있습니다. 좌각차단이 '새로운' 것인지 여부가 아니라, 허혈 평가가 어려운 좌각차단을 비교하기 위해 과거의 심전도가 필요한 것입니다.

새로운 우각차단은 어떻게 할까?

좌각차단이 아닌 우각차단이 새롭게 발생했다면 어떻게 대응해야 할까요? Widimsky 등은 우각차단이 **심근경색증에 함께 발생하면** 예후가 나쁘며, 새로운 우각차단도 좌각차단과 동일하게 다루어야 한다고 합니다.[7] 그러나 여기서도 '새로운' 것을 증명하는 것이 문제입니다. 우각차단은 좌각차단보다 예후가 좋고, 좌각차단 자체만으로는 심근경색으로 간주하지 않으므로, **새로운 우각차단만으로 대응을 변경하지 않는** 것이 현 가이드라인의 방침입니다. 이 경우에도 새로운 것을 확인하는 것이 아니라 비교를 목적으로 과거 심전도를 확인하는 작업이 필요하다는 것은 당연한 일입니다.

정리

✓ 새로운 각차단 단독만으로는 현 상황에서 급성심근경색증으로 대응하지 않는다.

✓ 오히려 각차단일 때는 이전 심전도를 찾아 비교하는 작업이 필수적이다.

문헌

1) O'Connor RE, et al. Part 10: acute coronary syndromes: 2010 American Heart Association Guidelines for Cardiopulmonary Resuscitation and Emergency Cardiovascular Care. Circulation. 2010; 122 (18 Suppl 3): S787-817.
2) Task Force on the management of ST-segment elevation acute myocardial infarction of the European Society of Cardiology (ESC), et al. ESC Guidelines for the management of acute myocardial infarction in patients presenting with ST-segment elevation. Eur Heart J. 2012; 33: 2569-619.
3) Larson DM, et al. "False-positive" cardiac catheterization laboratory activation among patients with suspected ST-segment elevation myocardial infarction. JAMA. 2007; 298: 2754-60.
4) Kontos MC, et al. Outcomes in patients with chronicity of left bundle-branch block with possible acute myocardial infarction. Am Heart J. 2011; 161: 698-704.
5) Chang AM, et al. Lack of association between left bundle-branch block and acute myocardial infarction in symptomatic ED patients. Am J Emerg Med. 2009; 27: 916-21.
6) O'Gara PT, et al. 2013 ACCF/AHA guideline for the management of ST-elevation myocardial infarction: a report of the American College of Cardiology Foundation/American Heart Association Task Force on Practice Guidelines. Circulation. 2013; 127: e362-425.
7) Widimsky P, et al. Primary angioplasty in acute myocardial infarction with right bundle branch block: should new onset right bundle branch block be added to future guidelines as an indication for reperfusion therapy? Eur Heart J. 2012; 33: 86-95.

Chapter 14

판단할 수 있는 심전도

지식과 의욕만으로는 충분하지 않다 ~ 사용하고 실행해야 비로소 가치가 있다

> **아는 것만으로는 충분하지 않다. 그것을 사용해야 한다.**
> **의욕만으로는 충분하지 않다. 반드시 실행해야 한다.**
>
> 요한 볼프강 폰 괴테

좌각차단 심전도에서 허혈 평가는 때때로 어렵지만 Sgarbossa 기준 등을 사용하여 판단할 경우가 있다는 점은 이미 언급했고, 이를 체감하셨을 겁니다. 이번에는 우각차단에 대해 이야기해 보겠습니다. 우각차단에서는 일반적으로 ST 변화가 나타날 수 있습니다.

그런데 지식은 있지만 우각차단 심전도의 허혈 판단 경험이 부족한 의사들로부터 평가에 자신이 없다는 이야기를 자주 듣습니다. 익숙하지 않은 우각차단 심전도를 보면, STEMI라고 단정짓는 것이 어려운 과제로 느껴지기 때문일 것입니다. 지식과 의욕만으로는 심전도 판단을 할 수 없습니다. 역시 직접 사용하고 실행해야 허혈 판단이 가능합니다. 그래서 이번 장에서는 몇 가지 우각차단 심전도 증례를 제시하니, 허혈 평가에 도전해 보세요. 생각보다 그리 어렵지 않다는 것을 깨달을 수 있을 것입니다.

심전도 증례 1

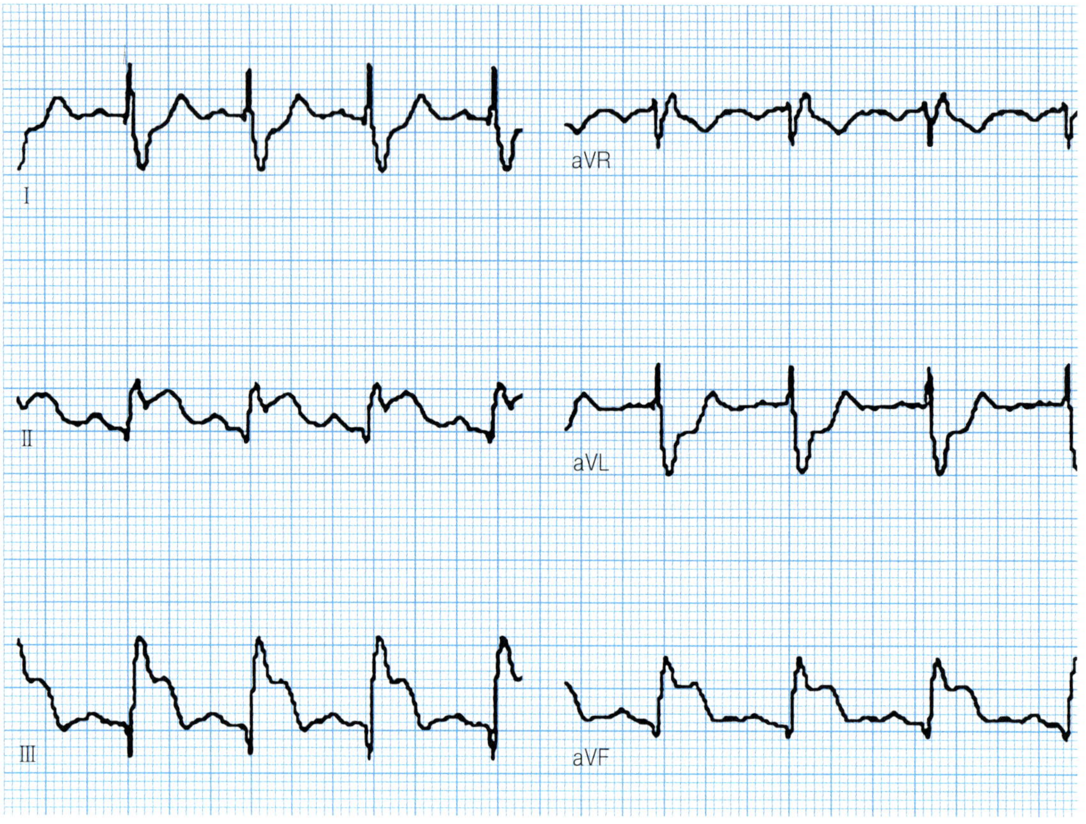

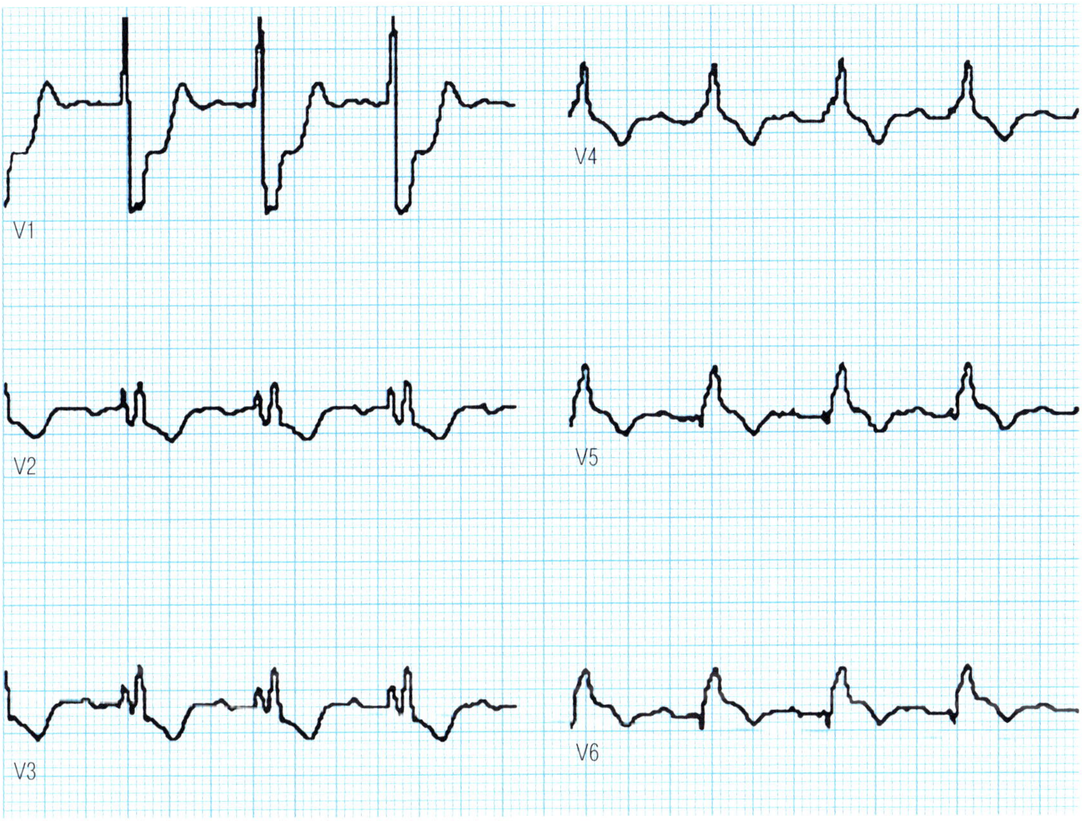

<해설>

V2와 V3에서 두 개의 봉우리를 가진 QRS 패턴이 보이므로 우각차단입니다. 허혈 평가에 불안감을 느껴도, II III aVF에서 ST 상승을 읽어낼 수 있을 것입니다. aVL에서 ST 하강이 거울상처럼 보인다면 완벽합니다. 하벽 경색이 의심되는 STEMI로 자신 있게 심장내과 의사에게 연락하세요.

그럼, 다음 심전도는 어떻게 보일까요?

심전도 증례 2

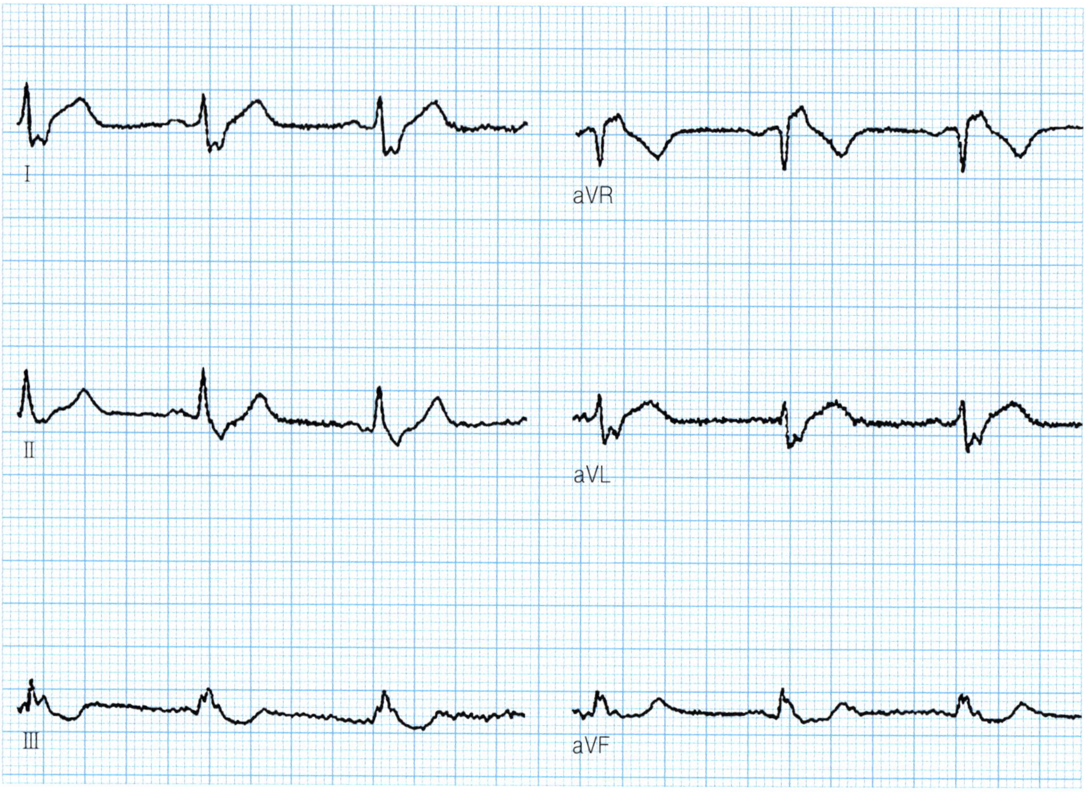

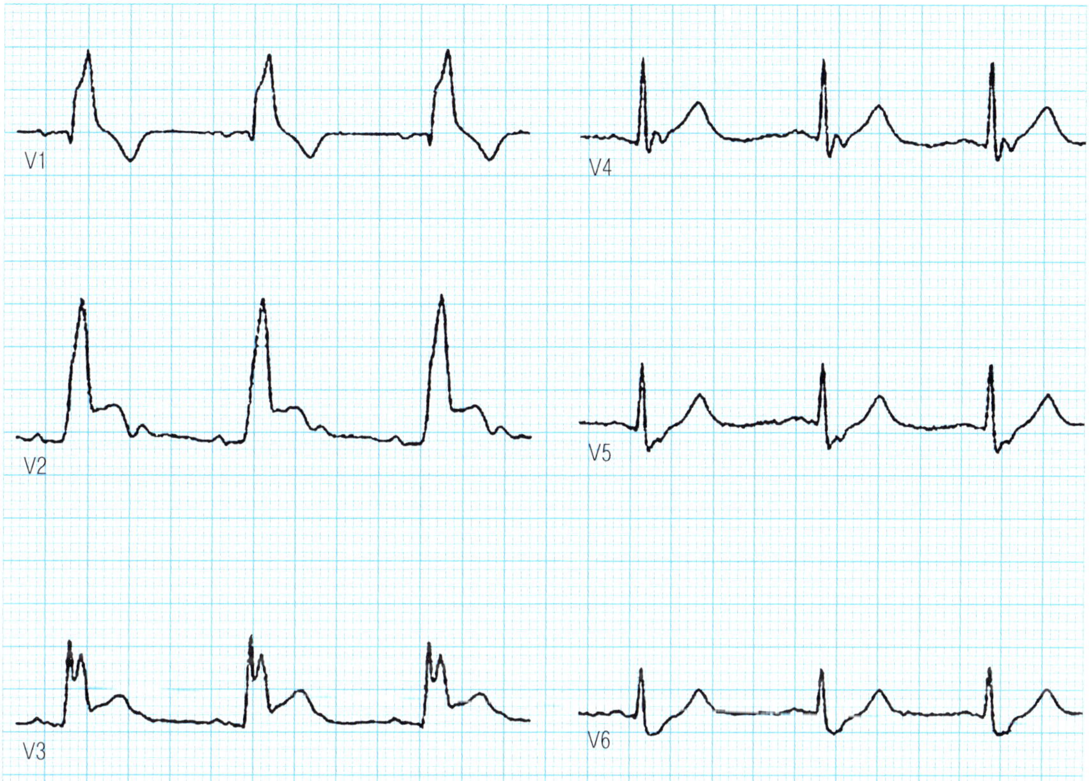

<해설>

넓은 QRS는 V3에서 토끼 귀가 있는 우각차단입니다. V2, V3에서 뚜렷한 ST 상승이 나타나고 있습니다. 전벽 경색이 의심되는 STEMI로, 역시 심장내과 의사에게 연락해야 할 증례입니다.

심전도 증례 3

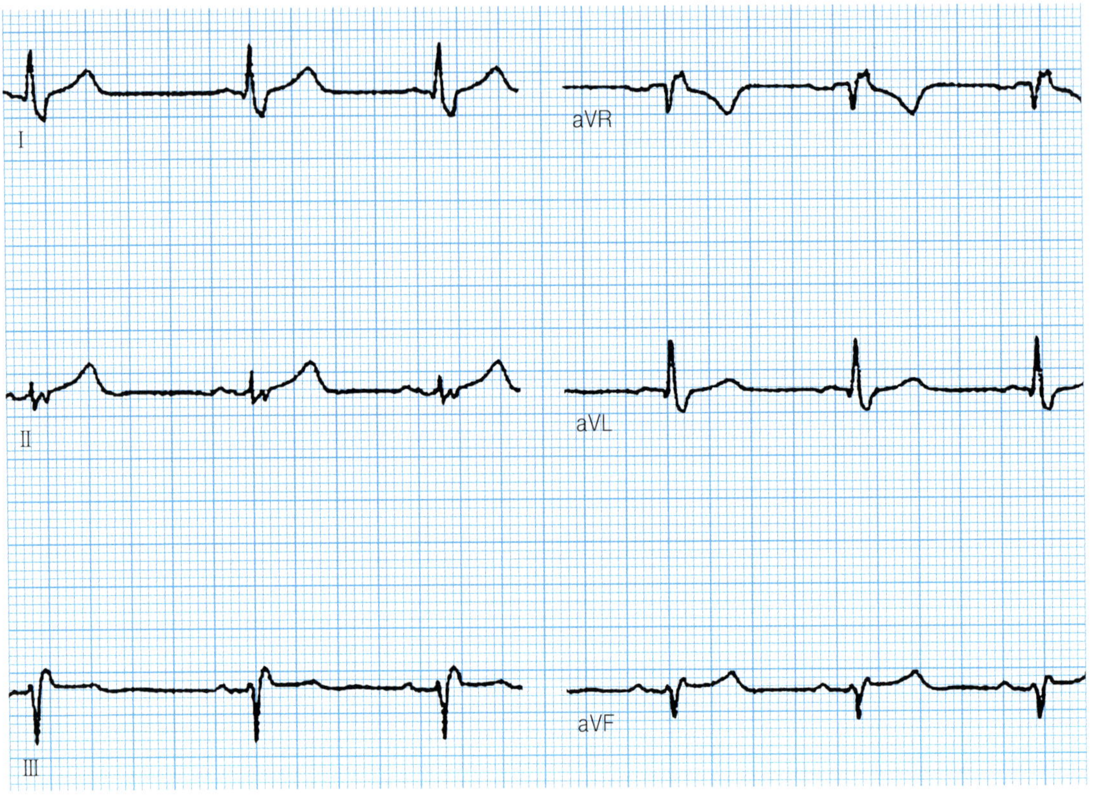

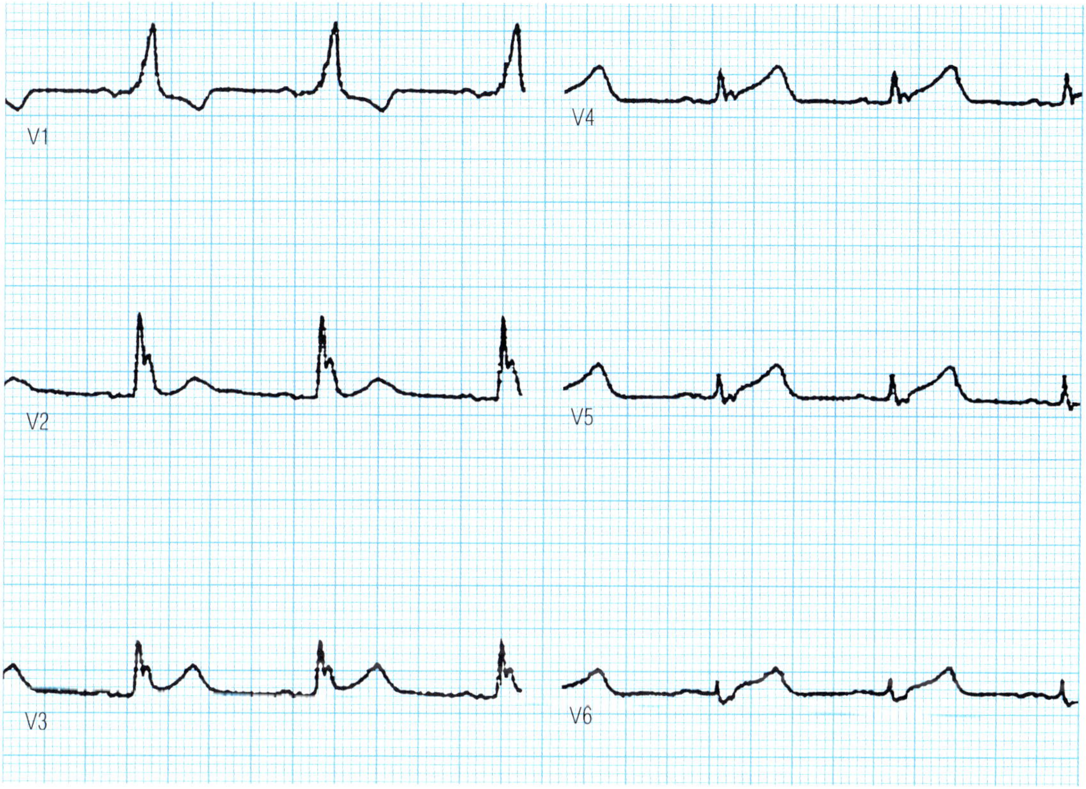

<해설>

V1~V3에서 두 개의 봉우리를 가진 QRS 패턴이 보이므로, 역시 우각차단입니다. ST가 많이 올라가지 않은 것처럼 보이지만… 느껴보세요! I와 V3~V6에서 약간의 ST 상승이 읽힐 수 있습니다. 측벽의 I aVL V5 V6의 STEMI에서는 ST가 급격하게 상승하지 않는다는 것을 기억하세요. 불안할 때는 측벽의 거울상(V1 III)을 확인해 봅시다. V1에서 ST가 하강하는 것처럼 보입니다. 이것도 STEMI로 판단하여 즉시 심장내과 의사에게 연락해야 합니다.

이처럼 전벽 · 하벽 · 측벽에서 각각 ST 상승을 판단할 수 있으니, 우각차단에서도 이전과 마찬가지로 STEMI에 대응하세요.

그렇다면 다음 증례는 어떨까요?

심전도 증례 4

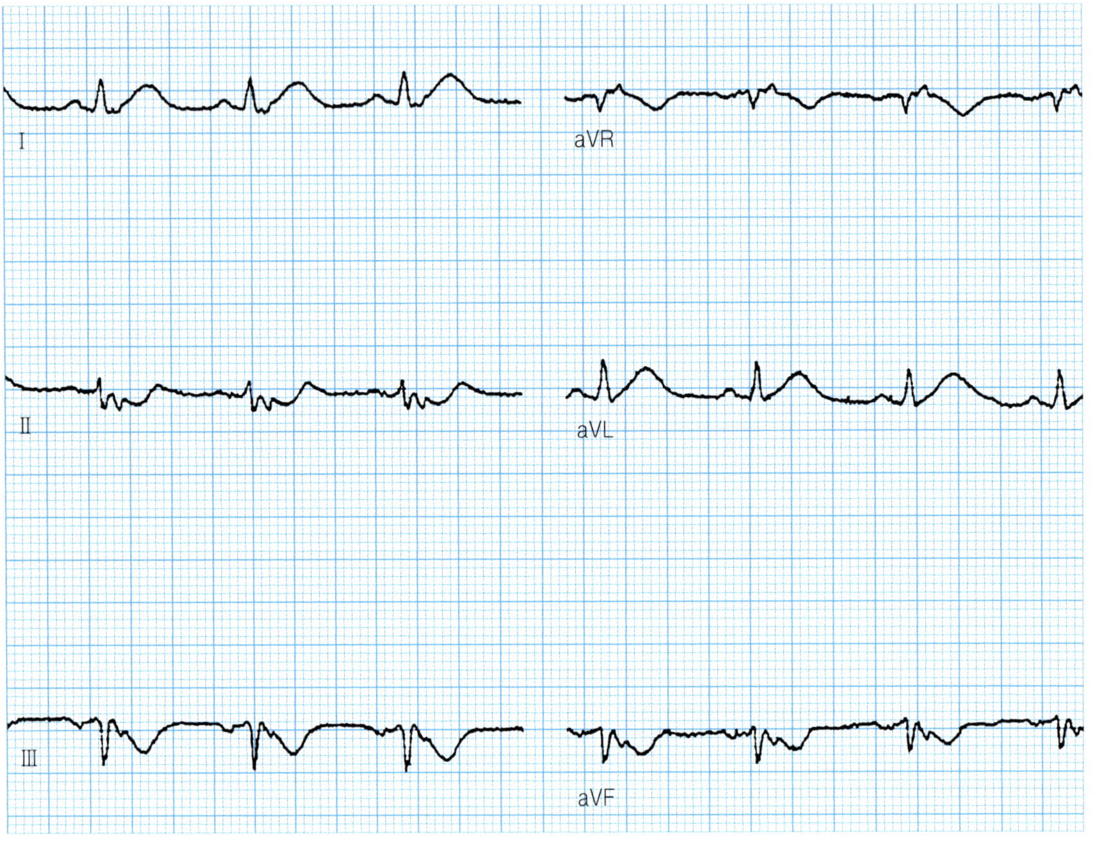

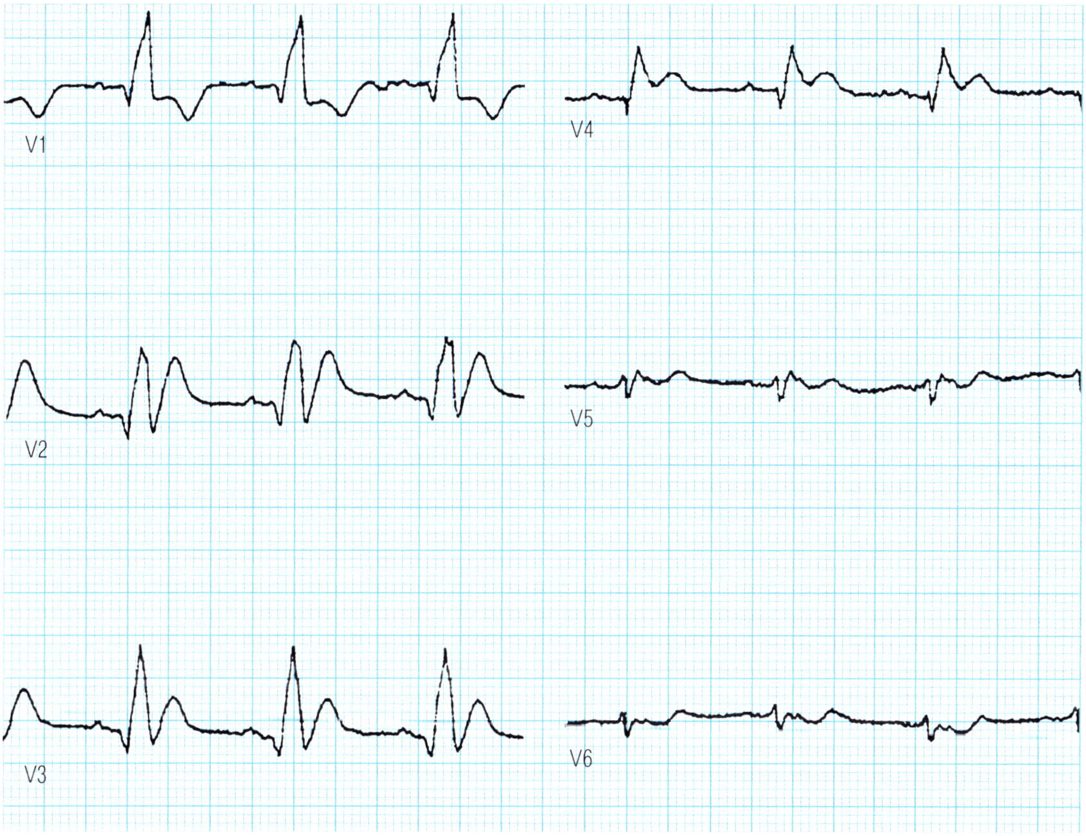

<해설>

뚜렷한 ST 상승은 보이지 않는 것 같습니다. V4에서 ST 상승이 보이지만, 연속적인 두 개의 유도 중 V3는 이상이 있는 걸까요? 확신을 가지고 STEMI라고 말하기는 어려울 수 있습니다. 여기서 우각차단의 특징을 극성이라는 관점에서 다시 한번 살펴보겠습니다.

우각차단의 극성에 대해

좌각차단에서는 QRS와 ST의 극성이 반대가 되어, 그 결과로 ST 판단이 어려워진다는 것을 이미 언급했습니다. 반대로 극성이 일치하는 ST 상승이나 ST 하강은 Sgarbossa 기준에 따라 허혈로 판단된다는 것을 기억하세요(그림 1).

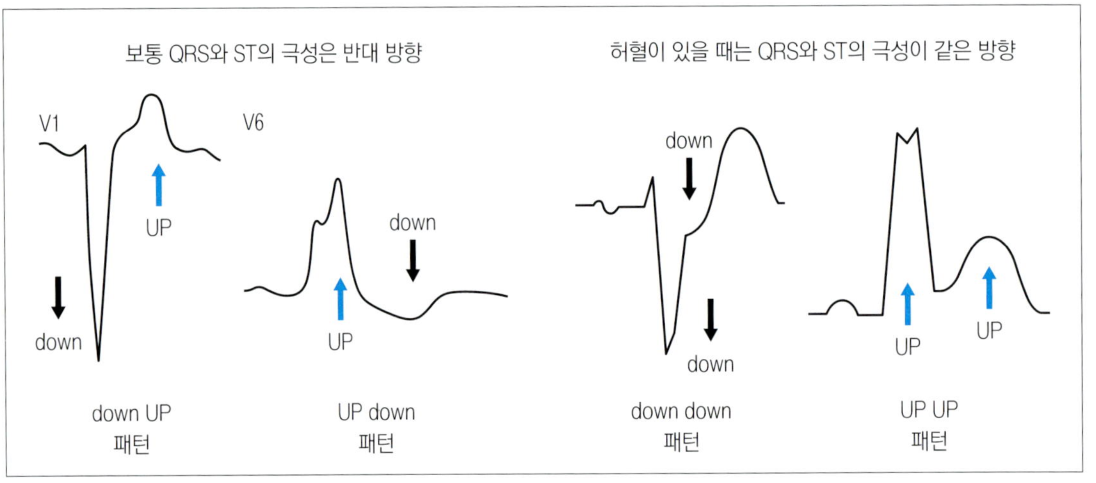

그림 1 **좌각차단의 극성과 허혈 변화**

사실 우각차단에서도 비슷한 현상이 발생합니다. 우각차단에서는 V1~V3(V4)에서 QRS complex가 rsR'처럼 **QRS의 마지막 파가 '위로 향하는'** 경우 **T파는 '아래로 향하게'** 됩니다. 이를 pseudo-normalization of the negative T-waves라고 하며,[1] 우각차단의 V1~V3(V4)에서

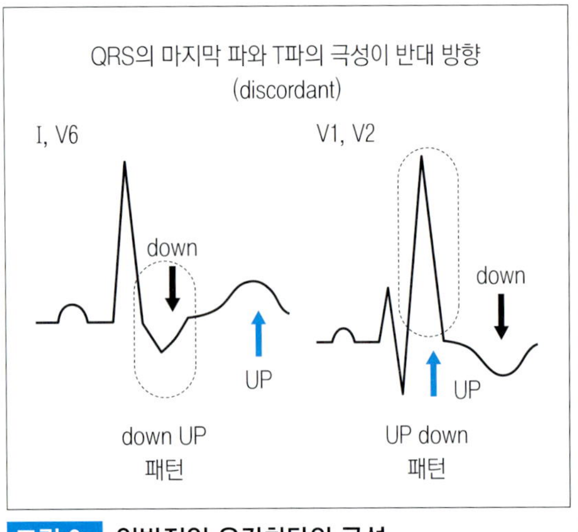

그림 2a **일반적인 우각차단의 극성**

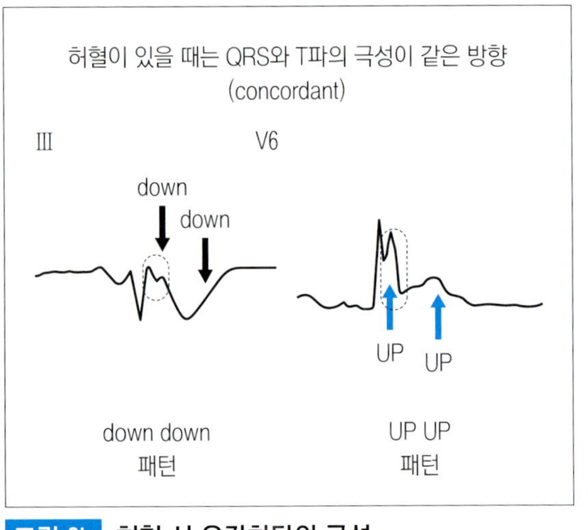

그림 2b **허혈 시 우각차단의 극성**

보이는 음성 T파는 정상 소견으로 간주됩니다. 또한, V5 V6이나 I, aVL에서는 RS'처럼 QRS complex의 마지막 파가 아래로 향하는 유도에서는 T파가 위로 향합니다.

이처럼 우각차단에서는 QRS complex의 마지막이 위로 향하면 T파가 아래로, QRS complex의 마지막이 아래로 향하면 T파가 위로 향하게 되어 극성이 반대 방향(discordant)이 되는 현상이 나타납니다(그림 2a). 반면, QRS complex의 마지막 파와 T파가 같은 방향으로 극성이 일치하는 경우(concordant)는 허혈을 의심할 수 있는 소견이 됩니다(그림 2b).

이를 바탕으로 증례 4의 심전도를 다시 한번 살펴봅시다. V2~V4에서 QRS의 마지막이 위를 향하고, 원래는 T파가 아래로 향해야 하지만 이 증례에서는 T파가 위를 향하고 있습니다. 이는 허혈로 판단해야 하는 소견입니다. 또한, III와 aVF에서 QRS가 QS 패턴으로 아래로 향하므로, 원래는 T파가 위로 향해야 하지만 이번 경우에는 T파가 아래로 향하며 극성이 일치하고 있습니다. 이것은 거울상으로서의 ST 하강으로, 허혈로 유의미한 소견입니다.

심전도 증례 4 [내원 시] (재게시)

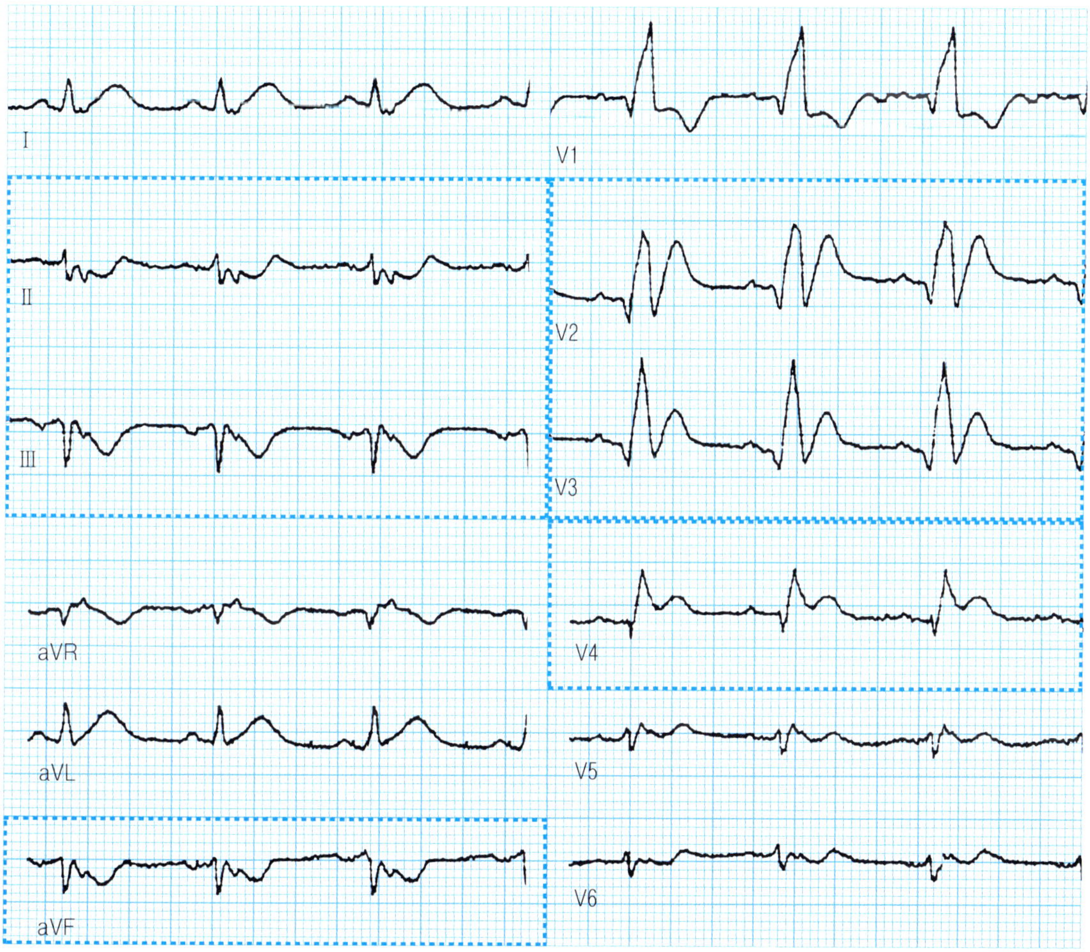

또한, 심전도 4의 30분 후에 다시 촬영한 심전도에서 뚜렷한 ST 변화가 나타났습니다[심전도 4(내원 30분 후)]. 이번에는 V2~V4에서 ST 상승이 명확해졌지만 처음 단계에서도 V2~V4에서 극성이 일치하고 허혈 소견이 있었기 때문에, 내원 시 심전도 한 장만으로도 심장내과 의사에게 연락했어야 합니다.

심전도 증례 4 (내원 30분 후)

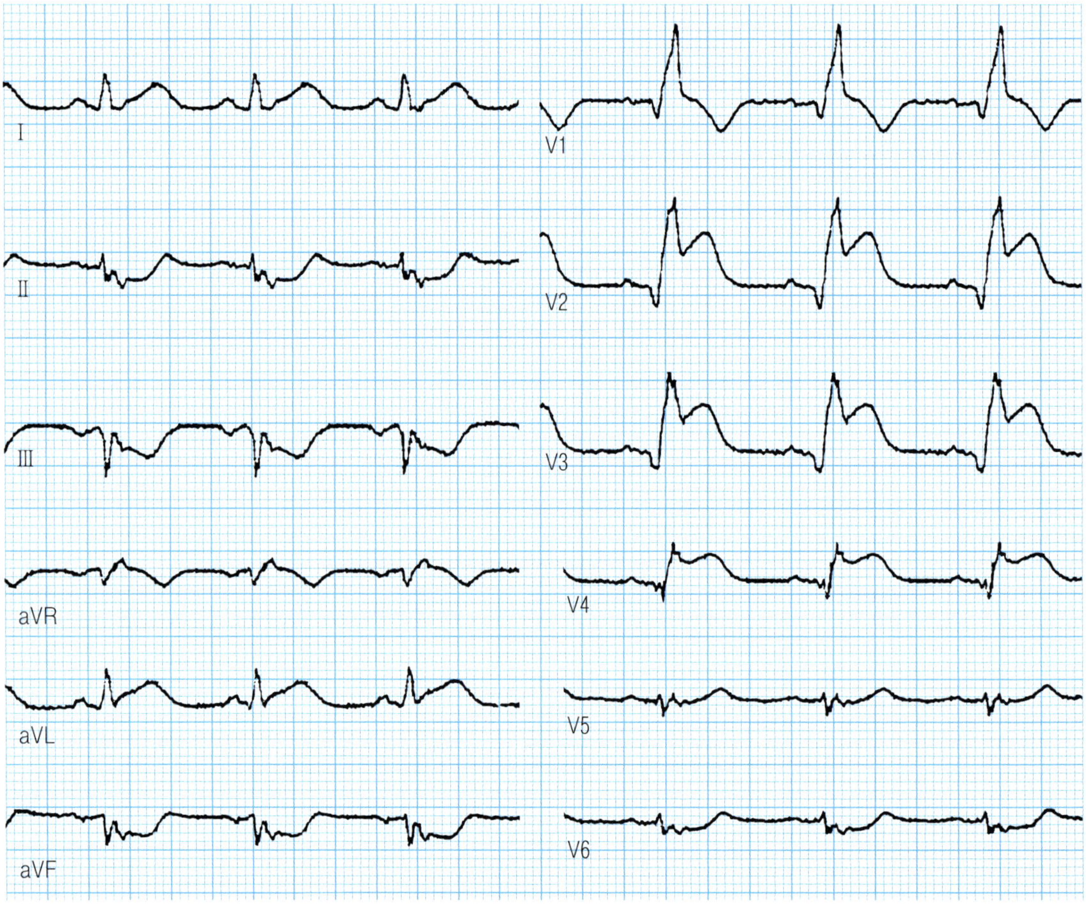

아는 것만으로는 충분하지 않다. 그것을 활용해야 한다.
의욕만으로는 충분하지 않다. 반드시 실행해야 한다

우각차단은 좌각차단과 달리 허혈 변화를 판단할 수 있다는 것을 체감했을 것입니다. 내일부터는 우각차단이라면 겁먹지 말고 적극적으로 허혈 판단을 해보세요. 그렇다면 허혈 변화가 없는 우각차단'**만**' 있는 경우에는 어떻게 대응해야 할까요?

우각차단에서 허혈 변화가 없을 때의 대응

우각차단만 있는 경우 그 대응은 결국 주증상으로 돌아가야 합니다. 심전도를 시행하는 주된 이유로 흔히 나타나는 것이 흉통과 실신 두 가지입니다. 먼저 흉통이 있는 경우 심전도 변화가 없더라도 허혈성 심질환을 의심한다면 NSTE-ACS로 대응합니다(Chapter 20 참조). 반면, 실신이 있을 때는 심장성 실신의 가능성이 없는지부터 평가를 시작해야 합니다. 특히 우각차단은 주의가 필요한데, 우각차단만 있을 때는 문제가 없더라도 좌각전지 또는 후지 차단이 동반되면 2각 차단라고 합니다. 2각 차단은 심장성 실신의 위험이 높아 심장내과 의사에게 컨설트를 요청해야 합니다.

그러면 시행한 심전도에서 허혈의 가능성도 없고, 2각 차단도 아닌, 진짜 우각차단'**만**' 있는 경우에는 어떻게 해야 할까요?

정말로 우각차단만 있을 때

Wong 등은 심근경색증에 동반된 우각차단은 예후가 좋지 않아 주의가 필요하다고 보고했지만,[2] 이번에 알고 싶은 것은 우각차단만 있는 경우입니다.

Zhang 등은 각차단이나 심실 내 전도장애만으로도 예후가 나빠 주의가 필요하다고 보고했습니다.[3] 물론, 넓은 QRS를 보이는 심전도를 하나로 묶어 생각하면 예후가 나쁘다는 것을 이해할 수 있지만, 우리의 의문에 답하려면 우각차단만 있는 하위 그룹에서 판단할 필요가 있습니다.

van Hemel 등은 우각차단이 좌각차단보다 예후가 좋다고 하여,[4] 같은 각차단이라도 구분할 필요가 있다고 했습니다. 만약 좌각차단을 우연히 발견했다면 긴급하지 않더라도 한 번은 심초음파로 평가하고 심장내과 의사에게 진찰을 의뢰하는 것이 나쁘지 않지만, 우각차단이라면 구체적으로 어디까지 해야 할까요?

전문가 의견으로 Murakawa Yuji 박사는 '**우각차단만으로는 전문의에게 의뢰하지 않으며, 정밀 검사도 하지 않는다**'고 언급했습니다.[5] 한편 Bussink 등은 덴마크 코펜하겐에서 대규모 우각차단 역학조사를 시행했습니다.[6] 이 임상 연구에서는 우심실에 부담을 주는 질환은 교란 변수로 제외되었습니다. 결과는 우각차단 단독으로도 사망률과 심장사의 위험이 약간 증가한다는 것이었습니다(그림 3, 4). 문제는 이 '약간'을 어떻게 해석할 것인가입니다.

'약간' 과도하게 환자를 분류하고 우각차단'만'으로 컨설트했지만 심장내과 의사가 특별한 조치를 취하지 않았다면, 나중에 환자도, 심장내과 의사도, 비심장내과 의사도 '굳이 진료를 받을 필요가 없었던 게 아닌가?'라고 생각하게 될 수 있습니다. 여러분이 상담하는 심장내과 의사가 우각차단 단독으로 인한 '약간'의 심장 예후 악화를 이유로 특별한 조치를 취하지 않는다면, 전문가 의견에 따라 경과 관찰하는 것이 비심장내과 의사가 취해야 할 적절한 대처라고 생각합니다.

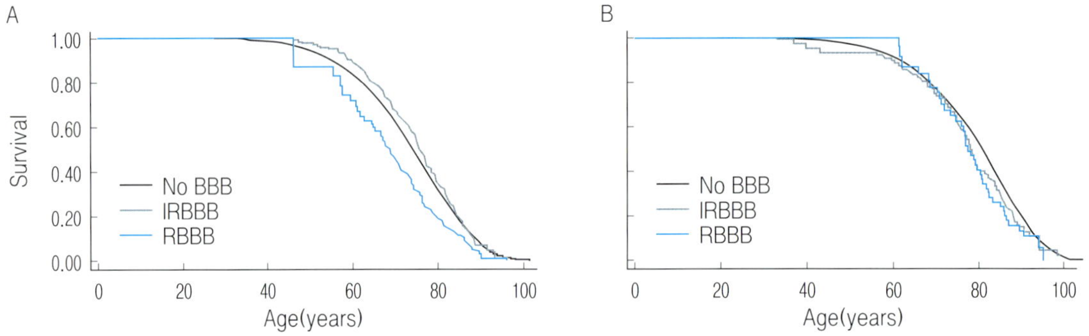

그림 3 The Kaplan-Meier survival curves regarding all-cause mortality in men(A) and women(B) by right bundle branch block at the baseline[6)]

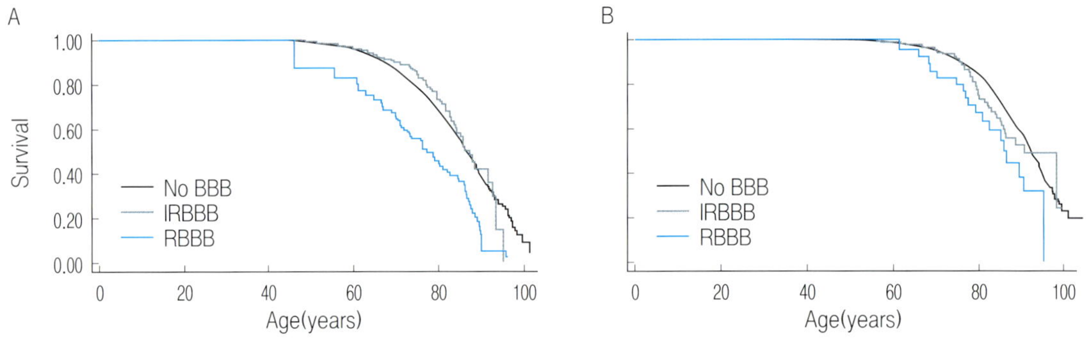

그림 4 The Kaplan-Meier survival curves regarding cardiovascular mortality in men(A) and women(B) by right bundle branch block at the baseline[6)]

요 약

- 우각 차단의 경우, 허혈로 인한 ST 변화를 판단할 수 있다.
- 우각차단에서는 QRS와 T파의 극성은 보통 반대 방향. 같은 방향이라면 허혈일 수도.
- 우연히 발견한 우각차단이라도, 외래에서 가능한 한 범위 내에서 허혈과 심장성 실신 평가는 해두는 것이 좋다. 문제는 심장내과 의사에게 컨설트할지 여부이다.
- 우각차단만 있다면 경과 관찰로 대응해도 되는지 여부는 미리 컨설트할 심장내과 의사에게 확인해 두는 것이 좋다.

문헌

1) Di Chiara A. Right bundle branch block during the acute phase of myocardial infarction: modern re-definitions of old concepts. Eur Heart J. 2006; 27: 1-2.
2) Wong CK, et al. Prognostic differences between different types of bundle branch block during the early phase of acute myocardial infarction: insights from the Hirulog and Early Reperfusion or Occlusion (HERO)-2 trial. Eur Heart J. 2006; 27: 21-8.
3) Zhang ZM, et al. A wide QRS/T angle in bundle branch blocks is associated with increased risk for coronary heart disease and all-cause mortality in the Atherosclerosis Risk in Communities (ARIC) Study. J Electrocardiol. 2015; 48: 672-7.
4) van Hemel NM. Left is worse than right: the outcome of bundle branch block in middle-aged men. Eur Heart J. 2005; 26: 2222-3.
5) 村川裕二. あなたが心電図を読めない本当の理由. 東京:文光堂;2008. p.23.
6) Bussink BE, et al. Right bundle branch block: prevalence, risk factors, and outcome in the general population: results from the Copenhagen City Heart Study. Eur Heart J. 2013; 34: 138-46.

7

COLUMN

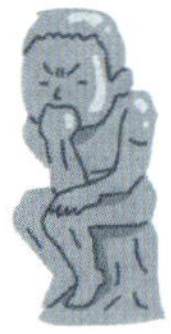

토끼 귀가 없을 때

명확한 토끼 귀 모양이 보이지 않는 비이봉성 넓은 QRS일 때는 각차단인지 아닌지 헷갈리게 됩니다. 예를 들어 130~131페이지의 증례 심전도를 생각해 보세요.

그렇지만 경험 많은 심장내과 의사에게 우리가 헷갈린 심전도를 보여주면 "이건 우각차단이네요."라고 자신 있게 말합니다. 이것은 어떤 '법칙'을 알고 있는지의 차이입니다. 작은 팁이지만, 알고 있으면 매우 유용하니 알려드리겠습니다.

먼저 QRS의 형태와 명명법을 확인해 봅시다(그림 1). 극성과 관계없이 큰 파는 대문자로, 작은 파는 소문자로 표기합니다. 크기의 기준은 세세한 규칙을 외우기보다는 감각적으로 대응하는 것이 좋습니다. 또한, 두 번째로 나타나는 파형이 같은 알파벳일 때는 작은따옴표(')를 붙입니다. 예를 들어 여러분이 자주 보는 우각차단 패턴 중 하나가 rsR'입니다(그림 1).

이 점을 바탕으로, 실제 우각차단의 V1 유도만 모아놓은 여러 가지 예시가 그림 2에 있습니다. 이렇게 보면 패턴이 다양하고 알파벳 표기법이 8가지나 있습니다. 일부는 토끼 귀 모양의 두 개의 봉우리가 아닐 때도 있어, 그럴 때는 우각차단이라고 자신 있게 말하기 어려운 것도 이해할 수 있습니다. 그러나 여기에는 일정한 규칙이 있습니다. V1 유도의 마지막은 반드시 R파(r' 또는 R')로 끝난다는 점입니다. 이 **우각차단은 V1 유도에서 넓은 QRS의 마지막이 R파로 끝난**다는 '법칙'입니다. 비밀을 풀자면, 우각차단에서는 우측의 전도로가 손상되어 '좌심실→우심실' 순으로 탈분극이 진행됩니다. V1에서는 좌심실의 탈분극이 rs 성분으로 먼저 나타나고, 뒤늦게 우심실의 탈분극 성분이 R파로 나타나며, V1에서는 항상 마지막이 R파로 끝나는 넓은 QRS가 완성됩니다. 대부분 **V1이나 V2에서 두 개의 봉우리가 있는 토끼 귀로 우각차단을 판단하지만, 그렇지 않을 때도 'V1의 마지막이 R인 넓은 QRS'라는 법칙**을 기억하면 우각차단을 보다 유연하게 판단할 수 있을 것입니다.

이 법칙은 좌각차단에도 동일하게 적용됩니다. 대부분 V5나 V6에서 두 개의 봉우리가 있는 토끼 귀 모양이 나타나지만, 그렇지 않을 때도 'V6의 마지막이 R인 넓은 QRS'라는 법칙을 기억해 두면 대응할 수 있습니다. 토끼 귀가 없어도 각차단인지 판단할 수 있습니다.

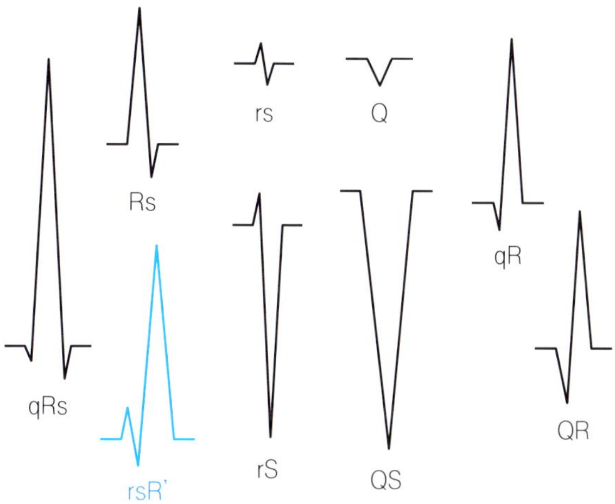

그림 1 QRS의 호칭

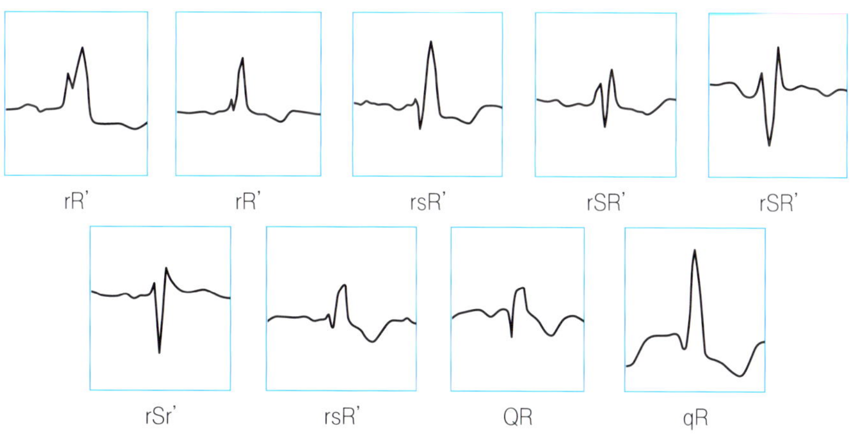

그림 2 우각차단의 다양한 형태의 QRS

문헌

1) Bouthillet T. Right Bundle Branch Block—Part 1. EMS 12-Lead. June 19, 2009. http://www.ems12lead.com/2009/06/19/right-bundle-branch-block-part-i/

Chapter 15

아무것도 하지 않는 심전도

컨설트 ~ 어떤 때는 금기, 어떤 때는 필수

증례 ★★★ 80세 여성. 흉부 불쾌감으로 내원

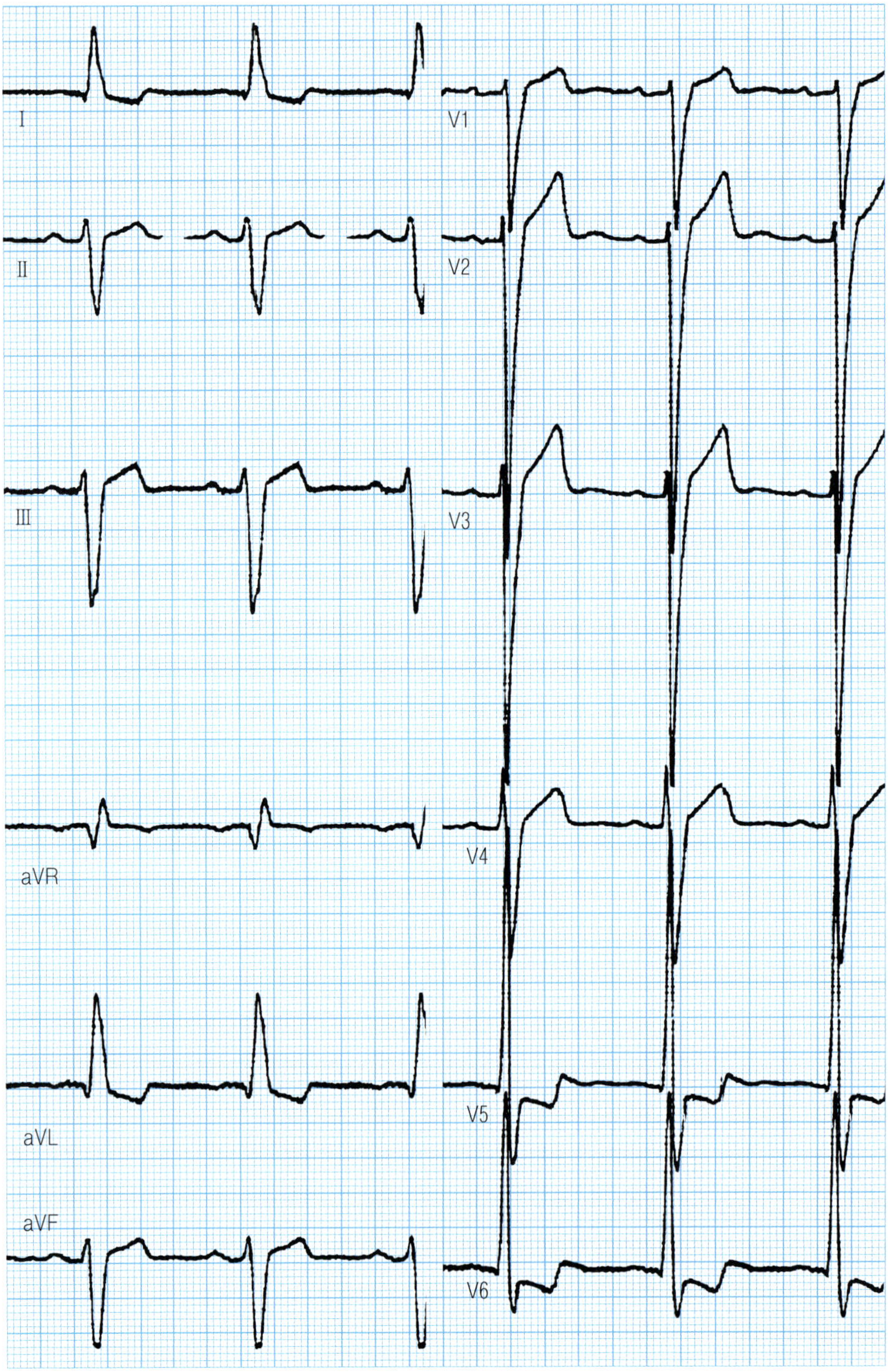

> ● **가장 중요한 결정은 무엇을 할지 결정하는 것이 아니라, 무엇을 하지 않을지 결정하는 것이다.**
>
> 스티브 잡스

내원 시 혈압은 180/120 mmHg로 상당히 높지만, 다른 활력징후는 안정적입니다. 과거 병력을 확인하니 "건강해서 건강검진도 받지 않고, 30년 넘게 가본 적이 없어요."라고 합니다. 언제나처럼, 10초 안에 대응 방안을 결정해 주세요.

이것은 LV strain pattern(좌심실비대)이라는 심전도입니다. 좌심실비대를 반영한 ST-T 변화로, 문자 그대로 '패턴 인식'으로 진단하는 심전도의 대표적인 사례입니다. 다소 특징적인 ST 변화가 보이지만, 대부분 허혈과 무관하므로 **LV strain pattern'만'으로 심장내과 의사에게 허혈 컨설트하는 것은 금기**입니다. 그러나 흔히 발생하는 전공의의 실수는 LV strain pattern을 허혈로 오인하여 심장내과 의사에게 연락하는 것입니다. STEmimic만 보고 불려 온 심장내과 의사는 "이것만으로 부르지 마세요!"라고 불만을 표할 수 있습니다.

가장 중요한 결정은 무엇을 할지 결정하는 것이 아니라, 무엇을 하지 않을지 결정하는 것이다.

LV strain pattern을 보았을 때 중요한 것은 여러 가지를 '무엇인가 하려고' 하는 것이 아니라, **'그것만으로는 심장내과 의사에게 컨설트하지 않겠다'**고 결정하는 것입니다.

발생률 1위의 STEmimic

LV strain pattern은 매우 자주 접하는 심전도 변화입니다. Brady 등에 따르면 흉통을 호소하는 환자에서 ST 상승형 심전도를 촬영했을 때, 실제 심근경색증은 15%에 불과하며 나머지 85%는 STEmimic이라고 합니다.[1] 그중 가장 높은 비율을 차지한 것은 LV strain pattern인 좌심실비대(25%)였고, 다음으로는 각차단(25%), 조기 재분극(15%)이 뒤따랐습니다(그림 1).

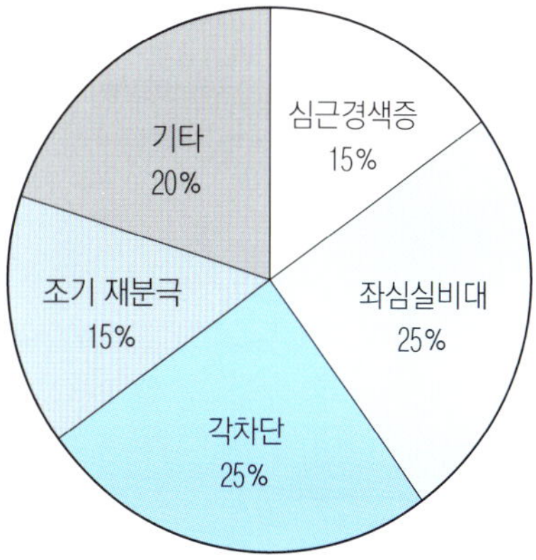

그림 1 **흉통 & ST 상승의 원인 질환**
(문헌 1에서 수정)

자주 접하는 심전도이기 때문에, LV strain pattern으로 매번 컨설트를 요청한다면 대기 중인 심장내과 의사는 힘들어질 수 있습니다. 과대평가를 피하기 위해서라도 LV strain pattern을 패턴 인식할 수 있도록 합시다.

● LV strain pattern을 패턴 인식하기

그럼 이번 심전도에서 LV strain pattern을 표시해 보겠습니다(그림 2). 중요한 사항은 '어디에', '어떤 모양으로' 나타나는가, 이 두 가지입니다.

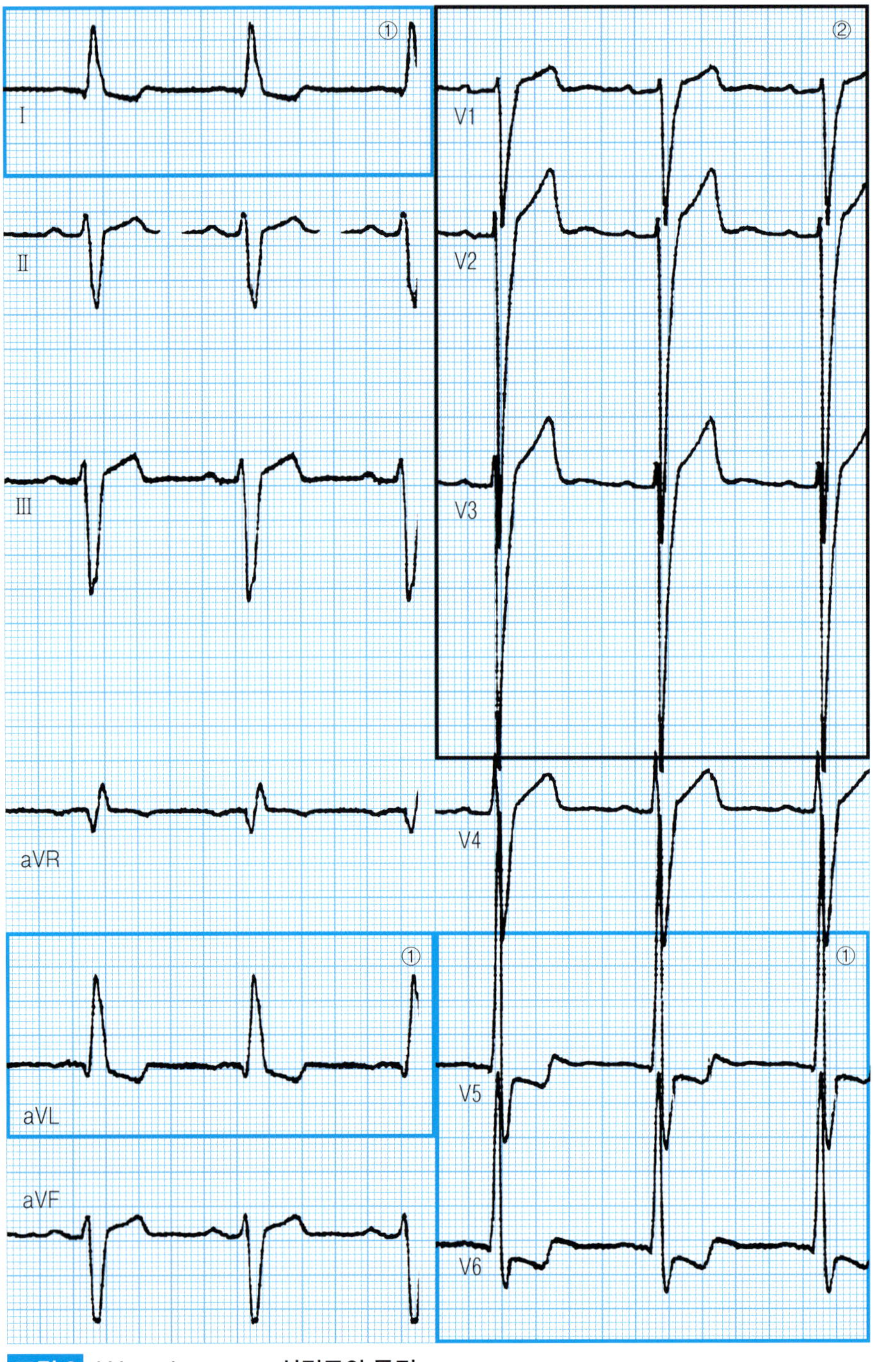

그림 2 LV strain pattern 심전도의 특징

① I aVL V5 V6(측벽): 높은 R파, ST 하강과 음성 T파
② V1~V3(전벽): 깊은 S파, ST의 약간 상승

'어디에' → 전벽 영역(VI~V3)과 측벽 영역(I aVL V5 V6) 두 곳에 주목.
'어떤 형태' → 각각 QRS와 ST의 극성이 반대로 나타나는 소견이 있다.

극성이 반대 방향인 것은 좌각차단의 discordance와 유사합니다.
또한, '이것이 바로 strain'이라고 할 수 있는 패턴이 있어 그림 3에 나타냈습니다.

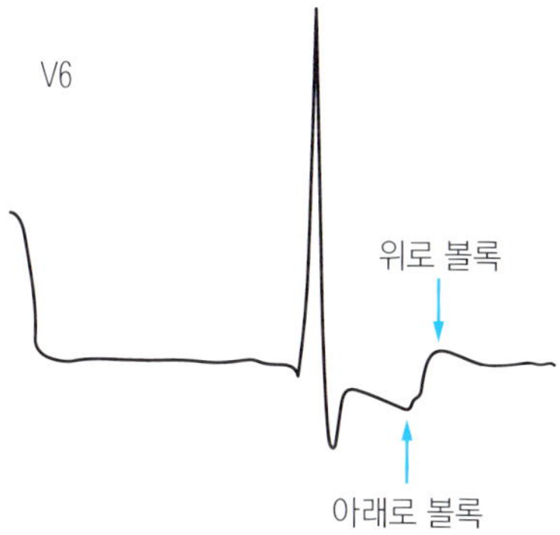

그림 3 V5, V6의 ST 모양이 바로 strain
(문헌 2, 3에서 수정)
① 처음에는 완만하게 하강하고, 급격히 올라간다.
② 두 개의 봉우리로 위아래로 모양이 보일 때도 있다(→).

그렇다면 왜 strain이라는 이름이 붙었을까요? 여러 설이 있지만, 원래 관습적인 명칭이기 때문에 깊이 생각할 필요는 없습니다. 그래도 사전을 찾아보면 'strain'은 '1. (팽팽히) 당기다, 잡아당기다. 2. (신체 일부를) 최대한으로 사용하다…'와 같은 의미가 있습니다. 힘껏 노력해 온 심근의 이미지와, 결과적으로 위아래로 당겨져 극성이 반대로 된 QRS와 ST 부분에서 strain을 느낄 수 있을지도 모릅니다.

왜 LV strain pattern이 되는 것일까?

LV strain pattern의 심전도 변화가 전벽이나 측벽에서 나타나는 이유는 좌심실 심근 비대의 소견이 해부학적으로 전벽이나 측벽에서 반영되기 쉽기 때문이라고 합니다. 또한, 그 특징적인 ST 변화의 기전은

- 일시적 변화: 심실 비대→심내막하의 상대적 심근 허혈, 비대 심근의 재분극 과정 지연
- 이차적 변화: 탈분극 과정의 변화

…로 설명됩니다만, 이 부분은 어려우니 외우지 않아도 괜찮습니다.

이 책은 심전도의 전기생리학보다는 심전도 패턴을 보고 어떻게 대처할지를 중시하므로, 실제로 중요한 것은 다음 두 가지입니다.

- **특징적인 심전도 변화를 보고 LV strain pattern을 인식할 수 있어야 한다.**
- **LV strain pattern의 ST-T 변화는 비대가 원인이며, 대부분 허혈이 아니므로 급하지 않다.**

Bedside에서는 병태생리보다는 패턴을 인식하고 조처를 할 수 있는지가 중요합니다.

좌심실 비대의 배경에는 오랜 기간 지속된 고혈압이나 대동맥판 질환 등으로 인해 좌심실이 열심히 일해야 하는 기저 질환이 거의 확실히 있습니다. Salles 등의 연구에 따르면 LV strain pattern의 심전도 환자는 난치성 고혈압과 관련이 있다고 보고되었습니다.[4] 실제로 고혈압 등으로 좌심실이 '근육질'이 된 이유를 오랫동안 가지고 있던 고령자에게 많이 보이며, 심장질환 병력이 없는 젊은 사람에게는 거의 나타나지 않습니다. 이러한 LV strain pattern을 보이는 고령자는 겉으로는 마르고 허약해 보일지라도, 심초음파를 해보면 심근이 근육질임을 확인할 수 있습니다. Ogah 등에 따르면 LV strain pattern의 좌심실비대에 대한 특이도는 89.8–100%로 매우 높아,[5] 심전도 한 장으로 심초음파에서 보이는 비대한 심근을 예측할 수 있습니다. 이 특징적인 심전도 소견은 LV strain pattern 외에도 'strain형'이나 '비대형 심전도', 또는 '좌심실비대 소견' 등 여러 가지 유사한 표현이 있습니다. 이 책에서는 'LV strain pattern'으로 통일하겠습니다.

LV strain pattern을 보았을 때 무엇을 '할지', '하지 않을지'?

외래에서 촬영한 심전도에서 LV strain pattern으로 보일 때는 병력에서 장기적인 고혈압이나 대동맥판협착증(AS) 등의 에피소드를 확인하는 것이 좋습니다. 가능하다면 심초음파로 심비대나 판막질환을 확인해 보는 것도 좋은 조치입니다. 아마도 뭔가를 발견할 수 있을 것이며, 병상황에 따라 만성 질환에 대한 개입이 필요할 수도 있습니다. 하지만…

가장 중요한 결정은 무엇을 할지 결정하는 것이 아니라, 무엇을 하지 않을지 결정하는 것이다.

바쁜 응급실에서는 발견된 심전도의 LV strain pattern에 대해 '무엇을 할지'는 그리 중요하지 않습니다. 만성질환 관리를 시작해도 나쁘진 않겠지만, 그보다 '무엇을 하지 않을지'가 더 중요한 결정입니다. 중요한 메시지는…

LV strain pattern에서 가장 중요한 결정은
무엇을 할지가 아니라, 그것만으로는 심장내과 의사를 부르지 않기로 결정하는 것입니다.

마스이 노부타카

그러나 흉통이 있는 심근경색증 의심 환자의 심전도에서 LV strain pattern이 보인다면 어떻게 해야 할까요? 이번 증례가 바로 그 예입니다. 다시 한번 처음 심전도를 보십시오. 아마도 수십 년간 치료받지 않은 고혈압이 배경에 있을 것이며, 심초음파로도 좌심실 비대가 있을 것입니다. 그러나 그러한 만성 병태보다 더 중요한 문제는, 이 흉통을 호소하는 이 환자가 허혈성 심질환일 가능성입니다. 그것만으로는 '아무것도 하지 않는' LV strain pattern이지만, 눈앞의 ST 변화가 허혈 판단을 요구할 때는 어떻게 해야 할까요?

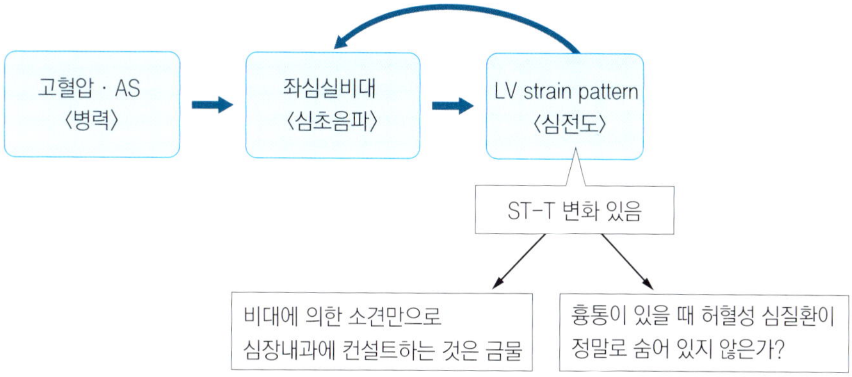

그림 4 LV strain pattern을 봤을 때의 사고

가이드라인과 LV strain pattern

여기서 가이드라인이 등장합니다. ST 상승형 심근경색증의 심전도 변화에 대해 LV strain pattern(좌심실비대)이 있는 경우 다음과 같이 설명되어 있습니다.

> Diagnostic STE in the absence of LVH or left bundle-branch block (LBBB) is defined as…
> ST 상승의 진단은 좌각차단과 좌심실비대가 없고, 다음과 같이 정의된다…
>
> ACC/AHA(미국심장학회/미국심장협회)
> ST분절 상승 심근경색증 가이드라인 2013[6]
>
> Typically, ST-segment elevation in acute myocardial infarction, measured at… in the absence of LVH or left bundle branch block.
> 전형적인 급성심근경색증의 ST 상승은…이다(단, 좌각차단이나 좌심실비대가 없을 것).
>
> ESC(유럽심장학회)
> ST분절 상승 심근경색증 가이드라인 2012[7]

좌심실 비대를 시사하는 LV strain pattern이 있는 심전도에서는 ST가 상승해 보일 수 있지만 사실 STEMI가 아니라는 것, 즉 STEmimic이라는 것이 가이드라인에 명시되어 있습니다(그리고 마음속에서는 LV strain pattern만으로는 허혈로 심장내과에 상담하는 것은 금기라는 소리가 들려오는 것 같습니다). 좌각차단에서와 마찬가지로 LV strain pattern의 ST 변화는 STEMI가 아니라는 것이죠.

그러나 흉통으로 내원한 환자의 심전도가 LV strain pattern일 때, 우리는 ST 부분을 뚫어지게 바라보며 bedside에서 이렇게 외치고 싶어집니다….

"LV strain pattern이 있는 사람이 STEMI에 걸리면, 심전도는 어떻게 되는 거야!"

좌각차단에서 심전도 판단이 어려울 때와 같은 고민에 부딪히게 됩니다.

● LV strain pattern의 허혈 판단

이 책에서 가장 도전적인 주제인 LV strain pattern의 허혈 판단. 응급 심전도의 권위자인 Brady도 LV strain pattern의 ST 변화가 비대 때문인지 허혈 때문인지 헷갈릴 때가 있으며, 그 판단이 매우 어렵다고 언급했습니다.[1] 이것은 좌각차단에 적용되는 Sgarbossa 기준과 같은 규칙이 LV strain pattern에는 없고, 어떤 변화가 비대 또는 허혈을 나타내는지를 구분할 수 있는 명확한 근거가 부족하기 때문입니다.

그런데도 LV strain pattern은 가장 자주 접하는 STEmimic이기 때문에 저도 전공의들에게 그 판단을 어떻게 해야 하는지 자주 질문을 받습니다. 그 답은…

> 아무리 LV strain pattern일지라도,
> 정말로 허혈성 심질환이 의심되면 심장내과에 컨설트한다.

심전도로 판단할 수 없다면 억지로 판단해서는 안 됩니다. 하지만 실제로 LV strain pattern에서도 허혈일지 모른다고 생각할 때가 있습니다. 그래서 몇몇 문헌과 제 경험을 바탕으로, 현장에서 실제로 어떻게 하고 있는지를 기록(혹은 고백)합니다.

먼저, 주의하고 있는 심전도 포인트 3가지를 소개합니다.

> ① 가짜 strain을 의식한다.
> ② Sgarbossa 기준을 응용한다.
> ③ 병력과 심초음파는 반드시 점검.

그럼 각각의 포인트에 관해 설명해 보겠습니다.

포인트① 가짜 strain을 의식한다

다음 심전도 환자가 흉통으로 왔다면 어떻게 할까요?[8] 10초 안에 생각해 보세요.

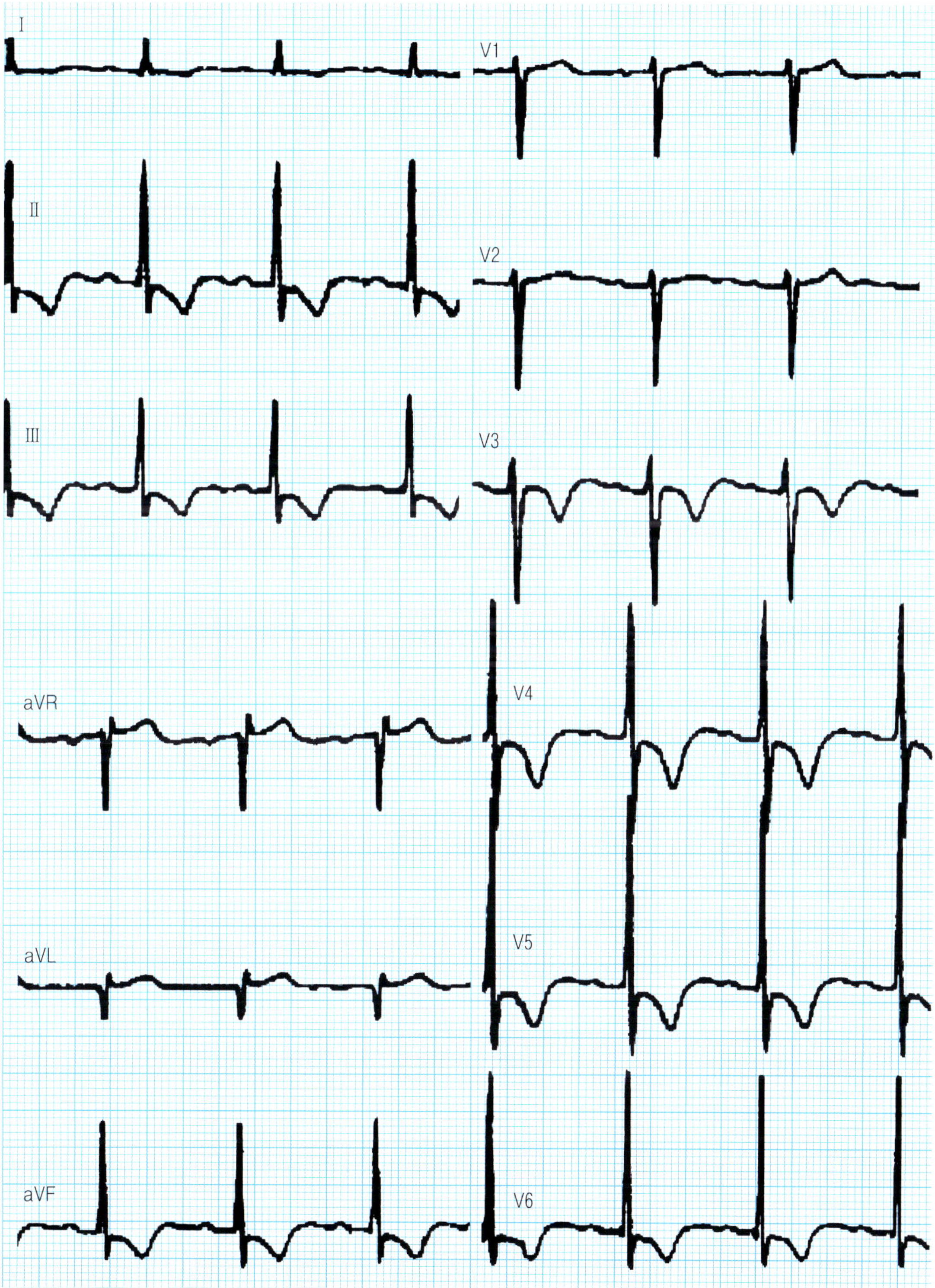

V5, V6에서 높은 R파와 ST 하강, 음성 T파가 있어 LV strain pattern처럼 보일 수 있습니다. V2, V3에서는 깊은 S파가 나타납니다. 이 경우 좌심실 비대라고 할 수 있을까요?

답은 'No'입니다.

LV strain pattern의 특징적인 **위치와 모양**이 이 증례에 해당하지 않습니다.

우선, 이번처럼 II III aVF 또는 V3에서도 ST 하강과 음성 T파가 나타나는 경우, LV strain pattern이 아니라고 보는 것이 좋습니다.[8] 전형적으로 측벽에서 ST 하강과 음성 T파가 나타나므로 이번 증례는 위치가 다릅니다. 또한, 음성 T파의 모양도 LV strain pattern에서는 두 봉우리 형태를 보이지만(그림 5), 이번에는 전형적인 LV strain pattern의 모양과 다릅니다(그림 6).

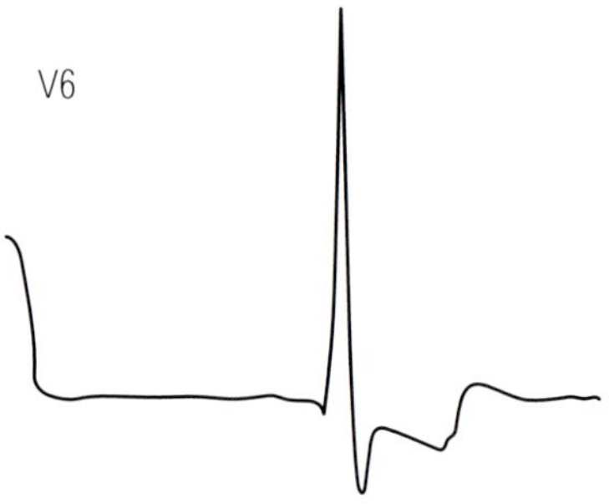

그림 5 LV strain pattern
음성 T파는 좌우 비대칭이면 LV strain pattern과 유사하다.

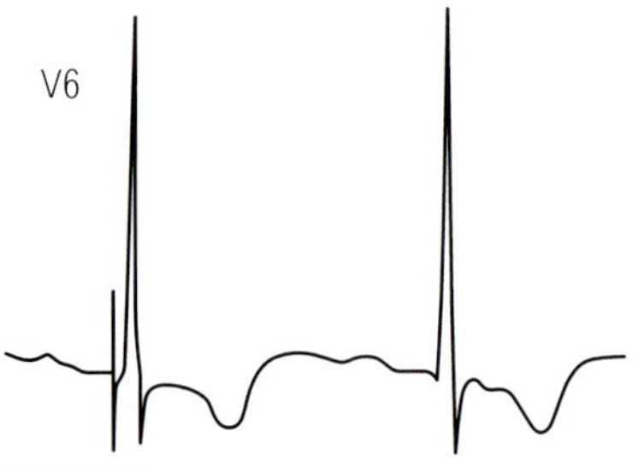

그림 6 이번 심전도
음성 T파는 좌우 대칭이면 LV strain pattern과는 유사하지 않다.

그림 5, 6과 같은 '그럴듯하다' 또는 '그럴듯하지 않다'는 느낌은 반복적으로 심전도를 보다 보면 익히게 되는 감각적인 것입니다. '그게 쉬우면 내가 이렇게 고생하지 않지!'라는 반응이 들리지만, LV strain pattern처럼 이런 부분은 패턴 인식에 해당합니다. 감각적으로 표현할 수밖에 없으니 양해 부탁드립니다.

Birnbaum 등은 좌심실비대 환자에서 **전반적인 ST 하강과 aVR 또는 V1의 ST 상승**이 보일 경우, 심내막 허혈로 인해 ACS일 가능성이 있으니 단순히 좌심실 비대로 결론짓지 않는 것이 좋다고 지적하고 있습니다.[2,9] 확실히 LV strain pattern이 좌관상동맥 주간부 병변(LMT)에서도 심내막 허혈이 있다면 ST 하강이 나타나지만, LMT의 경우는 더 광범위한 ST 하강과 aVR에서의 상승이 나타나며, 이는 좌심실 비대에서는 일반적으로 보이지 않는 소견입니다(Chapter 5의 증례 심전도 참조).

다음 소견은 가짜 LV strain pattern일 수 있다!

- ST 하강이나 음성 T파의 형태가 LV strain pattern처럼 보이지 않는다.
- 측벽 외에도 ST 하강이 있다.
- aVR이나 aVL/V1에서 ST가 약간 상승하고 있다.

포인트② Sgarbossa 기준 규칙 3을 적용해 보기

LV strain pattern은 QRS와 ST가 반대 방향으로 극성이 나타나는 특징이 있는데, 이것은 좌각차단과 유사합니다.[10] V1~V3에서 극성이 반대 방향으로 나타나고 약간의 ST 상승이 보일 때, 이것이 STEMI인지 헷갈린다면 Sgarbossa 기준의 규칙 3을 적용해 보세요. 그림 7B, 그림 7C와 같이 ST가 급격히 올라가면 STEMI를 의심합니다.

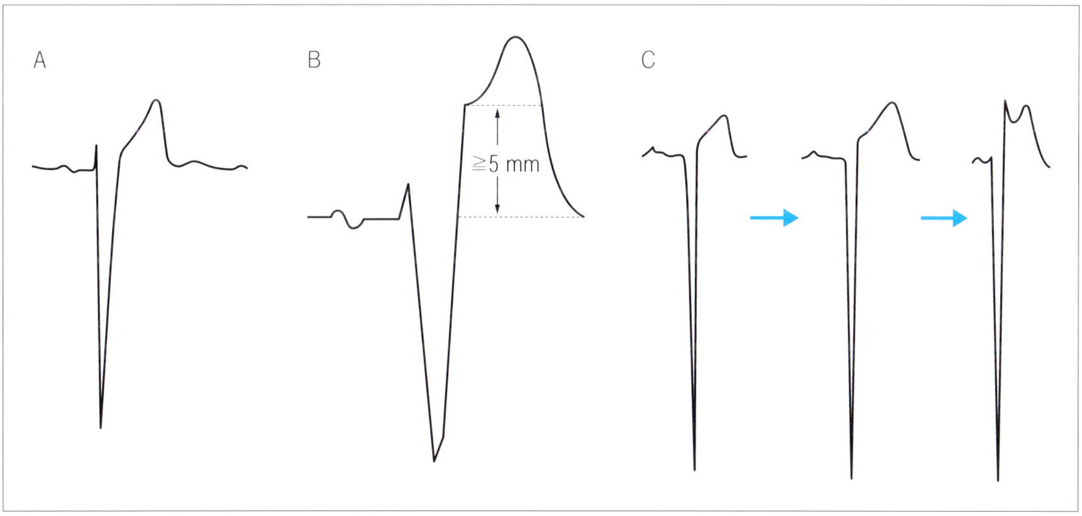

그림 7 **LV strain pattern에서 V1~3에서 급격히 올라가면 허혈일 가능성이 있음**

A: LV strain pattern에서는 깊은 S파+ST의 약간 상승.
B: Sgarbossa 규칙 3처럼 급격히 올라가면 STEMI일 수 있음.
C: ST 상승 판단이 어려울 때는 시간 경과에 따른 변화를 보는 것도 한 가지 방법임.

그런데 그림 7C의 심전도가 ST 상승으로 인식될 수 있는 이유는 시간 경과에 따라 추적하여 비교했기 때문입니다. 심전도 한 장만으로는 판단하기 매우 어렵습니다. 따라서 보편적인 전략으로, 이전 심전도를 찾아보고, 여러 번 심전도 검사를 반복하는 것과 같은 행동이 이처럼 근거가 부족한 심전도 해석에 매우 유용할 수 있습니다.

포인트③ 병력, 심초음파, 혈액검사는 반드시 확인

LV strain pattern에서 허혈이 의심될 때는 병력과 심초음파를 통해 고혈압, 대동맥판 협착증 좌심실비대 소견과 같은 나이로 인한 변화를 반드시 확인해야 합니다. LV strain pattern이라면 이러한 소견이 거의 확실하게 발견되지만, 만약 없다면 새로운 허혈 변화로 인한 ST 변화를 LV strain pattern으로 잘못 이해하고 있을 가능성이 있습니다. 실제로 몇몇 문헌에서도 이러한 함정이 지적된 바 있습니다.[11-13]

LV strain pattern'만'으로는 아무런 조처를 하지 않는다고도 언급했지만, 허혈이 의심되는 순간 병력 재조사와 심초음파 검사가 추가됩니다.

LV strain pattern의 심전도 허혈 판단

포인트 1 모양: 좌우 대칭적인 음성 T파는 허혈일 가능성이 있음.
위치: 측벽 이외의 ST 하강, aVR/aVL/I에서 ST 상승은 허혈일 가능성이 있음.

포인트 2 V1~V3에서 급격한 ST 상승이 나타나면 허혈일 가능성이 있음(Sgarbossa 규칙 3 참조).

포인트 3 병력과 심초음파에서 비대의 증거가 없다면 허혈일 가능성이 있음.

LV strain pattern은 심전도만으로 싸우지 않는다

이 책은 심전도에 관한 책이므로 심전도의 감별 포인트를 적었지만, 솔직히 LV strain pattern에 대한 심전도 판단은 어렵습니다. 유의미한 소견이 나타나면 운이 좋은 것이지만, 근거가 부족하기 때문에 심전도 판단에만 지나치게 집착해서는 안 됩니다.

또한, 위에서 설명한 포인트 3에서 심전도 감별인데 심전도 외의 정보를 사용하는 것이 부당하다는 의견이 있을 수 있지만, 심전도에서 확신이 서지 않을 때일수록 혈액검사로 심근 효소를 확인하거나 위험인자를 평가하는 등 심전도 외의 평가 도구를 사용하는 것이 중요합니다. 궁극적으로 중요한 것은 환자의 예후이며, 심전도만으로 멋지게 진단하는 것이 아닙니다.

심전도로 판단할 수 없는 경우가 언제인지, 심전도의 한계가 어디인지 아는 것이 중요하며, 판단할 수 없을 때는 다른 전략도 고려하는 것이 필요합니다. LV strain pattern의 허혈 심전도 판단에 혼란이 생기면, 가능한 다른 정보를 최대한 수집하고 심장내과 의사와 함께 어떻게 할지를 결정하는 것이 bedside에서 병을 다루는 비심장내과 의사의 올바른 자세일 것입니다.

요 약

- LV strain pattern을 패턴으로 인식한다.
- LV strain pattern은 고혈압 등으로 인한 좌심실비대가 원인일 수 있으므로 '그것만'으로는 서둘 필요는 없다.
- LV strain pattern만으로 허혈 컨설트는 금기.
- LV strain pattern의 심전도에서 허혈 판단은 어렵다.
- LV strain pattern에서 허혈 판단이 요구되면, 심전도 외의 정보도 수집하여 심장내과 의사와 함께 방침을 결정해야 한다.

문헌

1) Brady WJ, et al. Cause of ST segment abnormality in ED chest pain patients. Am J Emerg Med. 2001; 19: 25-8.
2) Birnbaum Y, et al LVH and the diagnosis of STEMI--how should we apply the current guidelines? J Electrocardiol. 2014; 47: 655-60.
3) Brady WJ. Electrocardiographic left ventricular hypertrophy in chest pain patients: differentiation from acute coronary ischemic events. Am J Emerg Med. 1998; 16: 692-6.
4) Salles G, et al. Importance of the electrocardiographic strain pattern in patients with resistant hypertension. Hypertension. 2006; 48: 437-42.
5) Ogah OS, et al. Electrocardiographic left ventricular hypertrophy with strain pattern: prevalence, mechanisms and prognostic implications. Cardiovasc J Afr. 2008; 19: 39-45.
6) O'Gara PT, et al. 2013 ACCF/AHA guideline for the management of ST-elevation myocardial infarction: a report of the American College of Cardiology Foundation/American Heart Association Task Force on Practice Guidelines. Circulation. 2013; 127: e362-425.
7) Steg PG, et al. ESC Guidelines for the management of acute myocardial infarction in patients presenting with ST-segment elevation. Eur Heart J. 2012; 33: 2569-619.
8) Carey MG, et al. Differentiating ST-segment strain pattern from acute ischemia. Am J Crit Care. 2006; 15: 321-2.
9) Knotts RJ, et al. Diffuse ST depression with ST elevation in aVR: Is this pattern specific for global ischemia due to left main coronary artery disease? J Electrocardiol. 2013; 46: 240-8.
10) Nable JV, et al. Chameleons: Electrocardiogram imitators of ST-segment elevation myocardial infarction. Emerg Med Clin North Am. 2015; 33: 529-37.
11) Atar S, et al. Usefulness of ST depression with T-wave inversion in leads V (4) to V (6) for predicting one-year mortality in non-ST-elevation acute coronary syndrome (from the Electrocardiographic Analysis of the Global Use of Strategies to Open Occluded Coronary Arteries IIB Trial). Am J Cardiol. 2007; 99: 934-8.
12) Barrabes JA, et al. Prognostic significance of ST segment depression in lateral leads I, aVL, V5 and V6 on the admission electrocardiogram in patients with a first acute myocardial infarction without ST segment elevation. J Am Coll Cardiol. 2000; 35: 1813-9.
13) Nikus KC, et al. ST-depression with negative T waves in leads V4-V5-a marker of severe coronary artery disease in non-ST elevation acute coronary syndrome: a prospective study of Angina at rest, with troponin, clinical, electrocardiographic, and angiographic correlation. Ann Noninvasive Electrocardiol. 2004; 9: 207-14.

Chapter 16

찍기 전에 판독하는 심전도

효율적으로 판독하기 위한 스위치 켜는 방법

> 트라이애슬론만큼 연습량이 그대로 결과에 반영되는 스포츠는 없다.
> 12시간 이상 쉬지 않고 움직이는 아이언맨 레이스조차도,
> 완주할 수 있을지 여부는 이미 출발선에 섰을 때 결정된다.
>
> 미야즈카 히데야 (트라이애슬론 지도자)

증례 ★ 30세 남성. 2일 전부터 흉통으로 내원

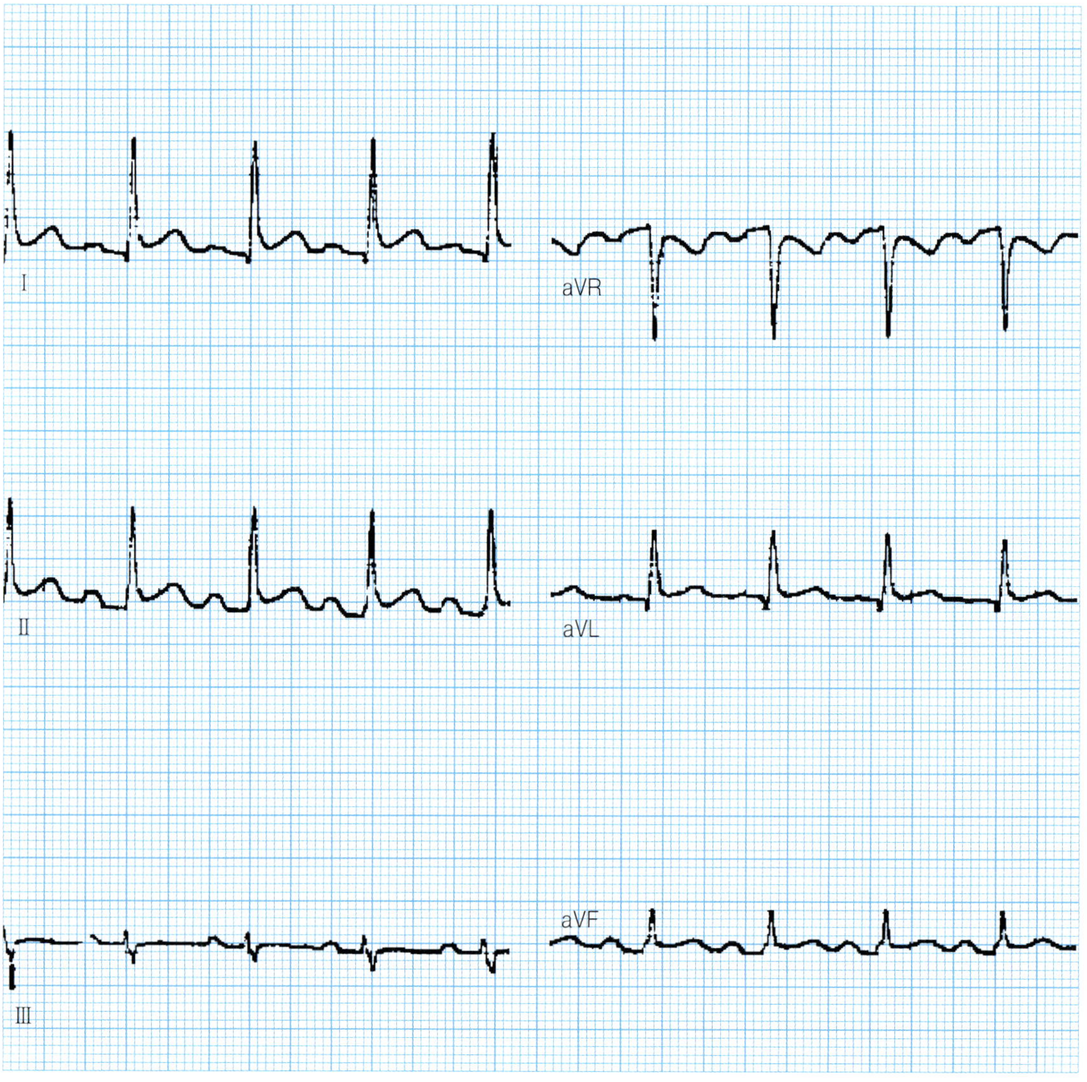

과거 병력은 특별히 없고, 관상동맥 위험인자도 없습니다. BP 120/75, HR 100, PR 16, BT 37.0으로 활력징후는 안정적입니다.

자, 다음에는 무엇을 할까요? 10초 안에 대응 방안을 결정해 주세요.

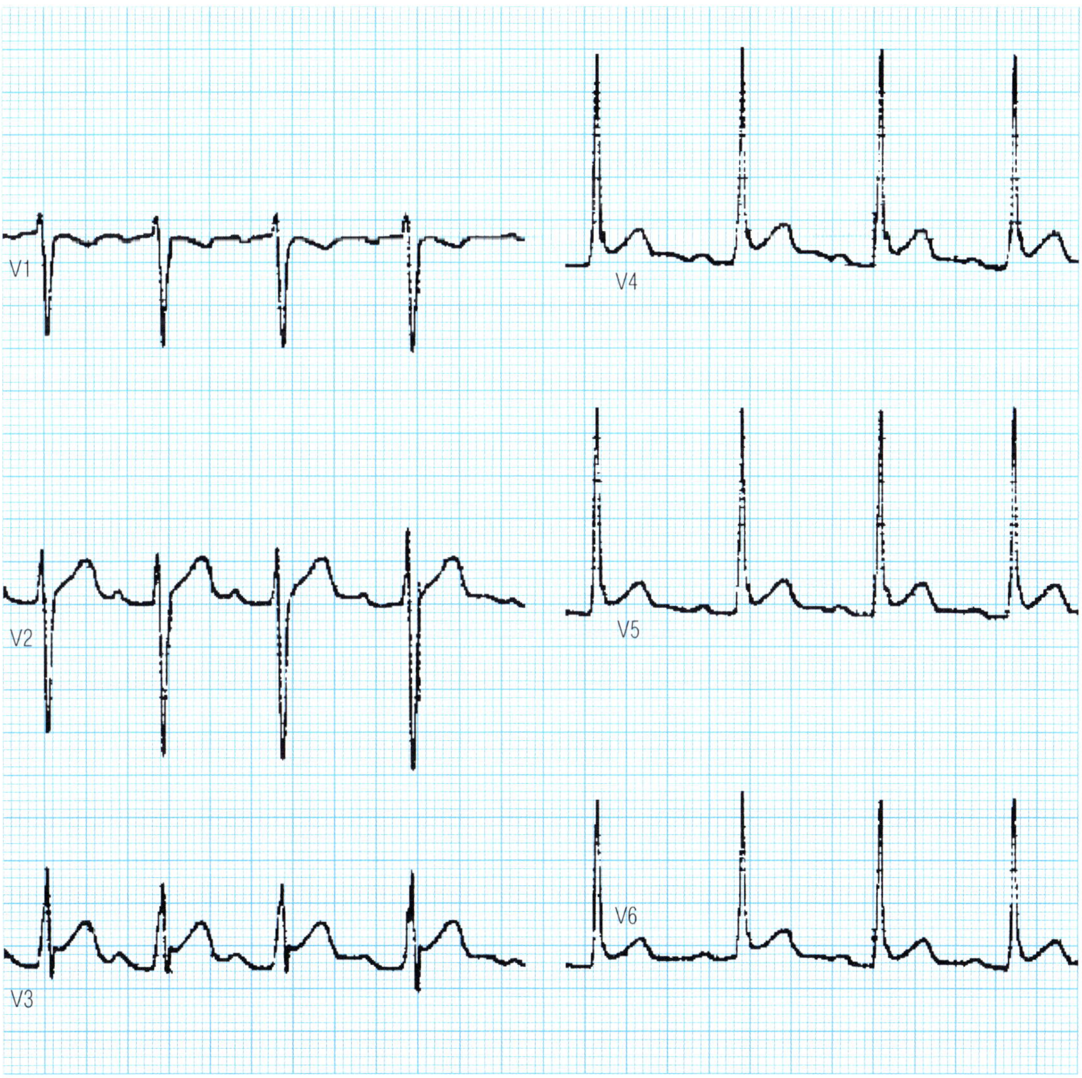

이번에는 결론부터 말하면, 진단은 급성 심막염입니다. 어려워 보였을지 모르지만, 진단을 위해서는 두 가지 포인트가 있습니다. **첫 번째는 '특징적인 심전도 소견을 판단할 것', 두 번째는 '급성 심막염을 의심하는 것'**입니다.

● 급성 심막염의 특징적인 심전도 소견

심근경색증이 국소적인 심실의 혈류 장애인 반면, 급성 심막염은 심장 전체의 염증 장애입니다. 심전도 이상이 발생하는 기전이 다르기 때문에, 심전도도 특징적이며 주의가 필요합니다. 급성 심막염의 심전도 변화를 이해하기 위해, 한 번 더 컵 심전도를 사용해 설명해 보겠습니다.

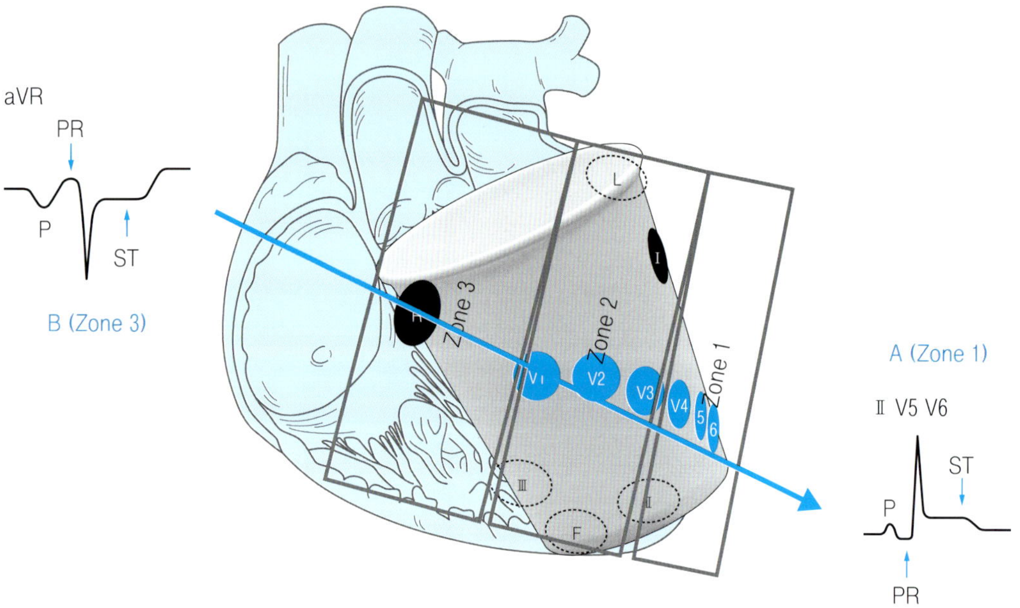

그림 1 급성 심막염의 특징적인 심전도

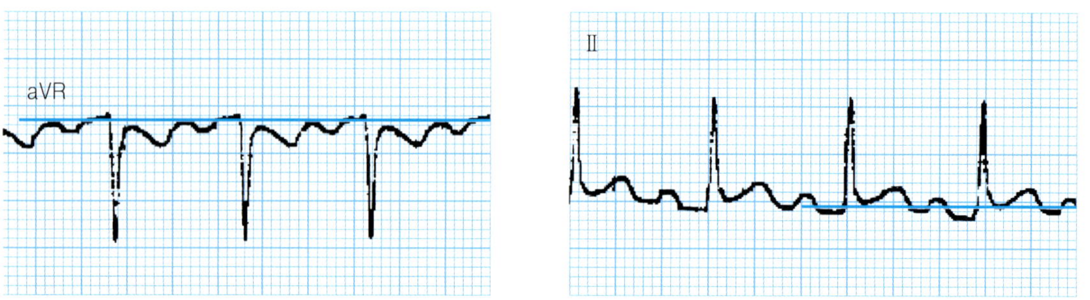

그림 2 기준선의 위치

먼저, 컵을 위에서 아래로(aVR에서 V6까지) 관통하는 방식으로 Zone 1에서 3으로 나눕니다(그림 1). 꿰뚫는 끝부분인 Zone 1(II V5 V6)에서는 ST가 상승하고(그림 1A), 반대쪽 끝부분인 Zone 3(aVR)에서는 ST가 하강합니다(그림 1B). ST 변화는 심근의 심외막 바로 아래에서 염증이 발생하기 때문에 나타난다고 알려져 있습니다. ST 상승은 5 mm 미만으로 STEMI처럼 급격하게 상승하지는 않습니다.

또한 염증으로 인해 심방이 손상되면 PR이 변화합니다. 심방과 심실이 반대쪽에 있기 때문에 Zone 1에서는 PR이 하강(그림 1A), Zone 3에서는 반대로 PR이 상승합니다(그림 1B).[*1] Zone 1과 Zone 3는 마치 거울 이미지와 같은 관계로, ST와 PR의 상승/하강이 관통 끝부분과 시작 부분에서 반대가 되는 것이 특징입니다.[1)] 또한 ST와 PR의 상승/하강은 **T파의 끝에서 다음 P파의 시작**까지를 잇는 기준선을 기준으로 판단합니다(그림 2). 처음에는 Zone 1에서 변화가 두드러지게 나타나지만, 중간에 위치한 Zone 2에서도 ST 상승과 PR 하강이 보이면, 급성 심막염에서 흔히 나타나는 광범위한 ST 상승이 나타납니다. 이러한 심전도 소견이 나타나는 이유는 급성 심막염이 관상동맥과는 무관하게 심장 전체에서 외부로부터 염증이 발생하기 때문입니다.

급성 심막염의 심전도를 놓치기 쉬운 이유 1

Zone 1~3 모든 곳에 소견이 있는 전형적인 급성 심막염 심전도라면 여러 위치에서 ST 상승이 나타나고, 초보 전공의도 진단에 도달하지 못하더라도 '뭔가 이상한데…'라고 느껴 누군가에게 상담할 수 있습니다. 하지만 Zone 1에만 약간의 변화가 있을 때는 쉽게 놓치기 쉬우므로 주의가 필요합니다.

STEMI는 **V1~V4, II III aVF, I aVL V5 V6**와 같은 3개의 그룹에서 '연속적인 유도' 중 어느 한 곳에서 ST 상승이 나타나지만, 애매한 급성 심막염은 **'Zone 1(II V5 V6)+α'**와 같이 '연속되지 않은 일부 유도'에서 약간의 ST 상승이 있기 때문에 이를 의심하고 찾지 않으면 놓치기 쉽습니다. 또한, 반대편 변화가 나타나는 aVR 유도는 항상 확인이 소홀해지기 쉬운 부분으로, 힌트로써는 난이도가 높은 편입니다. 게다가, ST는 항상 확인하지만 PR은 신경 쓰지 않으면 평가되지 않는 경우가 많습니다.

(*1) PR의 변화는 사실 심근경색증에서도 심방 허혈로 인해 발생할 수 있으므로, 급성 심막염의 전용 소견은 아닙니다.

● 급성 심막염의 심전도를 놓치기 쉬운 이유 2

급성 심막염에 특징적인 이 **ST · PR 변화가 시간이 지나면 사라지기 때문**에 놓치기 쉬운 두 번째 이유가 됩니다. 이 사라지는 심전도와 그 시간 경과는 급성 심막염의 중요한 사항이므로 확인해 보겠습니다.

그림 3은 급성 심막염의 심전도 변화를 시간순으로 나열한 것입니다. 유도는 변화가 분명하게 보이는 Zone 1(이번에는 II유도)에서 추적해 보겠습니다. 발병 후 몇 시간에서 며칠 동안 ST 상승과 PR 하강이 나타나지만 〈Stage I〉, 1주일 정도 지나면 ST와 PR이 기준선으로 돌아옵니다〈Stage II〉. 그 후 2주가 지나면 T파는 음전화되고〈Stage III〉 마지막으로 정상화됩니다〈Stage IV〉.[2)]

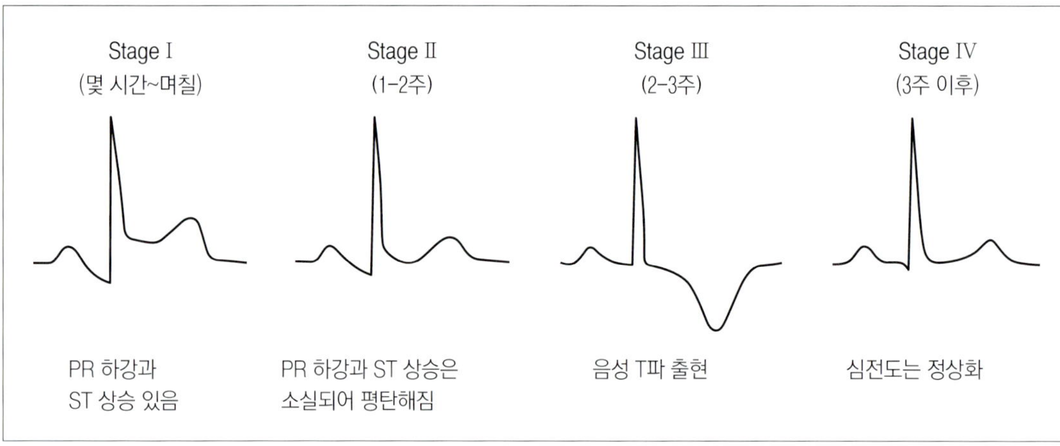

그림 3 **급성 심막염의 심전도에서 시간에 따른 변화**

Stage I 시점에서 심전도를 촬영하고 광범위한 ST 상승이 있다면 진단은 어렵지 않습니다. 반면, Stage II 전후에서 ST와 PR이 약간만 변한다면 놓칠 가능성이 큽니다. Hooper 등은 급성 심막염에서 ST 상승이 69.3%, 하강이 49.2%에서 나타난다고 보고했으며,[3)] 이는 시간 경과에 따른 변화가 일시적으로 나타나기 때문일 가능성이 큽니다. 또한, Imazio 등은 이와 같은 각 Stage별 전형적인 ST 변화는 60%에 불과하다고 보고하여,[2)] 비전형적인 사례도 염두에 두어야 합니다.

〈허혈성 심질환의 그룹화와 거울상〉

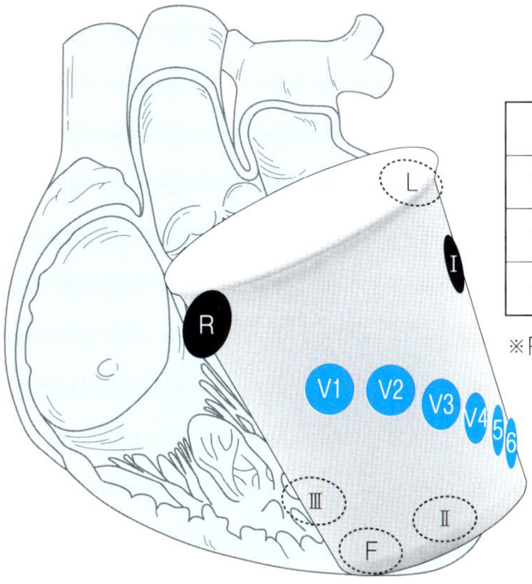

	ST 상승	ST 하강 (거울상)
하벽경색	Ⅱ Ⅲ aVF	aVL
전벽경색	V1~V4	Ⅱ Ⅲ aVF
측벽경색	Ⅰ aVL V5 V6	Ⅲ V1

※PR 변화 없음

그룹화가 다르다.

〈급성 심막염의 그룹화와 거울상〉

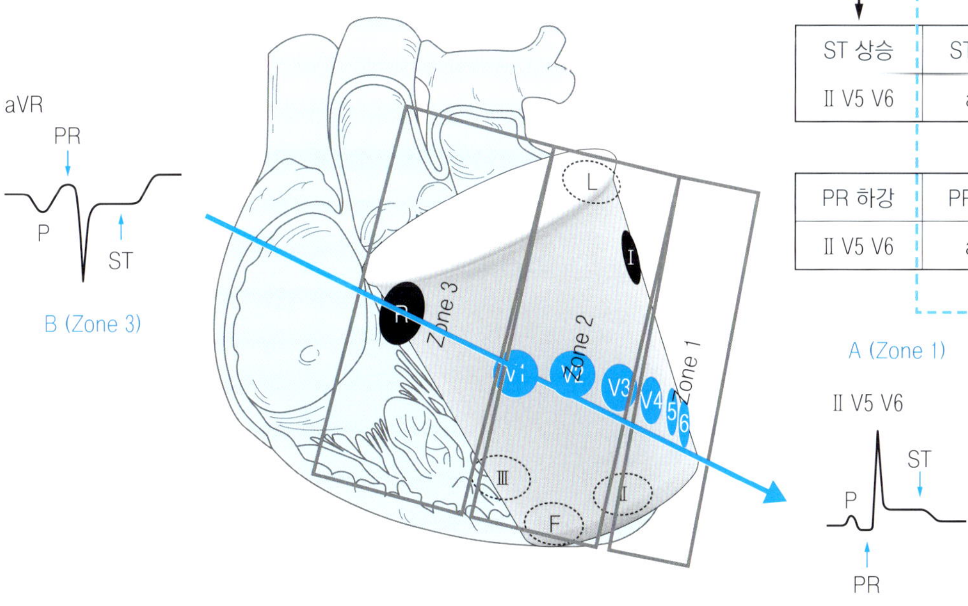

ST 상승	ST 하강 (거울상)
Ⅱ V5 V6	aVR

PR 하강	PR 상승 (거울상)
Ⅱ V5 V6	aVR

급성 심막염의 심전도 변화 포인트

√ ST 변화는 심근경색증의 세 가지 그룹화와 다르므로 주의!
√ ST 상승과 PR 하강이 Ⅱ V5 V6+α에서 나타나는지 주의!
√ aVR은 Ⅱ V5 V6의 거울상. ST 하강과 PR 상승이 나타나는지 주의!
√ 심전도는 시시각각 변하며, 소견이 사라질 수도 있다.

누가 봐도 광범위한 ST 상승이 있는 심전도라면, 결국 심장내과 의사에게 컨설트하게 되는 전형적인 급성 심막염의 심전도입니다. 그러나 약간의 심전도 소견만으로 급성 심막염을 포착할 수 있느냐가 진정한 실력의 차이입니다. 이를 위해 진단의 중요한 사항 중 하나가 **'특징적인 심전도 소견을 판단할 능력'**이며, 이에 대해 설명했습니다. 하지만 심전도 한 번만으로는 급성 심막염염을 진단하는 데 한계가 있습니다. 그래서 두 번째 포인트인 **'급성 심막염을 의심할 수 있는 능력'**에 대해 다음에서 설명하겠습니다.

● 어떻게 하면 급성 심막염을 의심할 수 있을까?

급성 심막염을 의심하려면, 급성 심막염 환자가 '비'심장내과 의사 앞에 어떻게 나타나는지를 알아야 합니다. 여기에 두 가지 패턴이 있습니다.

첫 번째는 **특발성** 급성 심막염으로 전체의 78–86%를 차지하며, 원인으로는 대부분은 바이러스가 원인으로 여겨집니다.[4–6] 특발성의 경우 환자가 흉통을 느끼더라도 이를 심장 문제로 생각하지 않기 때문에, **주로 일반 내과나, 소아청소년 환자라면 소아과를 먼저 찾는 것이 일반적**이며, 심장내과 의사가 초진을 보는 경우는 드뭅니다.

두 번째는 **비특발성**으로, 나머지 20%에 해당합니다. 주요 원인은 암, 결핵, 자가면역질환의 3가지이며, 대부분 입원 중에 발견됩니다. 입원 당시의 루틴 또는 입원 중 심초음파검사에서 심낭액이 축적된 것이 진단의 계기가 되는 경우가 흔합니다. 이러한 이상 심초음파 소견을 본 주치의가 심장내과 의사에게 컨설트하는 형태가 일반적이지만, 안타깝게도 입원 시에 시행한 심전도에서는 급성 심막염 소견이 확인되지 않는 경우가 많습니다.

특발성은 심장만의 문제인 반면, 비특발성은 기저질환에 의한 다장기 증상의 일부로 나타난다는 점에서 차이가 있습니다. 여러분이 외래에서 더 많이 접할 것은 특발성이므로, 이후에는 이 이야기를 중심으로 설명을 진행하겠습니다.

● 급성 심막염을 얼마나 자주 접할까?

역학적으로, 핀란드의 29개 병원에서 10년간 심장내과에 입원한 약 67만 명 중 급성 심막염 환자가 1,361명 있었다는 보고가 있습니다. 이를 계산하면 큰 종합병원에서 1년에 약 4명의 급성 심막염 환자가 입원하는 셈이 되며, 일본 내에서도 이와 비슷한 숫자일 것으로 예상됩니다.

그렇다면 실제로 비심장내과 의사가 급성 심막염을 얼마나 자주 접할까요? 매년 한 번 본다는 의사도 있고, 몇 년 동안 보지 못한 의사도 있으며, 이는 외래 방문 빈도와 환자층에 따라 달라집니다. Brady에 따르면 응급실에서 STEMI 이외 ST 상승의 1.4%가 급성 심막염이라는 보고도 있습니다.[8] STEmimic 심전도 100장 중 1장이 급성 심막염이라면 '희귀 질환'으로 표현해도 무리가 없을 것입니다.

이 두 가지 역학적 연구와 제 국내 응급실 근무 경험에 비추어 볼 때, 한 명의 심장내과 의사가 응급실에서 급성 심막염 심전도 컨설트를 받는 것은 1년에 한 번 미만입니다. 따라서 경험이 부족한 젊은 심장내과 의사가 애매한 급성 심막염 심전도를 앞에 두고 고민하는 경우가 자주 있습니다. 오히려 당직 중인 젊은 심장내과 의사가 컨설트를 요청한 베테랑 내과 의사에게 급성 심막염에 대한 설명을 듣는, 일종의 역전 현상도 드물지 않습니다. 희귀 질환의 진단에는 오래된 경험이 더 중요합니다. 과거의 진단 경험이 전문의 자격보다 더 큰 역할을 할 수 있습니다.

급성 심막염과의 만남

√ 대부분 특발성으로, 먼저 비심장내과의 외래에서 흉통을 주증상으로 내원한다.
√ 매우 드문 질환으로, 비심장내과 의사와 심장내과 의사 모두 1년에 한 번도 만나기 어렵다.

진단 방법의 문제

급성 심막염은 드문 질환이라 진단이 어렵습니다. 흉부 증상은 95%에서 나타나지만,[2] 교과서적인 '날카로운' 흉통이라는 전형적인 예는 절반 정도에서만 나타납니다. 또한, 어깨로 방사되는 통증이 발생할 수도 있어,[3] 증상만으로는 심근경색증이나 다른 흉통 질환과 구별하기 어렵습니다.[9,10]

애초에 심전도에서도 ST 상승이 69.3%, 하강이 49.2%, 단계별 전형적인 변화는 60%로,[2,3] 소견을 발견하지 못할 때도 있습니다. 다른 검사로 광범위하게 확인하려 해도 심근 효소 수치가 상승하는 경우는 급성 심막염 전체의 32%에 불과하며,[3] 수치가 올라가더라도 심근경색증과 구별하기 어렵습니다. 심초음파에서 심낭액이 확인되는 경우도 60%에 그치며, 그중 80%는 소량에 불과합니다.[2] 초진 의사가 직접 탐촉자로 미세한 심낭액 소견을 잡아내는 것은 솔직히 쉽지 않습니다. 결정적인 진단 방법이 있으면 좋겠지만, 아직 그런 방법은 없습니다.

① 심전도의 문제: ST 변화가 특수하고 애매하며, 나타났다 사라지기도 해서 놓칠 수 있음.
② 발생 빈도의 문제: 드문 질환이기 때문에 경험이 적은 의사가 진료할 경우 놓칠 수 있음.
③ 진단 방법의 문제: 확립된 진단 방법이나 검사법이 없기 때문에 놓칠 수 있음.

그렇다면 이런 급성 심막염은 어떻게 진단해야 할까요?

트라이애슬론만큼 연습량이 그대로 결과에 반영되는 스포츠는 없다.
12시간 이상 쉬지 않고 움직이는 아이언맨 레이스조차도,
완주할 수 있을지 여부는 이미 출발선에 섰을 때 결정된다.

사실, 진단을 할 수 있을지 여부도 심전도를 손에 들고 출발선에 선 순간 준비가 되어 있는지에 따라 결정됩니다. 급성 심막염의 심전도 진단은 마치 예측된 경주와 같습니다. 심전도를 읽기 시작하기 전에 이미 경주의 결과는 결정된 셈이죠.

스위치 시스템

애매한 급성 심막염의 심전도 판단은 그 한 장의 심전도를 손에 들었을 때, **급성 심막염이 감별진단에 올라와 있어야만 발견할 수 있습니다.** 솔직히 저라면 환자 정보 없이 심전도 한 장만 받았을 때, 몇 번 중 한 번은 애매한 급성 심막염을 놓칠 것 같습니다. 그러나 제가 직접 병력을 듣고 신체검사를 진행했다면, 비록 심전도에서 애매한 급성 심막염 변화를 보이더라도 놓치지 않을 자신이 있습니다. Bedside에서 급성 심막염 환자를 진찰할 때면, 감별진단의 스위치가 '딸깍'하고 켜지는 소리가 들리는 것 같습니다. 이것은 심근경색증과는 다른 감별 스위치입니다.

이 급성 심막염 스위치는 STEmimic 100장 중 1장 정도에서만 사용되기 때문에, 평소에는 에너지 절약 모드로 꺼져 있습니다. 게으르다는 비난을 받을 수 있더라도 게슈탈트(Gestalt)에 맞는 급성 심막염에 해당하는 환자가 온 결정적인 순간에 스위치를 켜고, 특징적인 심전도를 찾아내는 것이 놓치는 경우를 줄이는 방법이라고 생각합니다. 이것이 드문 질환을 진단하는 데 필요한 '스위치 시스템'입니다.

베테랑 심장내과 의사가 "ST 상승이 뚜렷한 급성 심막염 심전도를 보면, 감별진단에 올리지 않았더라도 '역산적으로' 진단할 수 있어야 한다!"라고 지적하는 것은 맞는 말입니다. 하지만, 그 정도로 ST 상승이 뚜렷할 때는 이미 허혈성 심질환을 의심하여 빨리 심장내과 의사에게 컨설트를 요청합니다. Door to balloon time을 지연시키고 싶지 않기 때문에, 초진 의사가 급성 심막염과 심근경색증을 구분하지 못해 서둘러 컨설트를 요청하더라도 그 부분을 이해해 주었으면 하는 것이 '비'심장내과 의사의 솔직한 바람입니다.

더 큰 문제는 애매한 급성 심막염 심전도를 놓치는 위험을 어떻게 관리할 것인가입니다. 이것이 바로 이 책의 목표이며, 이를 위해 만들어진 습관이 바로 스위치를 전환하는 '스위치 시스템'입니다.

① 혈관 위험이 있는 중장년의 흉통 시 심전도에서 STEMI를 찾는 스위치
② 혈관 위험이 없는 젊은 환자의 흉통 시 심전도에서 급성 심막염 소견을 찾는 스위치

역자 주) 게슈탈트(Gestalt)는 심리학, 철학 등에서 부분이 모여서 된 전체가 아니라, 완전한 구조와 전체성을 지닌 통합된 전체로서의 형상과 상태를 가리킨다.

평소에는 스위치①을 사용해 STEMI를 추적하고, 중요한 순간에 스위치②를 켜서 급성 심막염을 찾아내는 것입니다. 그렇다면 언제 스위치②를 켜야 할까요?

급성 심막염의 '스위치'를 적절한 시점에 켜기 위해서는?

먼저 '이런 환자는 급성 심막염일 가능성이 있다'는 게슈탈트를 스스로 만들어낼 수 있는 것이 중요합니다. 급성 심막염 환자는 이번 사례처럼 비교적 젊고, 관상동맥 위험인자가 없으며, 증상도 심하지 않은 경우가 많아, 퇴근 후나 학교가 끝난 뒤 외래에 자주 방문합니다. 흉통을 주증상으로 호소하지만, 생활 습관병의 전형적인 징후가 없기 때문에 심근경색증보다는 급성 심막염, 기흉, 흉막염, 늑연골염, Bornholm병 같은 다른 감별진단을 생각하게 됩니다. 선행 감염은 직접 물어보지 않으면 놓치기 쉽습니다. 신체 소견으로는 38℃ 이상의 발열은 4%, 심막 마찰음은 19.4%[3]로 빈도가 낮아 이러한 소견이 없다고 해서 질환을 배제해서는 안 됩니다. 경험을 바탕으로 형성된 게슈탈트에 맞는 환자가 나타나면 '스위치 시스템'[*2]이 작동하여 심전도 판독의 검사 전 확률이 크게 높아집니다.

경험이 아직 부족한 젊은 의사들은 스스로 경험치를 쌓기 위해 노력해야 합니다. 동료나 선배가 급성 심막염을 발견했다면 진단이 내려진 후라도 직접 병력에 관해 물어보세요. 급성 심막염 환자는 흔히 젊은 여성이나 중학생처럼 심근경색증으로 생활습관병이 있는 고령자와는 다른 경우가 많습니다. 급성 심막염 환자와의 직접적인 접촉 경험은 여러분의 게슈탈트 형성에 도움이 되며, 다음에 스위치를 켤 때 중요한 자산이 될 것입니다.

√ 급성 심막염은 드문 질환이므로 '스위치 시스템'으로 대응
√ 그럴듯한 게슈탈트를 느낄 때야말로 스위치를 켜고 심전도를 주의 깊게 살펴보아야 한다.
√ 게슈탈트를 형성하려는 노력을 게을리하지 말아야 한다.
√ 급성 심막염 심전도를 정확히 해석할 수 있는지는 게슈탈트를 느끼고 스위치를 켤 수 있는지에 달려 있다. 판독하기 전에 결과가 결정된 '이미 예정된 경주'로 인식해야 한다.

(*2) 스위치 시스템을 사용하는 심전도는 이 장뿐만 아니라 Chapter 6, Chapter 19에 있습니다.

감별에 혼란스러워도 사실 당황하지 않는 '비'심장내과 의사

마지막으로, 심장내과 의사에게 컨설트할 때에 대해 이야기하고자 합니다. 교과서적으로도 급성 심막염과 심근경색증은 심전도가 유사하여 감별이 필요하다고 하지만, 이는 심전도가 독립적으로 해석되는 경우일 수 있습니다. 실제로 심전도에서 급성 심막염인지 심근경색증인지 혼란스러울 때는 'Time is muscle'이라는 말처럼 시간을 지체하지 말고 심장내과 의사에게 연락해야 합니다. 만약 진단이 심근경색증이 아니라 급성 심막염이라고 해도, 결국 치료 의뢰는 심장내과 의사가 담당하기 때문입니다. 때로는 심근염으로 진행되어 순환 지원(ECMO 등)이 필요할 수도 있습니다. 현장에서는 이러한 상황에서 진단이나 치료를 맡게 될 심장내과 의사에게 신속하게 연락하는 것이, 두 질환의 감별을 외우는 것보다 더 중요한 지식입니다. '혼란스러울 때는 빨리 상담을 요청하라'가 답이므로 '비'심장내과 의사에게는 사실 당황할 일이 없는 셈입니다.

하지만 '비'심장내과 의사가 급성 심막염인지 심근경색증인지 혼란스러워한 사례에서는, 부름을 받은 심장내과 의사도 때때로 고민하게 됩니다. 앞서 언급했듯이 심장내과 의사가 젊다면 더욱 그렇습니다. 그들은 우선 응급 CAG를 시행할지 결정해야 합니다. 이것이 첫 번째 중요한 결정 지점입니다. '비'심장내과 의사가 CAG를 결정할 권한이 없으므로 고민할 필요가 없다는 점에서 차이가 있습니다. 반면 나프록센(NSAID)이 급성 심낭염의 재발을 15–30% 줄인다는 사실을 알고 있다 하더라도[13] '비'심장내과 의사는 이를 선택할 권한이 없습니다. 연락 후 주도권을 넘겨야 하는 '비'심장내과 의사로서는 다소 아쉬울 수 있지만, 환자를 위해서 가지고 있는 정보를 주치의에게 제공해야 합니다.

심전도 그 너머

이렇게 해서 급성 심막염 환자가 오면 호출한 의사와 호출받은 의사, 그리고 희귀한 질병을 좋아하는 의사들까지 모두 함께 심전도를 들여다보는 것은 당연한 일입니다. 어른들이 종이 한 장을 둘러싸고 있는 모습은 병원의 전형적인 풍경일지도 모릅니다. 심전도를 바라보는 수많은 시선의 방향이 종이 너머에 있는 환자 관리로 향하는 것을 저는 싫어하지 않습니다.

또한 담당 심장내과 의사와 나중에 후일담을 나누는 것도 싫지 않습니다. 비록 주도권은 없는 '비'심장내과 의사이기에 지나치게 나서면 안 되지만, 초진 의사로서 경과가 매우 궁금해지기 마련입니다. 헤어진 연인의 '그 후'가 무의식적으로 신경 쓰이듯, 입원 후에도 '그 후의 심전도'에 눈길이 가서 전자 차트를 매일 확인하게 됩니다. 옛사랑의 마음으로 심전도를 바라보는 시선은, 미래에 만나게 될 급성 심막염 환자에게로 향하고 있습니다.

요 약

- 급성 심막염의 진단은 일종의 '형식적인 절차'. 심전도를 찍기 전부터 결과는 정해져 있다.
- 그러므로 게슈탈트를 형성하려는 노력을 소홀히 해서는 안 된다.
- 스위치가 켜지면, 특수 심전도 파형을 염두에 두고 심전도를 주의 깊게 살펴야 한다.
- II V5 V6의 ST 상승과 PR 하강, aVR의 ST 하강과 PR 상승을 확인.
- ST 상승이 뚜렷할 때는 STEMI와의 감별에 집착하지 말고 조기에 컨설트.
- '비'심장내과 의사와 심장내과 의사가 함께 환자를 잘 돌보겠다는 공동 목표와 분위기 공유.

문헌

1) Allen HD, et al. Moss & Adams' Heart Disease in Infants, Children, and Adolescents: Including the Fetus and Young Adult. 8th ed. Philadelphia: Lippincott Williams & Wilkins; 2012. p.1380.
2) Imazio M, et al. Day-hospital treatment of acute pericarditis: a management program for outpatient therapy. J Am Coll Cardiol. 2004; 43: 1042-6.
3) Hooper AJ, et al. A descriptive analysis of patients with an emergency department diagnosis of acute pericarditis. Emerg Med J. 2013; 30: 1003-8.
4) Permanyer-Miralda G, et al. Primary acute pericardial disease: A prospective series of 231 consecutive patients. Am J Cardiol. 1985; 56: 623-30.
5) Zayas R, et al. Incidence of specific etiology and role of methods for specific etiologic diagnosis of primary acute pericarditis. Am J Cardiol. 1995; 75: 378-82.
6) Imazio M, et al. Indicators of poor prognosis of acute pericarditis. Circulation. 2007; 115: 2739-44.
7) Kytö V, et al. Clinical profile and influences on outcomes in patients hospitalized for acute pericarditis. Circulation. 2014; 130: 1601-6.
8) Brady WJ, Cause of ST segment abnormality in ED chest pain patients. Am J Emerg Med. 2001; 19: 25-8.
9) Spodick DH. Acute pericarditis: current concepts and practice. JAMA. 2003; 289: 1150-3.
10) Troughton RW, et al. Pericarditis. Lancet. 2004; 363: 717-27.
11) 岩田健太郎, 編. 診断のゲシュタルトとデギュスタシオン. 京都: 金芳堂;2013.
12) 岩田健太郎, 編. 診断のゲシュタルトとデギュスタシオン2. 京都: 金芳堂;2014.
13) Imazio M, et al; ICAP Investigators. A randomized trial of colchicine for acute pericarditis. N Engl J Med. 2013; 369: 1522-8.

Chapter 17

결정권이 없는 심전도

심전도로 통제할 수 있는 것, 할 수 없는 것

> 자신이 통제할 수 없는 것에만 신경쓰며 대부분의 시간을 보내면, 점점 더 무기력해지는 기분이 듭니다. (중략) 하지만 통제할 수 있는 것에 집중하면 실제로 해결할 수 있게 되고, 마음도 평온해집니다.
>
> 스티븐 코비 (『7가지 습관』)

증례 ★★ 70세 여성. 2시간 전부터 흉통 발생. 바이탈은 안정

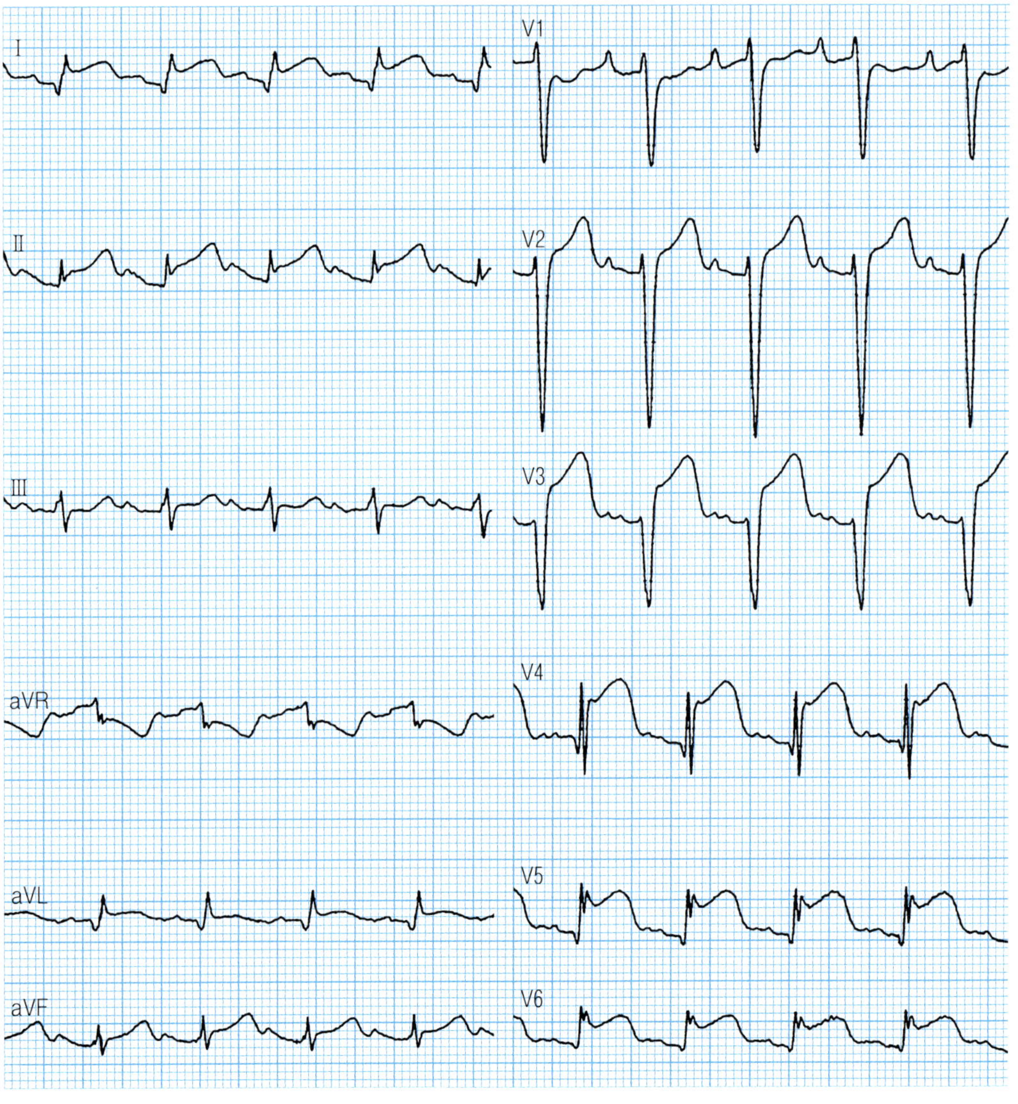

자, 이 심전도로부터 어떻게 대처해야 할까요? 역시 제한 시간은 10초입니다!

경과

V2~V4, I aVL V5 V6, II aVF 등 세 가지 범주에서 고르게 ST 상승이 관찰됩니다! 이를 놓칠 수는 없겠죠. 급성 심막염을 감별진단에 포함하면서도 심전도를 보고 STEMI로 판단해 심장내과에 컨설트한 의사는 '일단' 정답을 선택한 셈입니다.

하지만 심초음파를 확인해보니, 심기저부는 열심히 움직이는데 심첨부는 움직이지 않고 있었습니다…. 맞습니다. 이번에는 '스트레스심근병증(타코츠보 심근병증)'을 의심해야 했습니다. 하지만 STEMI가 감별진단에 올랐으니 바로 응급 CAG를 시행했으며, 결과적으로 관상동맥은 깨끗하고 전혀 협착이 없어 스트레스심근병증으로 확진되었습니다.

스트레스심근병증이란?

고령 여성이 어떤 스트레스를 받으면서[*1] '관상동맥에 의하지 않은' 허혈성 변화가 일어나는 것이 전형적인 양상입니다. 움직이지 않는 심첨부와 대조적으로 움직이는 심기저부가 문어를 잡는 통발과 닮았다 하여, 히로시마대학의 사토 교수님이 이 병명을 붙였습니다.[2)] 움직임은 영상으로 보는 것이 더 이해하기 쉬우니, 본 적이 없는 독자는 한 번 확인해 보시길 권합니다.[3)] 참고로 제가 단기 유학했던 미국 병원에서도 스트레스심근병증을 takotsubo라고 부르며 꽤 잘 알려져 있었고, 이는 전 세계적으로 통용되는 용어입니다. 그런데 이 스트레스심근병증의 가장 큰 핵심은 **심근경색증이 감별진단에 포함되며, 이 두 질환은 심장 CAG 검사로만 구별된다는 점**입니다.

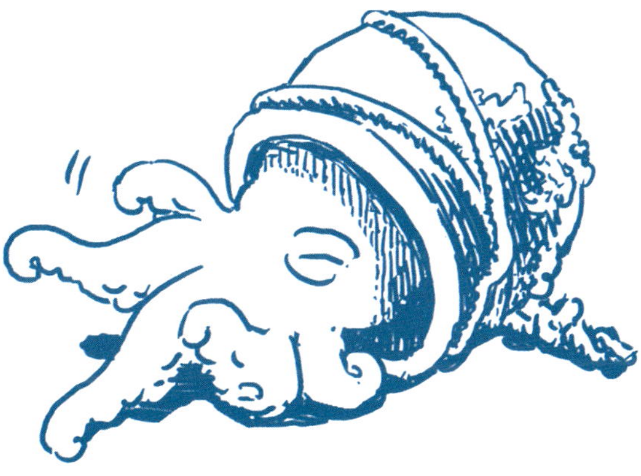

(*1) 정서적 스트레스가 27.7%, 신체적 스트레스가 36.0%, 그리고 28.5%는 명확한 원인이 없다는 보고도 있다.[1)]

스트레스심근병증과 심전도

10년 이상 전, 제가 전공의 시절이었습니다. 심장내과 의사가 “스트레스 같네….”라고 말하면 실제로 그런 경우가 종종 있었습니다. 어떻게 그렇게 알 수 있냐고 물으면, “뭔가 평소와 다른 심전도잖아!”라는 대답만 돌아왔습니다. 그 후 ‘뭔가’를 언어화하고자 한 여러 임상시험 결과에서 표 1과 같은 결과가 나왔습니다.

제가 특히 신경 쓰는 두 가지 포인트는 다음과 같습니다.

① aVR에서 ST 하강이 있음
② V1에서 ST 상승이 없음

ST가 상승한 곳에만 집중하기 쉽지만, 변화하지 않은 부분이 힌트가 됩니다. 이번 심전도에서도 aVR에서 ST 하강이 관찰되고, V1에서 ST 상승은 나타나지 않았습니다. 바로 스트레스심근병증의 전형적인 변화로, 이 점이 STEMI와의 감별에 도움이 됩니다.

결국은 심장 CAG

표 1을 다시 보면 민감도와 특이도가 90%에 가깝고 상당히 신뢰할 만합니다. 그러나 90%라는 수치는 스트레스심근병증을 어느 정도 예측할 수 있게 해주지만, 상대가 심근경색증이라면 여전히 만족스러운 수치는 아닙니다. 100%로 진단을 확정하기 위해서는 CAG가 필요합니다.

심전도 외 다른 검사로도 두 질환을 완전히 구별하기는 어려워, 결국 CAG에 의존할 수밖에 없습니다. 심근 효소는 스트레스심근병증에서 CPK가 52%에서 상승하고, 트로포닌 T도 90%에서 양성으로 나타나지만, 이것은 심근경색증에서도 상승하기 때문에 감별에는 사용할 수 없습니다.[5] 독특한 벽운동을 통해 스트레스심근병증을 판단할 수 있으면 좋겠지만, 좌심실 조영검사조차도 두 질환을 감별하지 못한 사례가 많습니다.[6] 아마 의심할 수는 있겠지만, 완전히 감별하는 것은 어렵다고 생각하는 것이 좋을 것입니다.

표 1 발병 초기 심전도를 통한 스트레스심근병증과 급성심근경색증의 감별[4]

보고자 (보고 연도)	스트레스 심근병증	급성심근 경색증	심전도 지표	민감도	특이도
Ogura 등 (2003)	13예	13예	• 대측성 변화(하벽 유도의 ST 하강) 없음	100%	69%
			• 이상 Q파 없음	83%	69%
			• V4~6 유도에서 ΣST 상승/V1~3 유도에서 ΣST 상승 ≧ 1	80%	77%
Bybee 등 (2007)	18예	36예	• V2 유도에서 ST 상승 < 1.75 mm 및 V3 유도에서 ST 상승 < 2.5 mm	67%	94%
			• (3 × V2 유도에서 ST 상승) + (V3 유도에서 ST 상승) + (2 × V5 유도에서 ST 상승) < 11.5 mm	94%	72%
Jim 등 (2009)	8예	27예	• II유도에서 ST 상승 ≧ 1 mm	63%	93%
			• 하벽 유도의 2개 유도 이상에서 ST 상승 ≧ 1 mm	50%	93%
Kosuge 등 (2010)	33예	342예	• −aVR 유도에서 ST 상승 > 0.5 mm	97%	75%
			• V1 유도에서 ST 상승 > 1.0mm 없음	94%	71%
			• −aVR 유도에서 ST 상승 > 0.5 mm 및 V1 유도에서 ST 상승 > 1.0 mm 없음	91%	96%
Tamura 등 (2011)	62예	280예	• V3 유도에서 ST 상승 ≧ 1.0 mm 및 V1 유도에서 ST 상승 ≧ 1.0 mm 없음	68%	81%
			• V3~4 유도에서 ST 상승 ≧ 1.0 mm 및 V1 유도에서 ST 상승 ≧ 1.0 mm 없음	73%	80%
			• V3~5 유도에서 1개 유도 이상에서 ST 상승 ≧ 1.0 mm 및 V1 유도에서 ST 상승 ≧ 1.0 mm 없음	74%	80%
			• 전흉부 유도의 연속 2개 유도 이상에서 ST 상승 ≧ 1.0 mm 및 V1 유도에서 ST 상승 ≧ 1.0 mm 없음	69%	80%
Parkkonen 등 (2014)	57예	96예	• V1 유도에서 ST 상승 없음 및 V2 유도에서 ST 상승 < 2.0 mm	63%	93%
Vervaat 등 (2015)	37예	103예	• Frontal plane ST-vector > 60°	49%	93%

민감도가 높으면 심근경색증을 강하게 의심. 특이도가 높으면 스트레스심근병증을 강하게 의심. 다양한 견해가 있어 하나하나의 소견을 기억하는 것이 어려운 것이 단점.

● 스트레스심근병증의 자연 경과

스트레스심근병증은 관상동맥에 이상이 없기 때문에 보존치료로 경과를 관찰합니다. 미국과 유럽의 데이터를 보면 급성심근경색증의 경우 입원 후 심장성 쇼크가 10.5%, 병원 내 사망률이 5.3%이지만, 스트레스심근병증에서는 심장성 쇼크가 12.4%, 병원 내 사망률이 3.7%로, 솔직히 그다지 좋은 수치라고 할 수 없습니다.[1] 사망 원인 중 가장 많은 것은 심장파열로 알려져 있습니다.

심전도와 심초음파로 스트레스심근병증으로 확정하고 CAG를 하지 않고 CCU에 입원시켜도 나중에 쇼크 상태가 되면 결국 CAG를 해야 할 상황이 올 수 있습니다. 그렇기 때문에 내원 시 또는 대기 중에라도 CAG를 시행하여 두 질환을 명확히 감별하고, 자신 있게 보존치료를 하는 것이 확실한 대응입니다.

● 스트레스심근병증과 심근경색증 사이에서 고민된다면…

스트레스심근병증과 심근경색증 사이에서 고민되더라도 '비'심장내과 의사는 사실 큰 어려움을 겪지 않습니다. 해야 할 일은 심장내과 의사를 호출하는 것이지, CAG를 시행하는 것이 아니기 때문입니다. 심전도에서 스트레스심근병증이 강하게 의심되더라도, 기본 원칙인 'STEMI를 절대 놓쳐서는 안 된다'는 법칙에 따라 심장내과 의사를 부르는 것이 '먼저' 올바른 판단입니다. 여기서 시간을 지체하지 말고 Door to balloon time을 단축하기 위해 스트레스심근병증이 강하게 의심되더라도 과대평가하여 'STEMI일지도 몰라!'라는 생각으로 즉시 호출해야 합니다.

한편, 심장내과 의사는 두 질환의 감별 방법이 엄밀히 말해 CAG밖에 없기 때문에, 때로는 어려운 선택에 직면하게 됩니다. 특히 신장 기능이 저하된 환자의 경우 CAG를 정말로 시행할지 고민하게 됩니다. 보존적인 치료가 가능한 환자의 신장에 무리를 주면서까지 CAG를 해야 할지 고민이 되는 것입니다. 이러한 고민 속에서 표 1과 같은 임상 연구들이 탄생한 것입니다.

그런데 심장내과 의사가 고민하는 상황에서 "이런 임상 연구가 있습니다…(표 1)"라고 '비'심장내과 의사가 외부에서 의견을 던지는 것은 삼가야 합니다. CAG의 결정권이 없으므로, 통제할 수 없는 것에 대해 간섭하지 않는 것이 '비'심장내과 의사로서 지켜야 할 자세입니다. 그렇다고 무관심해서도 안 됩니다. 어려운 선택을 하는 심장내과 의사에게 경의를 표하고, 그들이 좀 더 쉽게 결정을 내릴 수 있도록 정보를 제공하는 것이 우리의 의무입니다.

결정권이 없는 비심장내과 의사와 결정권이 있는 심장내과 의사가 같은 방향을 보는 것이 중요하며, 이 점은 급성 심막염과 매우 유사합니다(Chapter 16 참조).

자, 다음 심전도는 어떨까요?

호흡곤란으로 내원한 70세 여성입니다. 흉통은 없습니다. 고혈압 병력이 있습니다. 내원 시 활력징후는 BP 200/120, HR 110, RR 30, SpO_2 95%(산소 10 L)입니다.

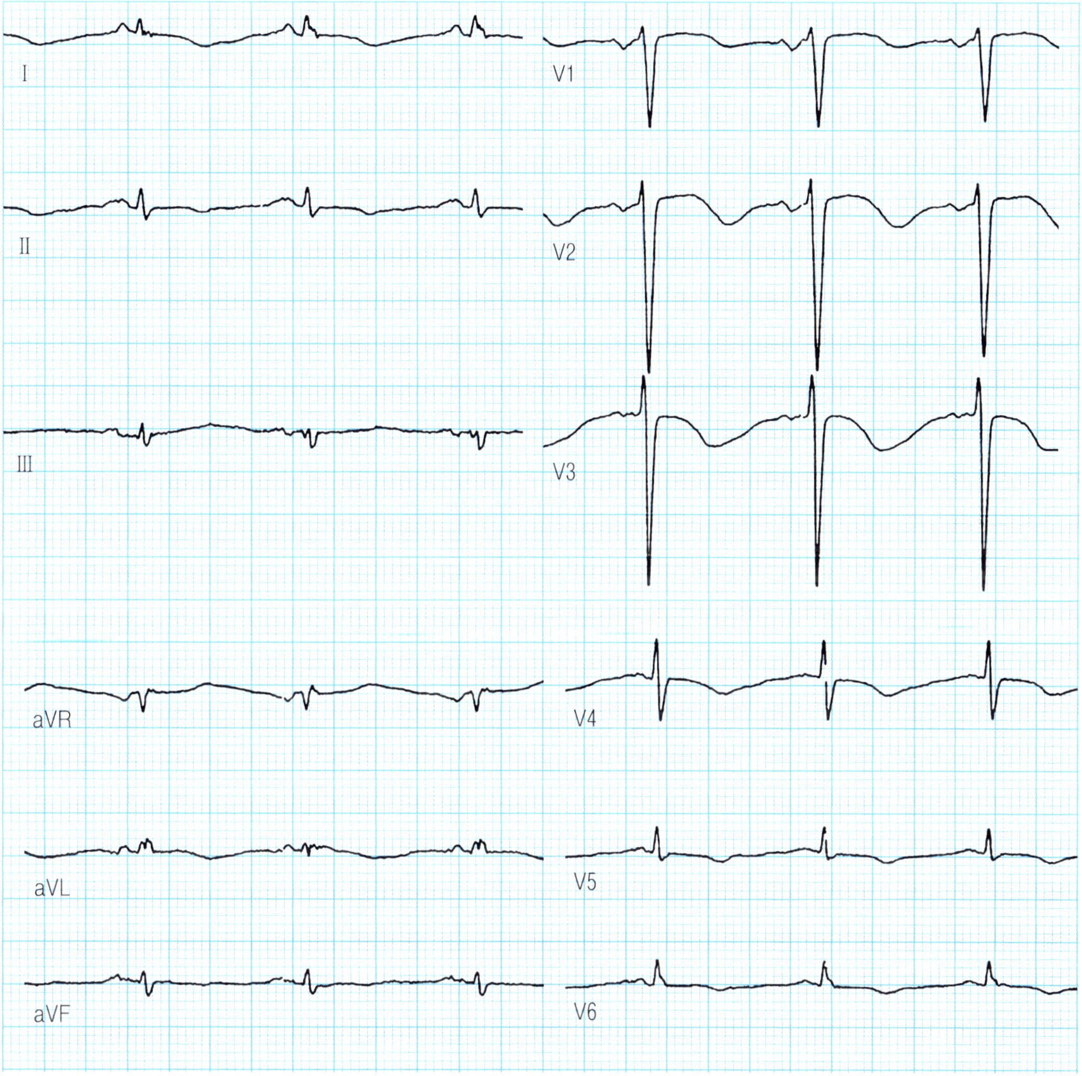

심전도에서는 V1부터 V3까지 약간의 T파 음전화가 관찰되었지만 STEMI는 아니었고, 반드시 허혈이 있다고 말할 수는 없었습니다. 호흡 증상이 있어 흉부 X선을 확인한 결과 나비 모양의 음영이 보여 고혈압이 유발 요인인 심부전으로 치료를 시작했습니다. 심부전의 원인을 찾고 평가하기 위해 심초음파를 했는데 '문어통발 모양'이 보였습니다. 곧 심장내과 의사가 도착하여 허혈 가능성을 고려해 응급 CAG를 했으나, 뚜렷한 허혈은 발견되지 않았고 스트레스심근병증으로 확진되어 CCU에 입원했습니다.

입원 후 추적 심전도를 최초 심전도와 비교해 보겠습니다.

최초 심전도 | 입원 후 심전도 | 최초 심전도 | 입원 후 심전도

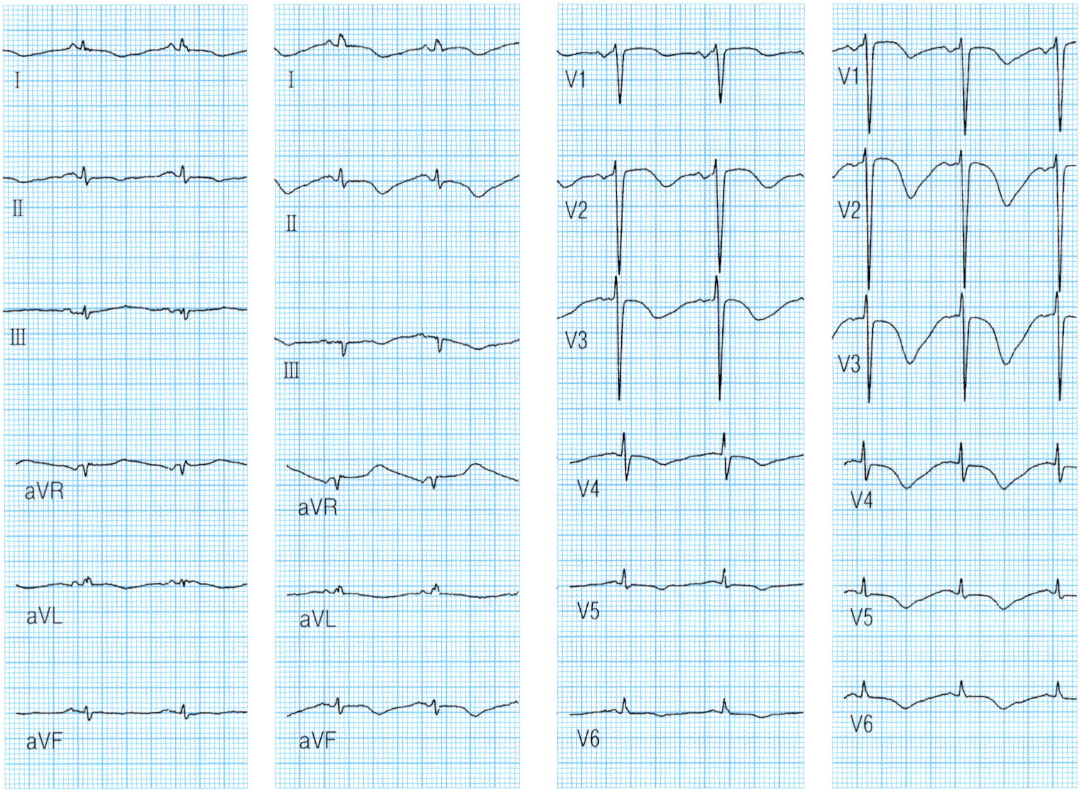

입원 후에는 음성 T파가 더욱 깊어지고, 그 범위도 V1~V3뿐만 아니라 V4~V6, 더 나아가 사지유도까지 광범위하게 퍼졌습니다.

첫 번째 사례에서는 스트레스심근병증의 심전도에서 ST 상승이 보였지만, 이번에는 음성 T파가 두드러집니다. 사실 이것이 스트레스심근병증의 심전도에서 나타나는 '다양한 변화'입니다. 문어가 문어통발을 빠져나갈 때 몸의 형태를 바꾸듯, 시간이 지남에 따라 심전도도 변화하는 모습을 알게 되면 스트레스심근병증 심전도를 더 잘 이해할 수 있습니다.

문어의 다양한 변화

스트레스심근병증의 심전도를 시간 순서대로 나열해 보겠습니다(그림 1).

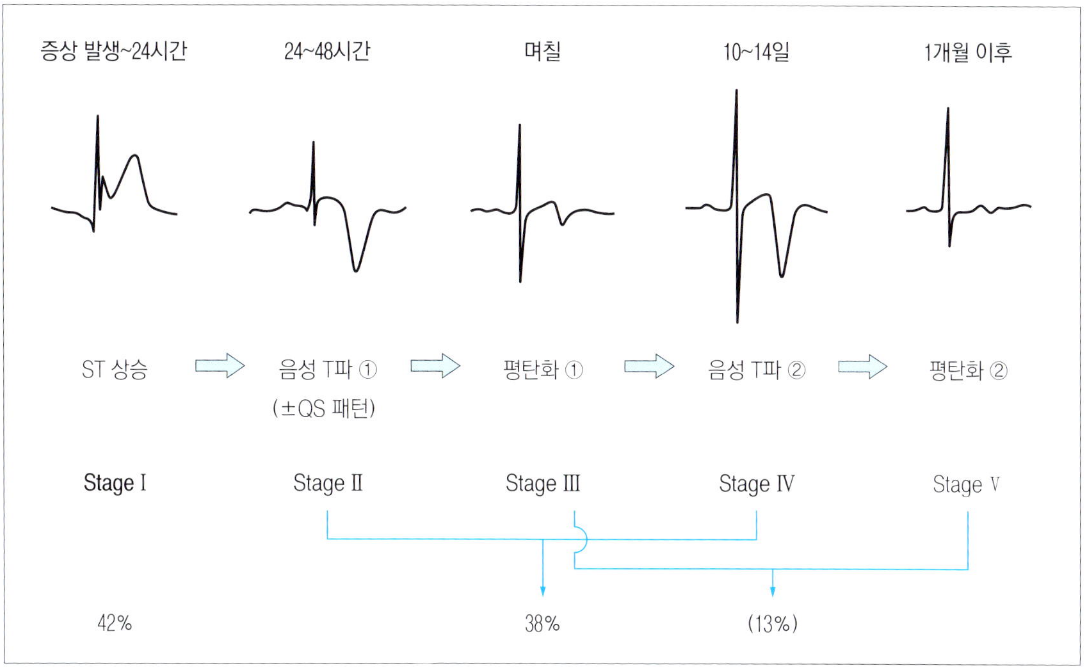

그림 1 스트레스심근병증의 시간순 심전도(V3)

Stage I에서는 처음에 ST 상승이 관찰되지만, 24–48시간 정도 지나면 QS 패턴과 음성 T파가 나타납니다(Stage II). 음성 T파는 며칠간 관찰되지만, 1주일 전후로 사라지거나 평탄해집니다(Stage III). 그러나 10–14일 정도 지나면 다시 음성 T파가 나타납니다(Stage IV). 1개월 정도 지나면 음성 T파도 평탄해지거나 사라지고, 심전도는 정상화됩니다(Stage V).

포인트는 Stage II · IV에서 음성 T파가 이상성으로 나타나며, 그 사이의 Stage III에서는 심전도가 정상화된다는 것입니다. 실제로 스트레스심근병증의 초진 시 심전도는 ST 상승이 42%, T파 음전화가 38%, ST 하강이 2%, 새로운 LBBB가 1%, 심전도 이상이 없는 경우가 13%로 보고되며,[5] 시간이 지나면서 변화합니다. 이러한 변화가 표 1처럼 허혈과의 감별을 어렵게 하는 이유 중 하나입니다.

이번 심전도에서는 음성 T파가 있습니다. 따라서 스트레스심근병증 외에도 허혈성 심질환에서 늦은 MI(Chapter 9 참조)의 감별이 필요합니다. 이 감별 또한 CAG로 이루어집니다.

또한, 첫 번째 ST 상승형 스트레스심근병증 증례와 두 번째 음성 T파형 스트레스심근병증 증례의 차이점은 CAG를 시행하는 시점에 있습니다. ST 상승의 경우 긴급하지만, 음성 T파일 경우 긴급할지 대기할지는 의견이 분분합니다.

심전도로 통제할 수 있는 것, 할 수 없는 것

자신이 통제할 수 없는 것에만 신경쓰며 대부분의 시간을 보내면, 점점 더 무기력해지는 기분이 듭니다. (중략) 하지만 통제할 수 있는 것에 집중하면 실제로 해결할 수 있게 되고, 마음도 평온해집니다.

이번에 나온 세 장의 심전도를 다시 한번 살펴보세요. 모두 스트레스심근병증입니다. 이것을 보고 자신 있게 '스트레스심근병증'이라고 단언할 수 있을까요? 답을 알고 있어도 솔직히 쉽지 않습니다. 항상 허혈성 심질환이 감별 대상으로 떠오르는 만큼, 스트레스심근병증에서 '비'심장내과 의사가 무리할 필요는 없습니다.

> 심전도를 보고 스트레스심근병증이 의심된다면, 간단하게 심장내과 의사를 부른다.

이것이 자신이 통제할 수 있는 것입니다.

> CAG를 할 것인가? 한다면 언제 할 것인가?
> 심전도만으로 어느 정도 확률로 스트레스심근병증일까?

이것들은 통제할 수 없는 것이며, 아무리 힘을 쏟아도 무력감을 느낄 수밖에 없습니다. 그럼에도 자신이 통제할 수 있는 한 가지가 있다면, 심장내과 의사와 함께 고민하며 기쁨과 어려움을 나누는 자세일 것입니다.

요 약

- 스트레스심근병증의 심전도는 ST 상승과 음성 T파 두 가지 패턴이 있다.
- 전자는 'STEMI', 후자는 '늦은 MI'와 감별이 필요하다.
- 전반적인 ST 상승+V1에서 ST 상승이 없고, aVR에서 ST 하강이 있다면 스트레스심근병증일 가능성이 있다.
- 의심하는 것은 필요하지만, STEMI나 늦은 MI와의 감별에 너무 집착하지 않는다.
- 두 질환의 감별은 원칙적으로 CAG! CAG를 할 수 없는 비심장내과 의사가 너무 간섭하지 않도록 한다.
- 그러나 무관심해서는 안 된다! 어려운 선택을 해야 하는 심장내과 의사들에게 경의를 표하고, 그들이 조금이라도 더 쉽게 결정을 내릴 수 있도록 정보를 모아야 한다.
- 결정권이 없는 비심장내과 의사와 결정권이 있는 심장내과 의사가 같은 방향을 바라보는 것이 중요하다.

문헌

1) Templin C, et al. Clinical features and outcomes of takotsubo (stress) cardiomyopathy. N Engl J Med. 2015; 373: 929-38.
2) 佐藤　光. 多枝spasmにより特異な左室造影ツボ型を示したstunned myocardium. In: 児玉和久, 他 編. 臨床からみた心筋細胞障害—虚血から心不全まで. 東京: 科学評論社; 1990. p.56-64.
3) medicaldump. Takotsubo Cardiomyopathy-Transthoracic Echocardiogram (TTE). https://www.youtube.com/watch?v=tphyRnumxhQ (2016年8月17日閲覧)
4) 栗栖 智, 他. たこつぼ心筋症の診断や治療に心電図をどう活用するか? Heart view. 2016; 20: 42-9.
5) Eitel I, et al. Clinical characteristics and cardiovascular magnetic resonance findings in stress (takotsubo) cardiomyopathy. JAMA. 2011; 306: 277-86.
6) Chao T, et al. Can acute occlusion of the left anterior descending coronary artery produce a typical "takotsubo" left ventricular contraction pattern? Am J Cardiol. 2009; 104: 202-4.

PART

3

STEmimic이 아닌 흉통 심전도 판단에 관한 이야기

Chapter 18

잘 팔리는 심전도

진단 과정에서 심전도의 사용법을 생각해 본다

> **잘 팔리는 것이 좋은 것이라면,**
> **세상에서 제일 맛있는 라면은 컵라면이 되어버리겠지.**
>
> 고모토 히로토

증례 ★ 45세 남성. 주증상: 흉통, 호흡곤란. 바이탈: BP 120/80, HR 120, RR 20, SpO_2 95%

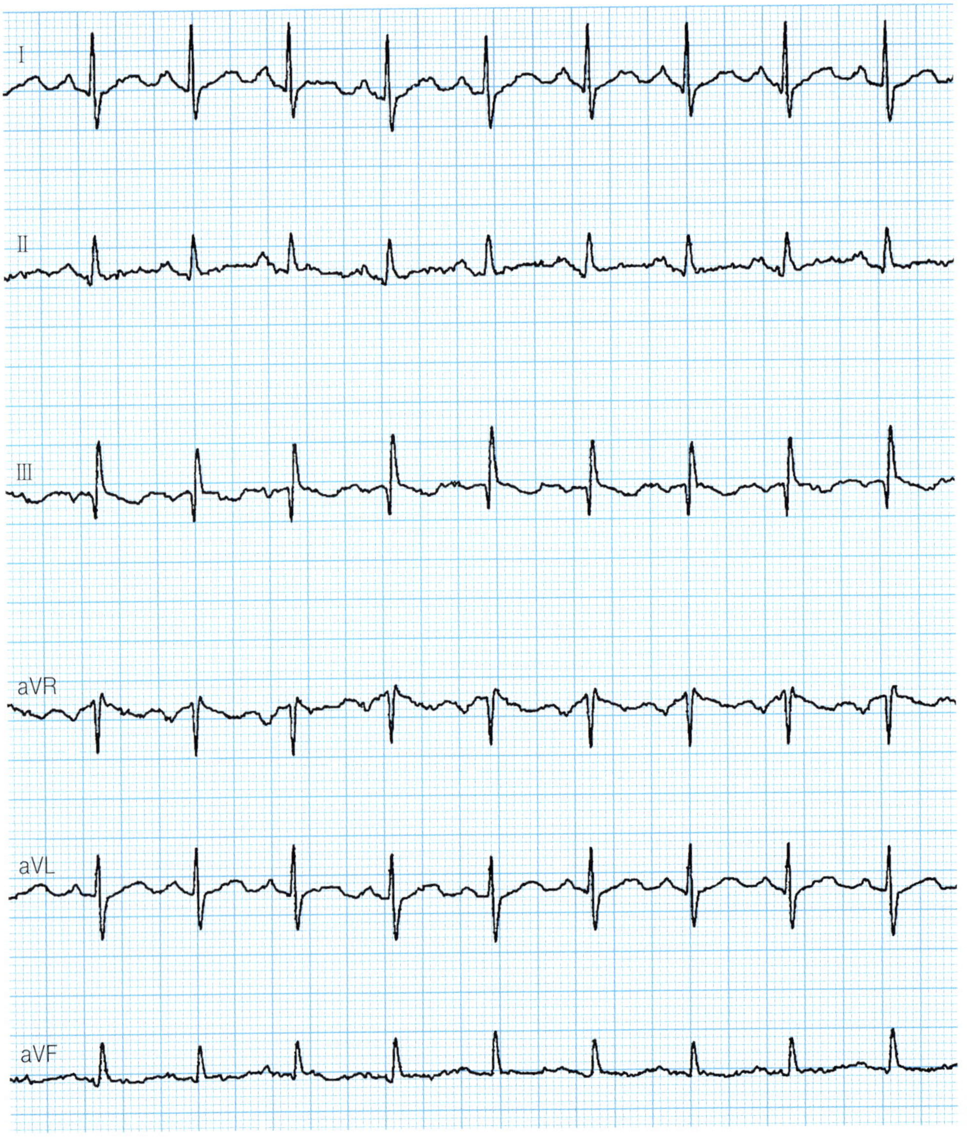

이번은 전공의들이 진행한 합동 컨퍼런스에서 나온 심전도 이야기입니다. 저는 당직을 마치고 아침에 컨퍼런스룸에 들어갔습니다. 회의가 시작된 지 30분 정도가 지난 후에 중간에 참여하게 되었는데, 프로젝터 화면이 휙휙 넘어가다가 한 심전도 화면에서 멈췄습니다. 그러자 참여했던 심장내과 의사가 말했습니다.

"그 심전도에서 멈춰! 이것은 ○○(병명)일 거야! 반드시 찾아내야 해!"

무엇일까… 하고 화이트보드로 시선을 돌리니 환자의 나이, 성별, 주증상, 활력징후가 적혀 있습니다. 자, ○○(질병명)은 무엇일까요? 그리고 다음으로 해야 할 대응 방안은 무엇일까요? 10초 안에 결정해 주세요.

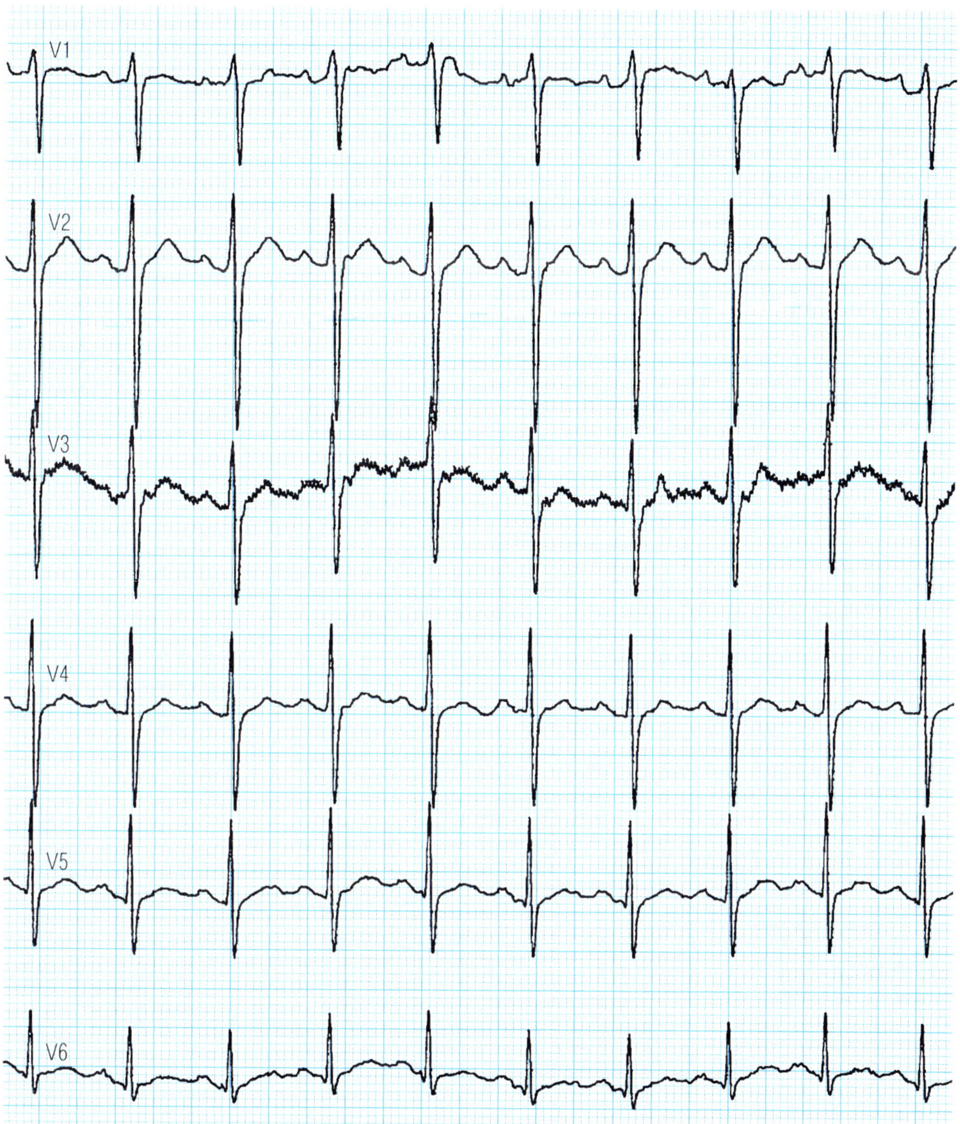

심장내과 의사가 챙겨야 할 교훈

심전도를 다시 한번 봅시다. 흉통이 주증상이었기 때문에 STEMI를 찾으려고 했지만, 그런 ST-T 변화는 보이지 않았습니다. 다른 이상이 없나 살펴보면, 약간의 빈맥이 있을 뿐입니다. 다시 병력과 신체 소견을 살펴보니, 호흡 곤란이 있고 RR 24, SpO_2 95%로 경도의 호흡 이상이 있습니다. 이 점을 고려하여 I유도와 III유도를 보면 어떻게 보이나요? 그렇습니다, **SIQIIITIII**가 있습니다! 심장내과 의사가 지적한 'OO(병명)'은 '폐색전증'이었습니다.

합동 컨퍼런스의 흐름은 병력, 신체 소견, 심전도, 혈액검사로 고민하다가 마지막에 조영 CT를 찍었더니 폐색전증이 발견된 것입니다. 진단이 내려지고 나서 심전도를 되짚어보니 폐색전증의 소견인 SIQIIITIII가 있었습니다.

심장내과 의사가 남긴 챙겨야 할 교훈은 이렇습니다.

폐색전증의 심전도 소견인 SIQIIITIII를 다음에는 꼭 찾아야 해!

이 메시지, 틀린 말은 아니지만 **교육적으로는 완전히 올바른 것은 아닙니다.**

왜 그런지 아시겠습니까? 그에 답하기 위해 SIQIIITIII에 대해 복습해 보겠습니다.

SIQIIITIII란?

SIQIIITIII는 1935년 McGinn과 White에 의해 보고된 고전적인 폐색전증의 심전도 소견입니다.[1] 이것이 전공의나 내과 의사들에게 익숙한 이유는 의과대학에서 배우는 것뿐만 아니라 그 독특한 음계에 있다고 생각합니다. 뭔가 귀에 남습니다. 중요한 것은 발음이 아니라 파형의 이미지입니다. 다시 한번 증례의 심전도를 확인해 봅시다.

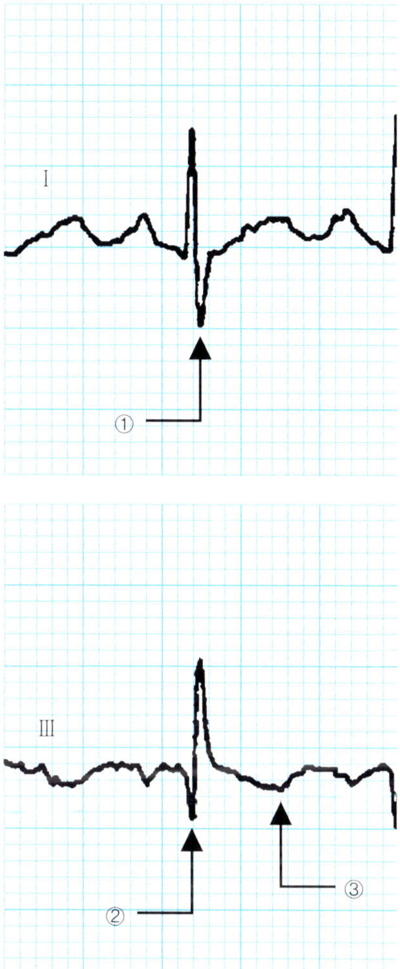

그림 1 폐색전증 심전도

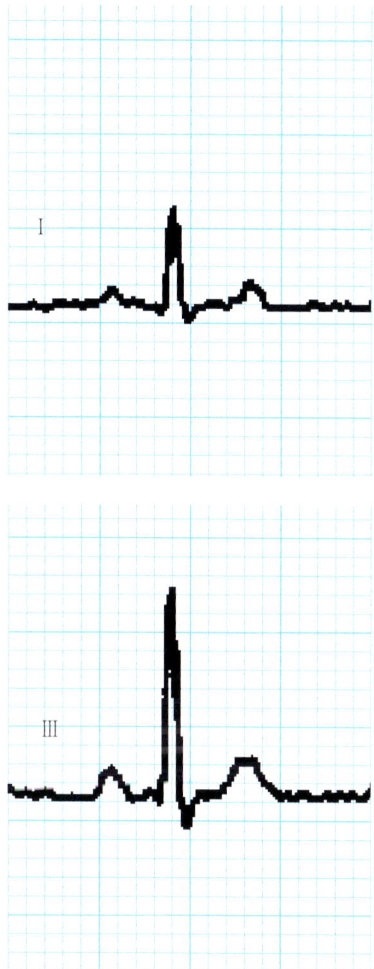

그림 2 정상 심전도

이번 심전도의 I유도와 III유도를 확대합니다(그림 1). 비교를 위해 정상 심전도를 옆에 나란히 배치했습니다(그림 2). 먼저 폐색전증 증례에서는 I유도에서 S파가 나타나고 있습니다(그림 1 화살표①). 또한, III유도에서는 Q파(그림 1 화살표②)와 음성 T파(그림 1 화살표③)가 관찰됩니다. 이것이 SIQIIITIII 소견입니다. 폐색전증에 이차적으로 발생한 우심부하를 반영한다고 합니다.

'SIQIIITIII는 폐색전증'이라는 공식이 임상에서 유용한지 검증하기

수업에서 'SIQIIITIII⇔폐색전증'으로 배운 공식. 이 공식에 맞는 이번 사례의 심전도는 교과서적인 폐색전증 심전도라 할 수 있습니다. 그러나 실제 임상에서는 그렇게 단순하지 않습니다. 이 공식 'SIQIIITIII⇔폐색전증'이 **얼마나 자주 유용한지, 진단에 쓸 수 있는지, 배제에 사용할 수 있**

는지 알아야 이 공식이 임상에서 도구로 활용될 수 있습니다. 여기서 등장한 임상 질문을 정리해 보면 다음과 같습니다.

Q1. 폐색전증 심전도에서 SIQⅢTⅢ는 얼마나 자주 나타날까?

— 10번 중 1번이라면 유용한 도구입니다. 100번에 1번 혹은 1,000번에 1번이라면 너무 드물어서 실제로 사용할 때 찾기 어려운 도구가 될 것입니다.

— 또한, 심전도는 흉통의 감별진단을 위해 촬영됩니다. 그렇다면 폐색전증 심전도보다는 더 넓은 범위의 흉통 심전도에서 SIQⅢTⅢ가 얼마나 자주 나타날까요?

Q2. SIQⅢTⅢ는 폐색전증의 진단이나 배제에 사용할 수 있는가?

— SIQⅢTⅢ가 있으면 폐색전증일 확률은 얼마나 될까요?

— 반대로 SIQⅢTⅢ가 없으면 폐색전증을 어느 정도 배제할 수 있을까요?

이 간단한 질문들에 여러분은 답할 수 있나요?

SIQⅢTⅢ에 얼마나 자주 마주하게 될까?

먼저, SIQⅢTⅢ의 발생 빈도에 대해 이야기해 보겠습니다. Chan은 과거 폐색전증에서 나타난 심전도에 관한 임상 연구를 모아 분석한 바 있습니다.[2] 이에 따르면 폐색전증에서 자주 보이는 소견은 ① 빈맥(8–69%), ② 우각차단(8–67%), ③ ST 변화(44–70%)의 세 가지입니다. 반면, SIQⅢTⅢ는 11–28%로 약 10–30% 정도에서만 나타납니다.

다음으로 흉통이 있는 환자의 심전도에서 SIQⅢTⅢ가 얼마나 자주 발견되는지 살펴보겠습니다. 이에 특화된 역학 연구는 찾아보기 어렵지만, Haasenritter 등이 11편의 논문을 검토한 결과, 흉통 환자 6,500명의 질병 내용을 정리한 자료가 있습니다.[3] 흉통의 13.8–16.1%가 심혈관 질환이며 그중 ACS와 AMI는 1.5–3.6%로 보고되었습니다. 폐색전증은 이보다 훨씬 적으며, 1% 미만일 것으로 추정됩니다. 실제 임상에서도 흉통 환자 수백 명 중 한 명이 폐색전증이며, 그중 SIQⅢTⅢ가 10–30%로 나타난다면, 흉통 심전도를 1,000장 이상 찍어야 비로소 SIQⅢTⅢ에 해당하는 폐색전증을 발견하게 되는 계산이 됩니다. 이것이 Q1에 대한 답입니다.

또한, 다른 임상 연구에 따르면 폐색전증에서 전혀 심전도 변화가 없는 경우가 10–25%에 달한다고 보고된 바 있습니다.[4,5] 심전도로 폐색전증을 진단하는 것이 어렵게 느껴지기도 하지만, 소견이 있을 때 실제로 얼마나 유용한지에 대해 알아보기 위해 다음으로 폐색전증 심전도의 민감도와 특이도를 살펴보겠습니다.

SIQⅢTⅢ의 민감도와 특이도

Marchick 등은 폐색전증에서 나타나는 각 심전도 소견의 민감도와 특이도를 보고했습니다 (표 1).

표 1 폐색전증에서 심전도의 민감도와 특이도(문헌 6에서 수정)

ECG 영상	N	민감도(%)	특이도(%)	LR+(95%CI)	OR(95%CI)
부정맥	577	24.5	85.5	1.7 (1.3-2.2)	1.9 (1.3-2.7)
빈맥	550	28.6	86.4	2.1 (1.7-2.6)	2.5 (1.8-3.6)
불완전 우각차단	97	4.6	97.6	1.9 (1.0-3.6)	1.9 (0.8-3.9)
완전 우각차단	68	3.1	98.3	1.8 (0.8-4.0)	1.8 (0.6-4.3)
I유도에서 S파	560	25.5	86.0	1.8 (1.4-2.3)	2.1 (1.5-3.0)
Ⅲ유도에서 Q파	524	23.5	86.9	1.8 (1.4-2.3)	2.0 (1.4-2.9)
Ⅲ유도에서 음성 T파	674	35.2	83.4	2.1 (1.7-2.6)	2.7 (2.0-3.7)
SIQⅢTⅢ	96	8.7	97.8	4.0 (2.4-6.5)	4.3 (2.3-7.5)
ST 변화	262	9.7	93.3	1.5 (0.9-2.2)	1.5 (0.9-2.5)
V1에서 음성 T파	1364	37.2	64.5	1.1 (0.9-1.3)	1.1 (0.8-1.5)
V1~V2에서 음성 T파	286	11.7	92.8	1.6 (1.1-2.4)	1.7 (1.0-2.7)
V1~V3에서 음성 T파	131	8.7	96.9	2.8 (1.7-4.5)	2.9 (1.6-5.0)
V1~V4에서 음성 T파	60	6.6	98.7	5.1 (2.8-9.2)	5.4 (2.6-10.4)

먼저 민감도가 높은 소견은 하나도 없으며, 심전도에서는 폐색전증을 배제할 수 없습니다. 특이도는 SIQⅢTⅢ가 LR+ 4.0, 음성 T파(V1~V4)는 LR+ 5.1로 매우 높은 것은 아닙니다. 문헌에서는 '심전도는 참고가 되지만 폐색전증의 진단에 크게 유용하지 않으므로 다른 소견으로 진단해야 한다'고 결론짓고 있습니다.

임상적 질문으로 돌아가 그 이후를 생각하기

앞서 나온 두 가지 임상적 질문과 그 답변을 정리해 보겠습니다.

Q1. **폐색전증에서 SIQⅢTⅢ의 빈도는? 흉통을 기준으로 한 발생률은?**

A1. **폐색전증 심전도에서는 SIQⅢTⅢ는 10장 중 1–2장, 흉통 심전도 전체에서는 1,000장 중 1장 정도.**

Q2. **SIQⅢTⅢ는 진단이나 배제에 어느 정도 유용한가?**

A2. **SIQⅢTⅢ는 특이도가 약간 높지만, 이것만으로 진단할 수 있을 정도는 아닙니다. 또한, 민감도가 낮아 심전도만으로는 폐색전증을 배제할 수 없습니다.**

이처럼 폐색전증 진단에서 심전도는 크게 도움이 되지 않는 것 같습니다. 그럼에도 실제 임상에서는 폐색전증을 진단하기 전에 심전도가 촬영됩니다. 폐색전증이라는 것을 알기 전에 그 심전도를 어떻게 사용할 것인가? 이 SIQⅢTⅢ의 빈도와 특이도를 고려하여, 흉통으로 내원한 환자의 심전도를 찍고 폐색전증 진단에 이르는 과정을 다시 한번 생각해 봅시다.

흉통으로 심전도를 찍을 때의 사고 과정을 다시 생각하기

'흉통'이라는 '증상'의 관점에서 SIQⅢTⅢ를 고려해 봅시다. 폐색전증 환자의 44%가 흉통으로, 73%가 호흡곤란으로 등장합니다. 이러한 주증상으로 나타났을 때는 폐색전증도 중요하지만, 먼저 ACS를 고려합니다. 발병 빈도가 더 높고, 시술까지의 목표 시간이 정해져 있으며, 초진 의사의 시간이 제한되어 있기 때문입니다. 심전도를 촬영하고 STEMI를 탐지하여 소견이 있으면 허혈성 심질환으로 간주하고 즉각적인 대처를 합니다.

반면, 소견이 없으면 ST 변화가 없는 허혈성 심질환이나 그 외의 4 killer chest pain(ACS, 폐색전증, 대동맥박리, 기흉)을 염두에 두게 됩니다. 이때 다시 심전도를 재검토하며, 대동맥박리나 기흉은 심전도로 발견하기 어렵지만, 폐색전증의 SIQⅢTⅢ는 한 번쯤 확인합니다. 이를 발견하면 폐색전증으로 진단이 기울 수 있습니다. 하지만, 흉통 심전도 전체에서 SIQⅢTⅢ는 매우 드물어 '스위치 시스템'(Chapter 16 참조)을 사용하게 됩니다. 병력과 신체 소견으로 폐색전증의 검사 전 확률이 높다고 판단되면 SIQⅢTⅢ를 찾기 위한 스위치를 켜지만, 평소에는 꺼져 있습니다.

폐색전증이라는 '질환'의 관점에서 심전도 진단을 다시 생각하기

앞의 항목에서는 '흉통'이라는 **'증상'**의 관점에서 SIQIIITIII를 살펴봤지만, 이번에는 '폐색전증'이라는 **'질환'**의 관점에서 SIQIIITIII 다시 살펴보겠습니다. 원래 **폐색전증이라는 '질환'을 진단하거나 배제하는 도구는 조영 CT**입니다. 그러나 모든 환자에게 조영 CT를 찍을 수 없기 때문에 NPV가 95% 이상인 Wells, Geneva 등의 예측 규칙(prediction rule)과 D-dimer 검사를 통해 배제를 시도합니다.[8] 여기서 심전도는 전혀 포함되지 않습니다. 즉, 이 부분이 중요한데 **폐색전증을 진단하거나 배제하는 데 심전도는 유용한 도구가 아닙니다.**

높은 곳에서 내려다보는 흉통 진단에서 SIQIIITIII를 생각하기

흉통으로 심전도를 찍은 환자의 경우, 그 전후로 수집된 병력, 과거 병력, 신체 소견 등과 같은 bedside에서 얻은 정보에 따라 폐색전증일 가능성이 결정됩니다. 심전도는 이러한 bedside 정보와 거의 같은 시기에 수집되는 정보입니다. 흉통 심전도에서 SIQIIITIII가 있으면 폐색전증 진단에 무게가 실리겠지만, 이는 1,000번 중 한 번 정도 발견될 정도로 드뭅니다. 그렇기 때문에 병력, 과거 병력, 신체 소견 등 항상 활용할 수 있는 진단 도구를 중요하게 여기면서, 예측 규칙이나 D-dimer를 확인하고, 마지막으로 조영 CT를 고려하는 것이 일반적인 대응 방법입니다.

교과서에서 심전도를 공부할 때는 심전도로 어느 정도, 때로는 모든 것을 알 수 있다는 착각에 빠지기 쉽습니다. 하지만 검사로서의 심전도가 그 병태에 대해 얼마나 유용한지, 다른 더 나은 검사는 없는지, 또 환자가 겪고 있는 다른 감별해야 할 질환은 없는지 생각해 봐야 합니다. 각론을 공부할 때일수록 더욱 넓은 시각에서 바라봐야 합니다. 그 심전도 정보가 실제로는 환자에게는 너무 세부적인 이야기일 수 있으며, 중요하지 않은 부분을 지나치게 집중하는 상황일 수도 있기 때문입니다.

SIQIIITIII는 컵라면인가? 아니면 북극성인가?

잘 팔리는 것이 좋은 것이라면,
세상에서 제일 맛있는 라면은 컵라면이 되어버리겠지.

의과대학 강의에서 배웠고, 시험에서 답을 작성했으며, 심장내과 의사가 컨퍼런스에서 권위를 부여한 SIQIIITIII. 매우 유명하고 널리 알려졌지만, 그렇다고 해서 항상 가장 중요한 정보라고 할 수는 없습니다.

폐색전증의 심전도 진단이라는 제한된 범주 내에서 본다면 SIQIIITIII는 밤하늘에 빛나는 북극성처럼 중요한 역할을 합니다. 만약 임상 판단이 늦은 밤에 이루어졌다면, 이 별을 기준으로

항해를 진행해야 할지도 모릅니다. 하지만 주위를 둘러보면 Wells 기준, D-dimer, 조영 CT라는 태양 같은 도구들이 있습니다. 이제는 더 이상 밤이 아니죠. 이렇게 되면 SIQⅢTⅢ는 점점 희미해지고, 굳이 찾아내려고 애쓸 필요는 없어집니다. SIQⅢTⅢ는 심전도라는 한정된 세계에서 빛나는 북극성이라는 점을 명확히 인식할 필요가 있습니다.

폐색전증의 심전도 소견 SIQⅢTⅢ를 다음에는 꼭 찾아보세요!

이 심장내과 의사의 발언이 틀린 것은 아닙니다. 그러나 전공의 교육 측면에서는 바람직하지 않을 수 있습니다. 왜냐하면 다음에 SIQⅢTⅢ를 다시 찾기 위해 전공의가 1,000번 이상 이 말을 마음에 새기며 흉통 심전도를 해석해야 하는 것은 매우 어려운 일이기 때문입니다. 오히려 병력청취와 신체 소견을 통해 폐색전증의 검사 전 확률을 높이는 의식과 노력이 환자에게 더 나은 의료를 제공할 수 있을 것입니다. 또한 심전도 외의 예측 규칙, D-dimer, 조영 CT 같은 정보를 적절히 활용하는 것이 실제 폐색전증 환자를 더 많이 찾아내고, 안전하게 배제하는 데 도움이 될 것입니다.

심전도를 간단하게 처음에 찍을 수 있다는 이유만으로 가장 잘 팔리는 SIQⅢTⅢ가 과도하게 강조되어서는 안 됩니다.

요 약

- SIQIIITIII는 폐색전증에 대해 특이도는 높지만 민감도는 낮다는 점을 분명히 인식해야 한다.
- 유명한 심전도 소견이지만, 흉통 심전도 1,000장 중 1장 정도만 발견된다.
- 폐색전증을 어떻게 배제할 것인가? 어떻게 진단할 것인가? 그것을 위해 심전도는 큰 역할을 하지 않는다.
- 폐색전증은 심전도 진단이 아닌 임상적 진단에 집중해야 한다.
- 많이 팔리는 것이 가장 좋은 것은 아니다. 심전도를 통한 세부적인 학습을 할 때도 전체적인 시야를 유지하며 해당 검사가 환자에게 미치는 영향을 깊이 고려하는 것이 중요하다.

문헌

1) McGinn S, et al. Acute cor pulmonale resulting from pulmonary embolism. JAMA. 1935; 104 :1473-80.
2) Chan TC, et al. Electrocardiographic manifestations: pulmonary embolism. J Emerg Med. 2001; 21: 263-70.
3) Haasenritter J, et al. Causes of chest pain in primary care--a systematic review and meta-analysis. Croat Med J. 2015; 56: 422-30.
4) Panos RJ, et al. The electrocardiographic manifestations of pulmonary embolism. J Emerg Med. 1988; 6: 301-7.
5) Hubloue I, et al. Early electrocardiographic signs in acute massive pulmonary embolism. Eur J Emerg Med. 1996; 3: 199-204.
6) Marchick MR, et al. 12-lead ECG findings of pulmonary hypertension occur more frequently in emergency department patients with pulmonary embolism than in patients without pulmonary embolism. Ann Emerg Med. 2010; 55: 331-5.
7) Stein PD, et al. Clinical characteristics of patients with acute pulmonary embolism: data from PIOPED II. Am J Med. 2007; 120: 871-9.
8) Hendriksen JMT, et al. Diagnostic prediction models for suspected pulmonary embolism: Systematic review and independent external validation in primary care. BMJ. 2015; 351: h4438.

Chapter 19

예상하지 못한 심전도

심전도 이상을 왜 알아차리지 못하는가, 어떻게 대응해야 하는가

- **자신이 전혀 예상하지 못한 공이 올 때 어떻게 대응하느냐가 중요합니다. 경기에서 치고 싶은 공은 오지 않습니다. 좋아하는 공만 기다리고 있다가는 경기가 끝나버릴 겁니다.**

이치로

증례 ★ 70세 여성. 주증상: 구토를 반복함

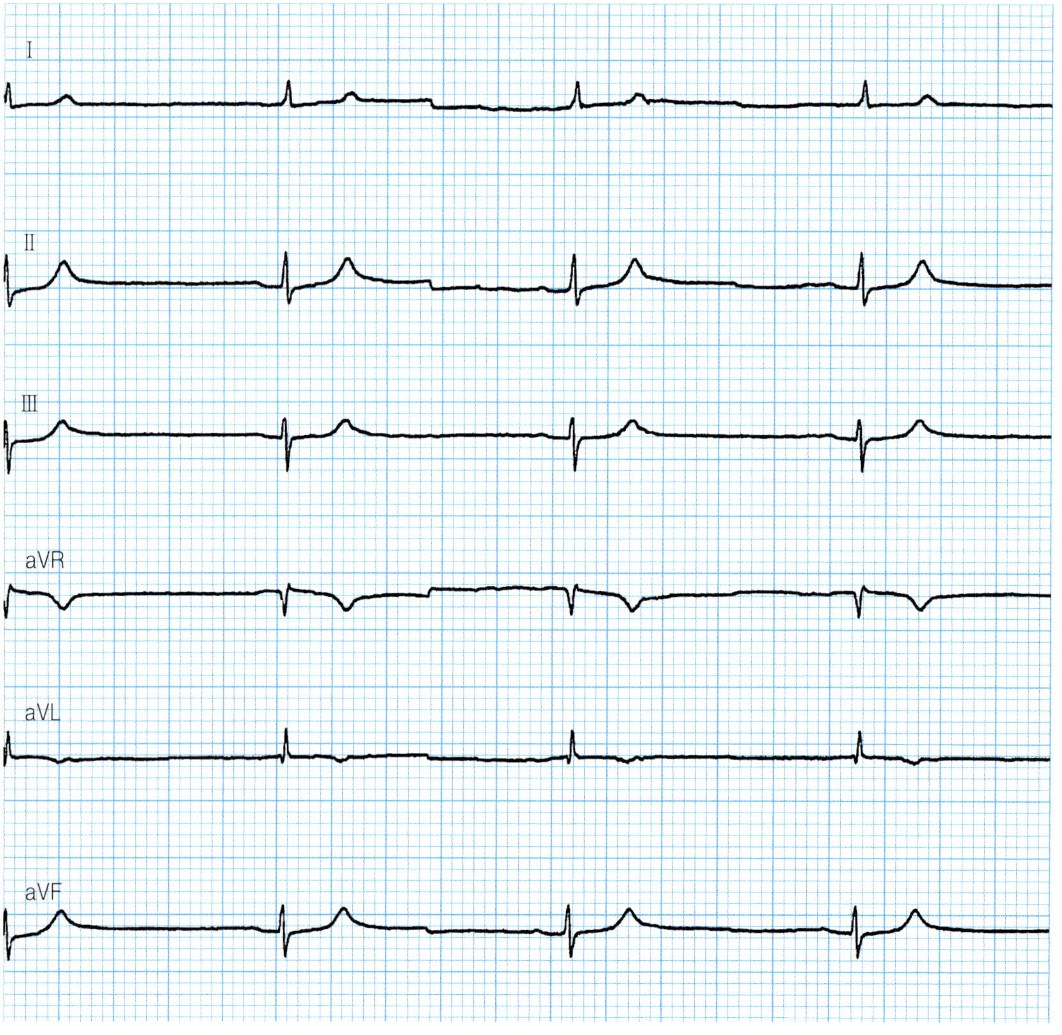

이번 증례는 심박조율기 적응증 여부를 확인하고자 전원 이송된 환자입니다. 저와 심장내과 의사가 초진을 맡았습니다.

10초 안에 구체적인 대응 방안을 결정해 주세요.

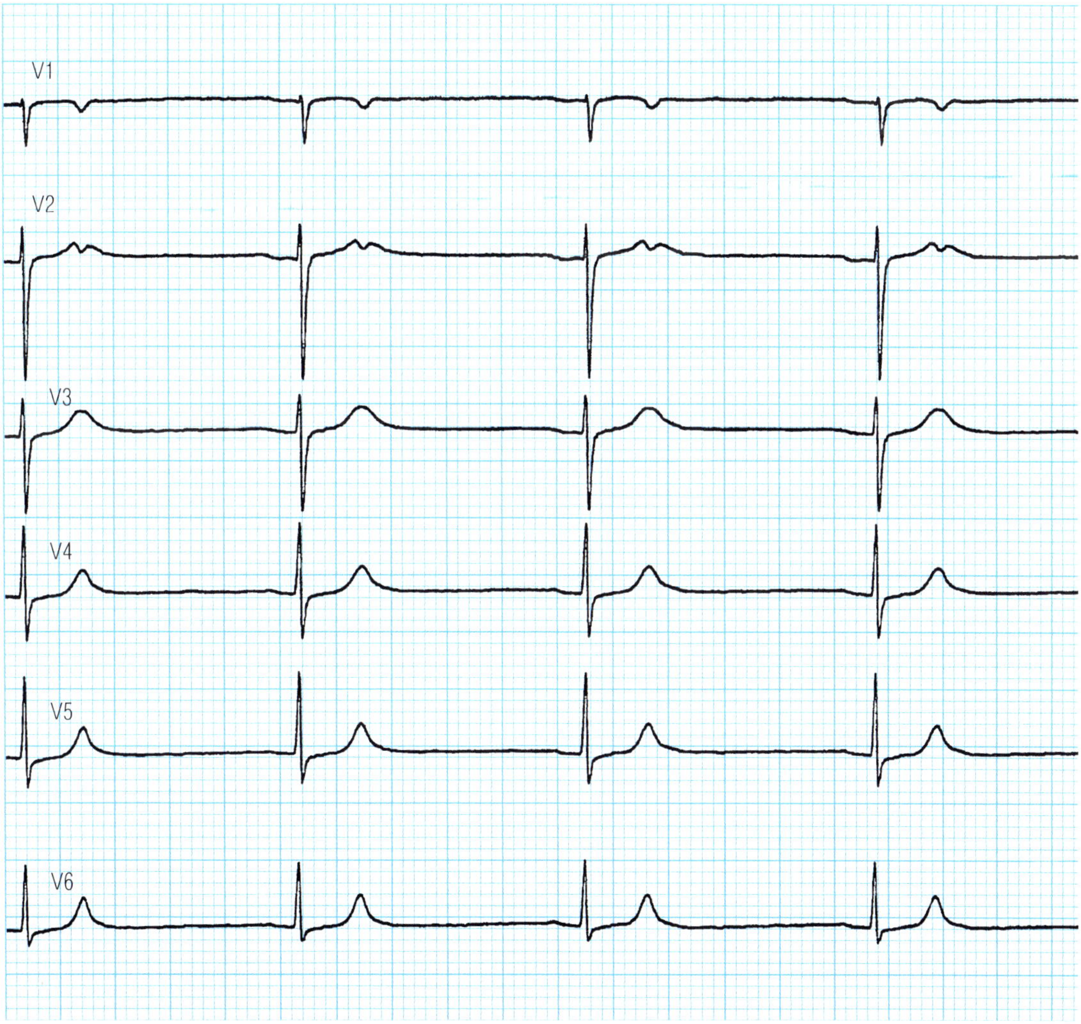

P파가 없는 서맥이어서 동기능부전증후군으로 판단하였고, 저와 심장내과 의사 모두 심박조율기 치료 시점을 고민하고 있었습니다. 그런데 혈액검사에서 칼륨이 6.1 mmol/L로 확인되어 고칼륨혈증에 의한 심전도 변화를 의심하고 전해질 치료를 했습니다. P파도 나오고, 결국 정상 심전도로 돌아왔으며, 심박조율기 치료는 하지 않고 환자는 퇴원했습니다. 조금 쓰라린 증례였습니다.

● 칼륨값과 심전도 변화

그런데 고칼륨혈증을 공부할 때 흔히 다음과 같은 도표를 접하게 됩니다.

QRS complex	칼륨값(mmol/L)	심전도 소견
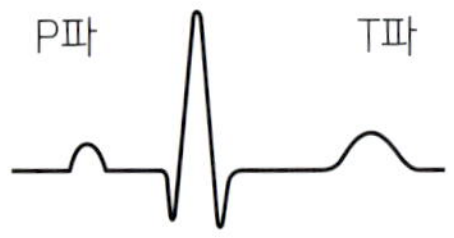	~5	정상
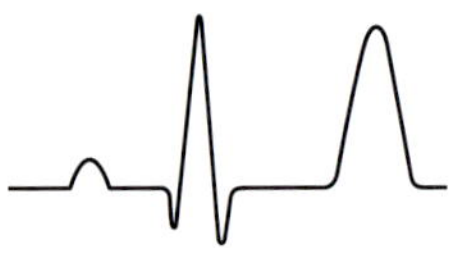	6~7	텐트형 T파
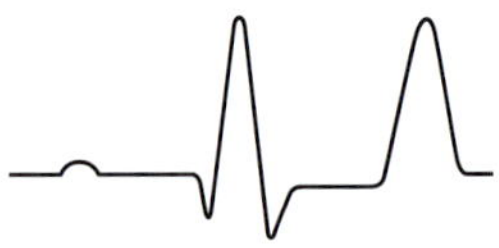	7~8	P파의 평탄화 PR의 연장 ST 저하 텐트형 T파
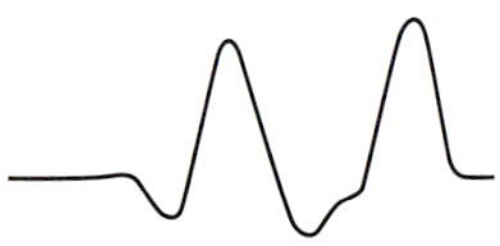	8~9	P파의 소실 QRS가 크게 열림 텐트형 T파의 증가
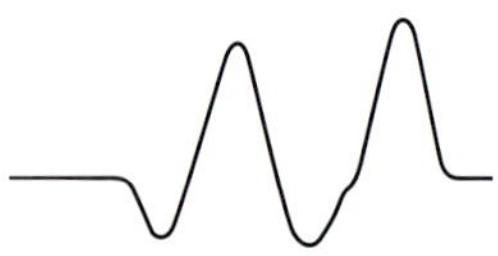	>9	Sine curve pattern

그림 1 칼륨값과 심전도 변화

이렇게 깔끔하게 정리된 도표를 본 후 어딘가에 **'칼륨값과 심전도 변화는 반드시 평행하지 않는다'**라는 문구가 적혀 있는 것을 볼 때, 임상의 깊이를 느낍니다.

상급의가 고칼륨혈증과 관련된 심전도를 제시하며, '병력에서 고칼륨혈증을 의심하고 심전도에서는 이렇게 나타나면 바로 혈액검사를 확인해야 한다'고 전공의에게 가르치는 장면을 자주 목격합니다.

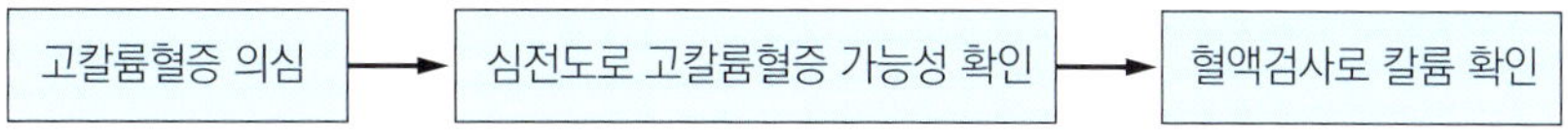

이러한 3단 논법은 이해하기 쉽지만, 사실 전공의에게는 적절하지 않을 수 있습니다. '이러면 고칼륨혈증이 감별에 올라오지 않으면 진단은 전혀 진척되지 않잖아!'라는 것이 그들의 속마음일 것입니다.

고칼륨혈증을 어떤 환자에서 의심할 것인가?

처음부터 고칼륨혈증을 의심하고 있다면 전공의는 고생하지 않을 것입니다. 그들이 알고 싶은 것은 어떤 환자에게서 고칼륨혈증 가능성을 의심해야 하는가입니다. 이에 대해 Freeman 등은 응급실에 내원하여 칼륨값이 6 mmol/L 이상으로 치료받은 환자들의 주증상을 정리한 연구를 발표했습니다(표 1).

표 1 고칼륨혈증 환자의 주증상(n=168명) (문헌 1에서 수정)

숨가쁨(호흡곤란)	19.8% (33명)
탈력	18.6% (31명)
의식장애	7.8% (13명)
실신	5.4% (9명)
무반응	4.2% (7명)
기타	43.1% (72명)

이 연구에 따르면 주증상은 호흡곤란, 탈력, 의식장애, 실신 순으로 많았습니다. "이런 주증상으로 매번 빠짐없이 고칼륨혈증을 감별진단에 포함하나요?"라는 질문에 대해 솔직히 항상 그럴 자신은 없습니다. 왜냐하면 이러한 주증상은 고칼륨혈증 이외의 질환이 원인일 가능성이 높기 때문입니다. 여기서 얻을 수 있는 사실은 '**고칼륨혈증의 심전도는 고칼륨혈증을 의심하지 않은 상태에서 찍힌 경우가 많다**'는 것입니다.

이 인식을 앞서 언급한 진단 벡터에 추가하면 다음과 같은 방식이 됩니다.

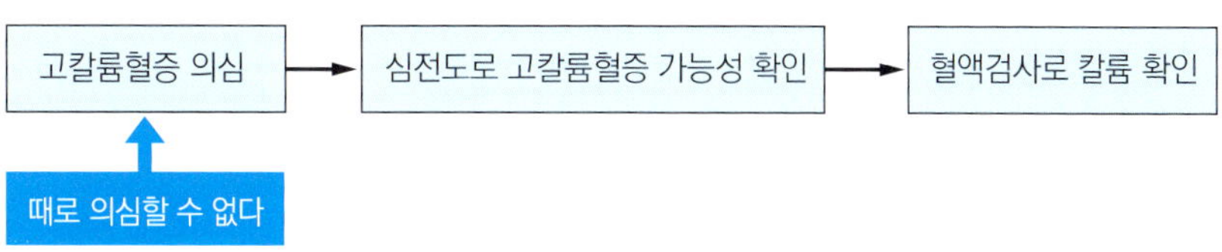

상급의의 반론은 정당한 주장

그럼에도 상급의 입장에서는 '고칼륨혈증의 심전도가 이렇게 나타난다는 것을 모르는 전공의는 문제가 있다! 주증상으로 의심하지 못하더라도 심전도를 통해 역으로 고칼륨혈증을 의심할 수 있어야 한다!'라는 반론이 나올 수 있겠네요. 정당한 주장이므로, 이 부분을 추가해야겠어요.

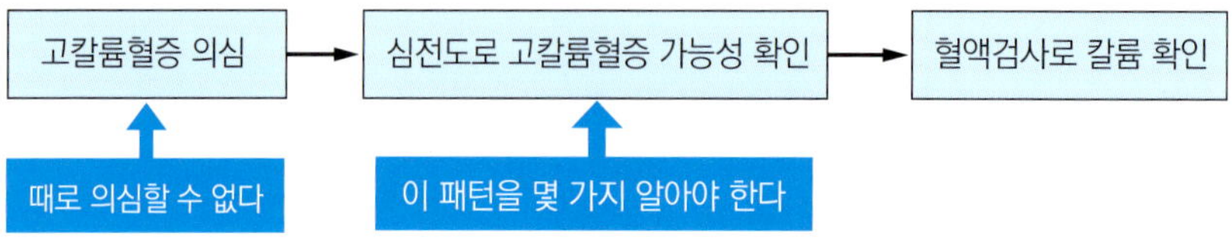

그렇다면 다음 심전도는 어떨까요?

다른 심전도 증례

증례 **67세 여성, 주증상: 구토를 반복한다**

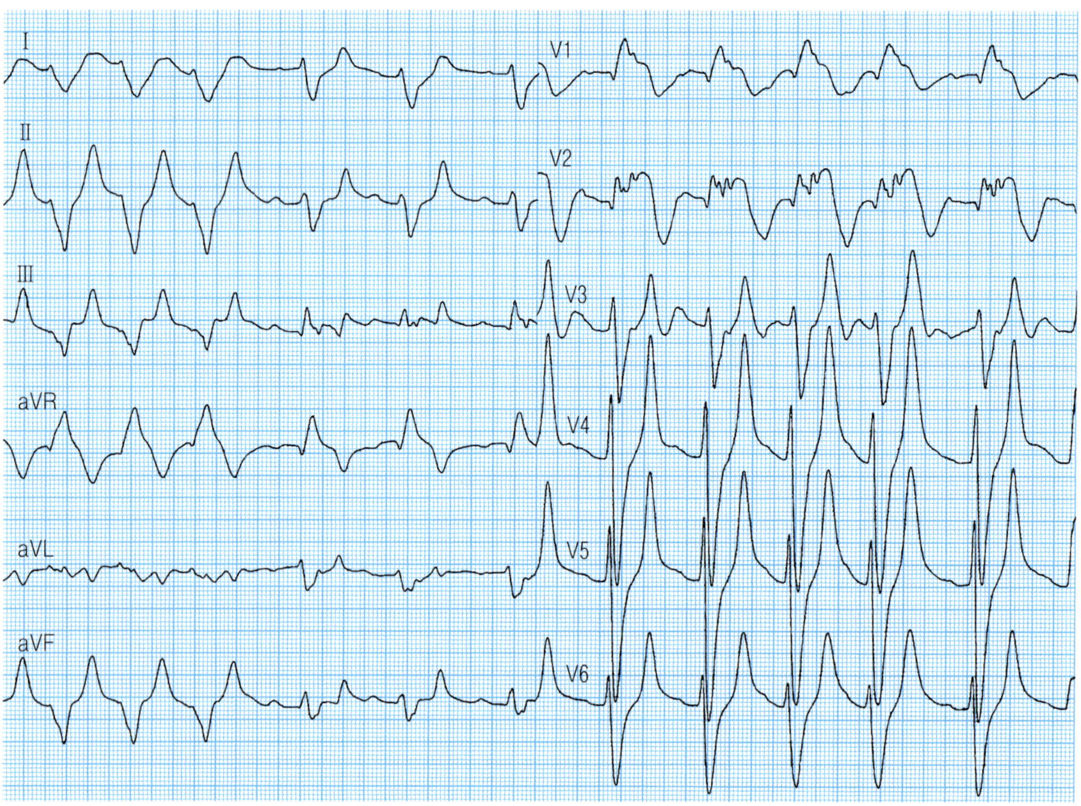

넓은 QRS에, V4~V6에서 텐트형 T파가 보입니다. V1은 마치 예전에 수학 시간에 배운 사인 곡선처럼 보이기도 합니다(그림 2). 이 넓은 QRS의 사인 곡선은 bizarre appearance라고 불리며, 고칼륨혈증의 패턴 중 하나입니다. 참고로 이 심전도 환자의 칼륨 수치는 9.6 mmol/L였습니다.

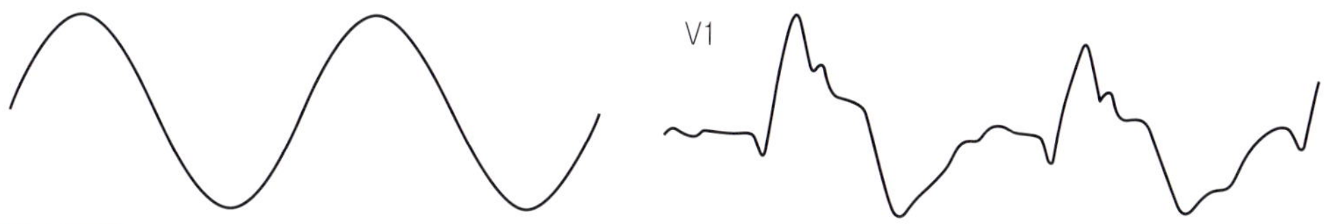

그림 2 사인 곡선 패턴과 bizarre appearance
사인 곡선이 있는 것처럼 보이기 때문에 고칼륨혈증을 의심.

Bizarre

Bizarre는 '이상한' 또는 '기이한'이라는 의미입니다. 제가 이 단어를 처음 접한 것은 일렉트릭 기타를 통해서였습니다. Bizarre guitar라는 말이 있는데, 이는 Les Paul이나 Stratocaster와 같은 '흔한 형태'와는 다른 '기이한 형태'의 일렉트릭 기타를 지칭합니다. 기타든 심전도든 '흔한 형태'를 알고 있어야만, 그것이 'bizarre'라고 인식될 수 있습니다. 이는 많은 심전도를 경험한 후에야 가능한 패턴 인식입니다. 앞으로는 흔한 심전도와는 확연히 다른 'bizarre appearance(사인곡선)'를 보면, 반사적으로 고칼륨혈증을 의심해 주세요.

그렇다면 다음 심전도는 어떻게 보이나요?

또 다른 심전도 증례

증례 70세 여성. 주증상: 구토를 반복한다

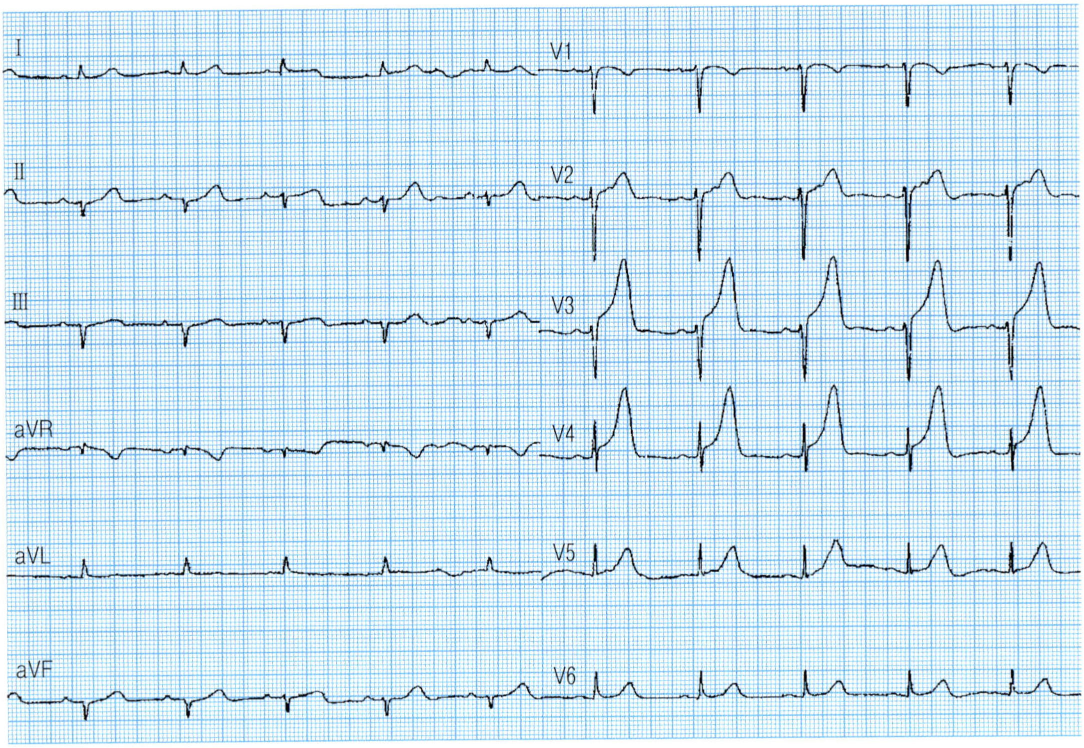

'이것은 텐트형 T파…? 고칼륨혈증!'이라고 생각했을 수도 있겠지만, 사실 이것은 급성심근경색증의 hyperacute tall T wave입니다(Chapter 2의 증례 심전도를 다시 보여드립니다). 지식적 편견으로 인해 오답을 고른 사람도 있을 것입니다.

참고로 고칼륨혈증의 텐트형 T파는 다음 그림처럼 생겼습니다.

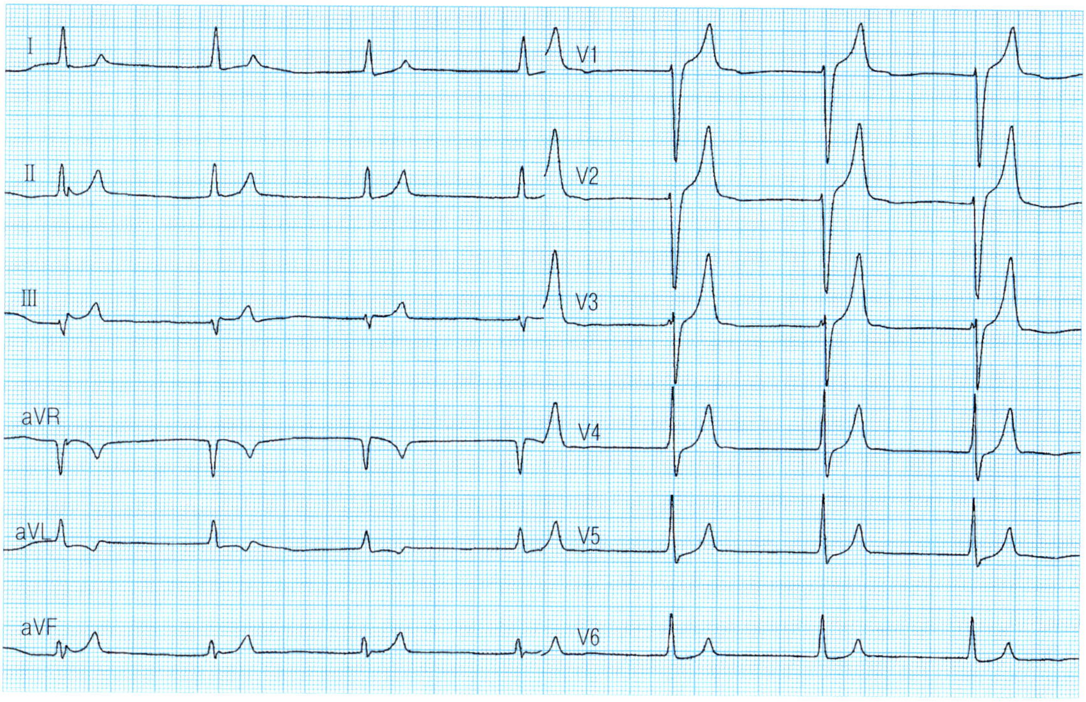

● 텐트형 T와 hyperacute tall T wave

심전도의 패턴 인식을 통해 고칼륨혈증을 발견하는 것은 매우 중요합니다. 이번 심전도 사례처럼 서맥, 기이한 형태(bizarre appearance), 텐트형 T파가 있는 심전도에서는 고칼륨혈증을 의심해야 합니다. 텐트형 T파를 발견하지 못한 초보자가 있다면, '다음에는 꼭 찾아내도록 노력하자'는 메시지를 전달해 주어야 합니다.

하지만 이보다 더 중요한 것은 텐트형 T파를 발견했다면 응급검사로 칼륨 수치를 체크하는 동시에, 초급성 T파(hyperacute tall T wave)일 가능성도 염두에 두고 심근경색증 관리도 함께 진행해야 한다는 점입니다. 반대로, 초급성 T파를 보았다면 심근경색증뿐만 아니라 응급검사로 칼륨 수치도 빨리 확인해야 한다는 것입니다. T파의 형태를 통해 어느 쪽일지 짐작하는 것이 중요하지만(Chapter 1 참조), 심전도만으로 100% 판단할 수 없으므로 응급검사로 칼륨을 확인하고, 이전의 심전도를 함께 참고하는 두 가지 작업이 필수적입니다. 이러한 두 가지 작업을 실제 임상에서 100% 하는지 스스로에게 물어보세요. 머리로는 알고 있어도 실제로 실행하지 않는, 지식과 행동의 괴리가 큰 부분일 수 있습니다.

● 고칼륨혈증에서는 어떤 심전도가 나타나는가?

고칼륨혈증에서 나타나는 심전도 패턴을 몇 가지 살펴보았는데, 이러한 심전도 패턴이 얼마나 자주 나타날까요? 이전에 소개한 임상 연구가 이 질문에 대한 답을 제공합니다(표 2, 3).

표 2 최초 심전도 평가(n=168) (문헌 1에서 수정)

텐트형 T	34.5% (58)
비특이적 ST 변화	33.3% (56)
ST 상승	4.2% (7)
1도 방실차단	16.7% (28)
심실 내 전도장애(맥박 > 120) (≒bizarre appearance)	11.3% (19)
각차단	6.0% (10)
서맥(맥박 < 50)	4.2% (7)
동정지	1.8% (3)

표 3 고칼륨혈증이 확인된 후 심전도 평가(n=168) (문헌 1에서 수정)

고칼륨혈증과 관련된 심전도 변화가 없는 경우	50% (83)
비특이적 ST 변화	23.8% (40)
정상 심전도	16.7% (28)

가장 유명한 텐트형 T가 가장 많이 보이긴 하지만, 그 빈도는 34.5%에 불과합니다. 부정맥은 P파가 없는 서맥에서부터 빈맥, bizarre appearance라고 불리는 넓은 QRS 등 다양한 형태로 나타납니다. 반면, 고칼륨혈증으로 의심되는 심전도 변화가 없는 경우가 50%에 이릅니다(표 3). 심전도에서 아무런 이상이 없다고 해서 고칼륨혈증을 배제해서는 안 되며, **'고칼륨혈증의 절반은 심전도 소견이 나타나지 않는다'**는 인식을 가질 필요가 있습니다.

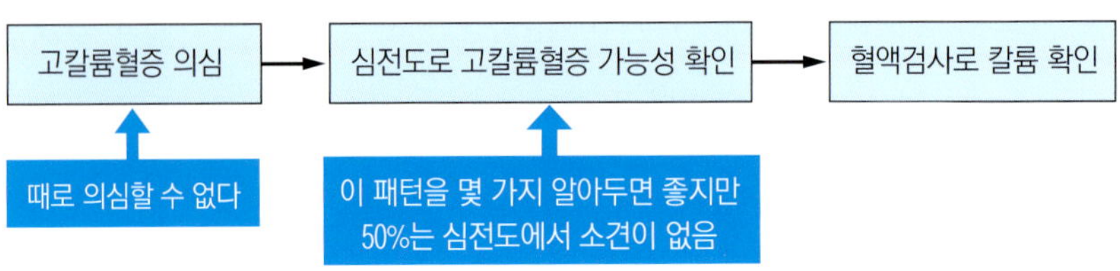

고칼륨혈증을 놓치지 않는 비법

고칼륨혈증의 주증상은 명확하지 않고 다양한 형태로 나타나기 때문에 의심하기 어려운 경우가 많습니다. 심전도 패턴도 '이거다!' 싶은 전형적인 경우에서부터 '이게 뭐지? 싶은 비전형적인 경우까지 다양합니다. 칼륨값과 심전도 변화가 반드시 일치하지 않기 때문에, 이러한 점이 진단의 난이도를 높이는 요인이 됩니다.

전형적인 고칼륨혈증 에피소드를 놓쳤다면, 깊이 반성해야 합니다. 또한, 많은 의사가 패턴 인식을 통해 알아챈 고칼륨혈증 심전도를 내가 발견하지 못했다면, 아쉬워해야 합니다. 동시에 비전형적인 사례가 상당히 많다는 점도 충분히 인식하고 있어야 합니다.

그렇다면 비전형적인 경우에도 고칼륨혈증을 놓치지 않으려면 어떻게 해야 할까요? 그 비법은 바로 다음과 같습니다.

> **고칼륨혈증을 놓치지 않는 비법**
>
> 고칼륨혈증을 병력과 심전도에서 의심하지 않더라도,
> 심전도에서 '뭔가' 이상하다고 느껴지면 응급검사로 칼륨을 확인하라.

심전도에서 '뭔가' 이상하다'는 무엇일까?

이 비법을 전수받은 전공의들이 그 '뭔가'가 무엇인지 알려달라고 물어오지만, '뭔가'는 임상의의 능력에 따라 다릅니다. 고칼륨혈증 심전도 패턴을 바로 알아차리는 사람과 그렇지 않은 사람 사이에는 '뭔가'의 차이가 있습니다. 또한, 같은 의사라도 근무 시간대에 따라 고칼륨혈증을 알아차리는 능력이 달라집니다. 외래의 혼잡도, 자기 컨디션, 정신 상태 등 다양한 요소가 이 판단 능력에 영향을 미치기 때문입니다. 이번 심전도 사례에서도 두 명의 전문의가 동시에 속을 뻔했지만, 다른 상황에서는 쉽게 진단할 수 있었을지도 모릅니다.

자신이 전혀 예상하지 못한 공이 올 때 어떻게 대응하느냐가 중요합니다.
경기에서 치고 싶은 공은 오지 않아요.
좋아하는 공만 기다리고 있다가는 경기가 끝나버릴 겁니다.

이번에 어렵게 쳐낸 변화구를, 다음에 또 날아올 때 반드시 쳐낼 수 있을 거라는 보장은 없습니다. 그래서 '뭔가 이상하다'고 느껴지기만 해도 응급검사로 칼륨값을 확인하는 것이 '예상치 못한 공'을 쳐내는 방법입니다. 응급검사의 진입 장벽을 낮추는 것이, 예상하지 못한 고칼륨혈증을 빠르게 발견하는 전략으로 중요하며 이 최종 비법이 중요한 순간에 환자를 구할 수 있습니다.

요 약

- 신장질환이나 약물로 인해 고칼륨혈증을 의심할 수 있지만, 주증상으로 의심하기 어려울 때가 있다.
- 고칼륨혈증을 의심하지 않은 상태에서 고칼륨혈증의 심전도가 찍히는 경우가 있다.
- 고칼륨혈증의 심전도 패턴을 인식하고, 심전도를 통해 고칼륨혈증을 의심할 것.
- 텐트형 T파를 보면 hyperacute tall T wave를 감별로 들고, 이전 심전도와 칼륨을 바로 확인해야 한다.
- 고칼륨혈증의 50%는 심전도 변화가 없으며, 혈액검사에서 처음으로 이상이 발견되는 경우도 많다.
- 심전도가 '뭔가 이상하다'고 느껴지면 응급검사로 칼륨을 확인하는 습관을 기르자.

문헌

1) Freeman K, et al. Effects of presentation and electrocardiogram on time to treatment of hyperkalemia. Acad Emerg Med. 2008; 15: 239-49.

8

COLUMN

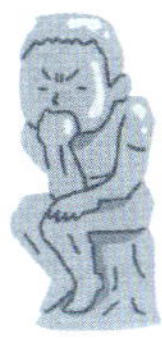

팀 의료

Chapter 19의 증례는 저와 심장내과 의사가 함께 동기능부전증후군으로 의뢰받은 환자를 다룬 이야기입니다. 병원 도착 후 응급검사를 제출했지만, 환자를 마주하자마자 심박조율기 준비를 서둘렀습니다. 그때 멀리서 **"칼륨 6.1입니다."**라는 간호사의 목소리가 들렸습니다.

To error is human이라는 말이 있습니다. 이 심장내과 의사는 매우 유능한 사람이라는 점을 강조하고 싶습니다. 참고로 저는 평범한 응급의학과 의사로 봐주시면 좋겠습니다. 실수를 저지른 두 사람이 모두 훌륭한 사람이었다는 점이 증명된 셈입니다.

결국, 이 간호사 덕분에 환자는 구출되었습니다. 우리를 구해준 이 간호사는 젊고 내성적인 성격의,[1] 조용한 여성입니다. 흔히 드라마에서 의사 앞에 등장하는 노련하고 풍성한 베테랑 간호사와는 완전히 반대되는 모습이었습니다. 그래서 그 목소리는 더 인상적이었고, 잊을 수 없었습니다.

그녀는 심전도에서 '뭔가' 이상하다고 느끼면 의사가 응급검사로 칼륨을 검사하는 것을 알고 있었습니다. 그녀는 간호사이지만 그때마다 직접 칼륨 수치를 확인했고, 높으면 그 즉시 관리에 나섰던 경험이 있습니다. 그녀에게는 심전도에서 이상한 점이 보이면 응급검사로 칼륨을 체크하는 것이 중요한 루틴 업무였고, 이번에는 의사가 그 루틴 업무를 잊었을 때 그녀가 대신해서 훌륭하게 해결해 준 것입니다.

여러분의 병원에서도 이러한 팀워크가 있다면 더 많은 환자를 구할 수 있을 것입니다. 우리가 **왜 이 일을 하고 있는지? 그 일이 환자들에게 어떤 긍정적인 영향을 미치는지,** 팀 구성원 모두가 각 행동의 의미를 이해하고 있다면 환자에게 더 나은 의료 서비스를 제공할 수 있을 것으로 생각합니다.

문헌

1) スーザン·ケイン (古草秀子訳). 内向型人間の時代—社会を変える静かな人の力. 東京: 講談社; 2013.

Chapter 20

블랙박스 속 심전도

최종 판단을 내릴 수 없는 심전도를 앞에 두고, 비심장내과 의사가 할 수 있는 일

> ● 대부분의 사람은 더 이상 아이디어가 떠오르지 않는 한계에 다다르면, 의욕을 잃어버린다. 그러나 진짜 승부는 바로 그때부터 시작이다.
>
> 토마스 에디슨

다음 증례의 대응 방안을 생각해 봅시다.

증례 ★★★★ **90세 남성. 흉통. 과거 병력으로 치매와 몇 가지 관상동맥 위험인자 있음**

심전도는 Chapter 1~19의 지식을 바탕으로 STEMI나 허혈 소견이 아니라고 판단

이제, 마지막 증례는 심전도의 구체적인 예시는 없지만, 이러한 경우 어떻게 대응해야 할까요? 1분 정도 생각해 보세요.

● 흑백을 가린 그 이후…

Chapter 1에서 심전도 진단의 '흑백'에 관해 설명했습니다. 진단이 가능한 흰색 부분과 실제로 판단이 어려운 검은색 부분이 있으며, 그 사이의 그레이존에서 심장내과 의사와 비심장내과 의사 사이에 괴리가 발생하여 스트레스를 유발하는 것, 그리고 이 책의 목적은 이 그레이존을 줄이는 것이라고 이미 언급했습니다(그림 1).

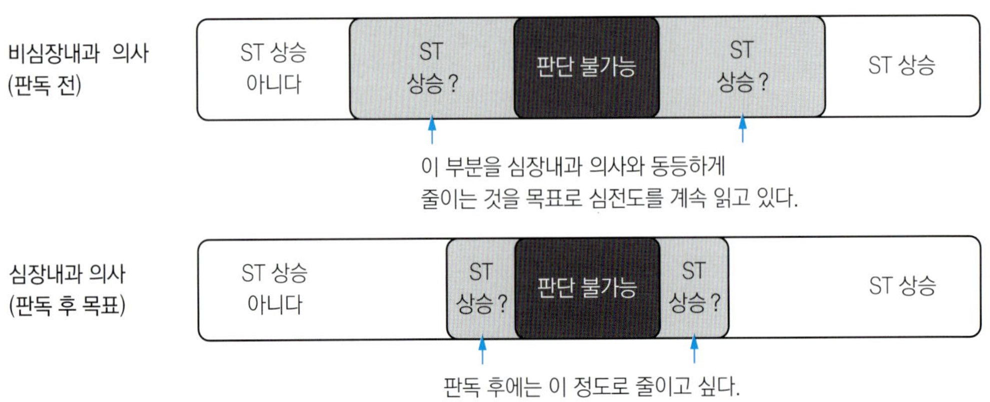

그림 1 허혈 심전도 학습의 목표는 그레이존을 줄이는 것

판단이 요구되는 두 가지

여기까지 책을 읽고 임상 현장에서 경험을 쌓아 나가면, 흑백을 가릴 수 있는 심전도가 늘어나고, 그레이존이 줄어들며, 심장내과 의사와 동일한 수준의 심전도 판단을 하게 될 것입니다. ST 상승을 확인한 흰색 부분은 자신감을 가지고 대응해 주시기 바랍니다.

이제, 이 흑백을 가린 후에 여러분에게 요구되는 대응은 다음 두 가지입니다(그림 2).

> ① ST 상승이 아니라고 판단했지만, 허혈성 심질환이 의심되는 경우 어떻게 할 것인가?
> ② 심전도 판단이 불가능한 블랙박스와 그레이존에 어떻게 대응할 것인가?

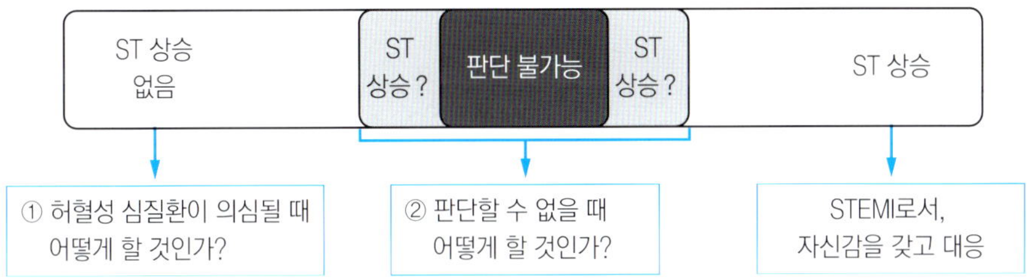

그림 2 흑백을 가린 후의 조치

마지막 장에서는 이 두 가지 부분에 초점을 맞춰 이야기를 진행합니다.

먼저, ① ST 상승이 아니라고 판단했지만, 허혈성 심질환을 의심하는 경우에 대해 생각해 보겠습니다.

① ST 상승이 아니라고 판단했지만, 허혈성 심질환을 의심하는 경우

이번 증례를 바탕으로 대응을 생각해 봅시다.

허혈성 심질환이 의심된다면, 비ST 상승형 급성관상동맥증후군(NSTE-ACS) 대응을 해야 합니다. 그렇다면 구체적으로 어떻게 해야 할까요? 여기에서도 가이드라인을 참조할 필요가 있습니다.

일본의 가이드라인(NSTE-ACS)

일본의 비ST 상승형 급성관상동맥증후군 진료 가이드라인(2012년 개정판)[1]에서는 병력, 신체 소견, 심전도 검사 등의 소견을 바탕으로 NSTE-ACS를 어떻게 의심할 수 있는지 설명하고 있습니다. 그러나 **비심장내과 의사가 어떤 소견을 바탕으로 어떤 시점에서 심장내과 의사에게 연락해야 하는지에 대한 구체적인 대응 방안은 제시되지 않았습니다.** 이 점에 대한 자세한 내용은 가이드라인 본문에 맡기고 있지만, 이를 명확하게 기술하는 것은 상당히 어려운 일입니다. 따라서 다른 나라의 가이드라인도 살펴보겠습니다.

ACC/AHA 가이드라인(NSTE-ACS)

ACC/AHA(미국심장학회/미국심장협회)에서는 NSTE-ACS 가이드라인을 제시하고 있습니다.[2] 이 가이드라인의 흐름도를 살펴보면(그림 3), 먼저 'NSTE-ACS: Definite or Likely라는 도입이 있습니다. 즉, ACS를 강하게 또는 어느 정도 의심하는 초기 단계가 있습니다. 그리고 의심할 경우 치료를 어떻게 할지, Ischemia-Guided Strategy(허혈 유도 전략)인지 Early Invasive Strategy(조기 침습 전략)인지, 즉 약물치료만으로 경과를 관찰할지, CAG 검사를 통해 평가할 것인지를 결정합니다. 이 선택 과정에서는 병력에서 ACS 가능성이 있는지, 위험요인이 있는지, 생물표지자 수치가 어떤지를 평가하는 세 가지 포인트가 중요합니다. 구체적인 내용은 가이드라인 본문에 맡기지만, '생물표지자의 평가 시간'이 이 장의 핵심이므로 여기서 설명하겠습니다. 먼저, 혈액검사로 고감도 트로포닌을 내원 시 측정합니다. 그리고 내원 시 혈액검사가 증상 발생 후 6시간 이내라면 3-6시간 후에 재검사해야 합니다. 병력청취와 위험도 평가라는 두 가지 평가 포인트는 병원 도착 후 30분 안에 완료할 수 있지만, 생물표지자를 추적 관찰하려면 외래 담당 의사는 외래에서 3~6시간 이상 그 결과를 기다려야 합니다. 이 가이드라인을 따른다면, 비심장내과 의사가 혼자서 NSTE-ACS 환자를 대상으로 야간 당직 중에 3~6시간 후의 혈액검사 결과를 기다릴 수 있을까요?

NSTE-ACS에서 ACC/AHA 가이드라인은 일본의 비심장내과 의사에게 사용하기 어려운가?

예를 들어 Definite Likely로 판단된 NSTE-ACS 환자가 오후 7시경 병원에 도착했다고 가정해 봅시다. 당직 중인 여러분이 그 병원에서 이 환자를 담당하는데, 이때 이미 심장내과 의사는 이미 병원에 없다고 가정합니다. 병력과 위험도 평가 후 3-6시간 후에 고감도 트로포닌 추가 검사를 야간에 진행해야 합니다. 그 결과 평가가 끝나는 시점은 자정을 넘긴 이후가 될 것입니다. 그때가 되면 심장내과 의사에게 연락할지, 아니면 귀가할지 결정해야 할 것입니다.

이처럼 NSTE-ACS 의심 환자를 비심장내과 의사가 혼자서 저녁부터 밤 늦게까지 경과를 관찰하는 상황은 일본에서는 쉽게 상상하기 어렵습니다. 이러한 시간적인 관점에서 볼 때, ACC/AHA 가이드라인은 일본의 비심장내과 의사에게 적용하기 어려운 부분이 있습니다. 저는 이 응급실에서의 시간 차이가 일본과 미국의 의료 시스템 차이를 축소해 보여주는 사례라고 생각합니다.

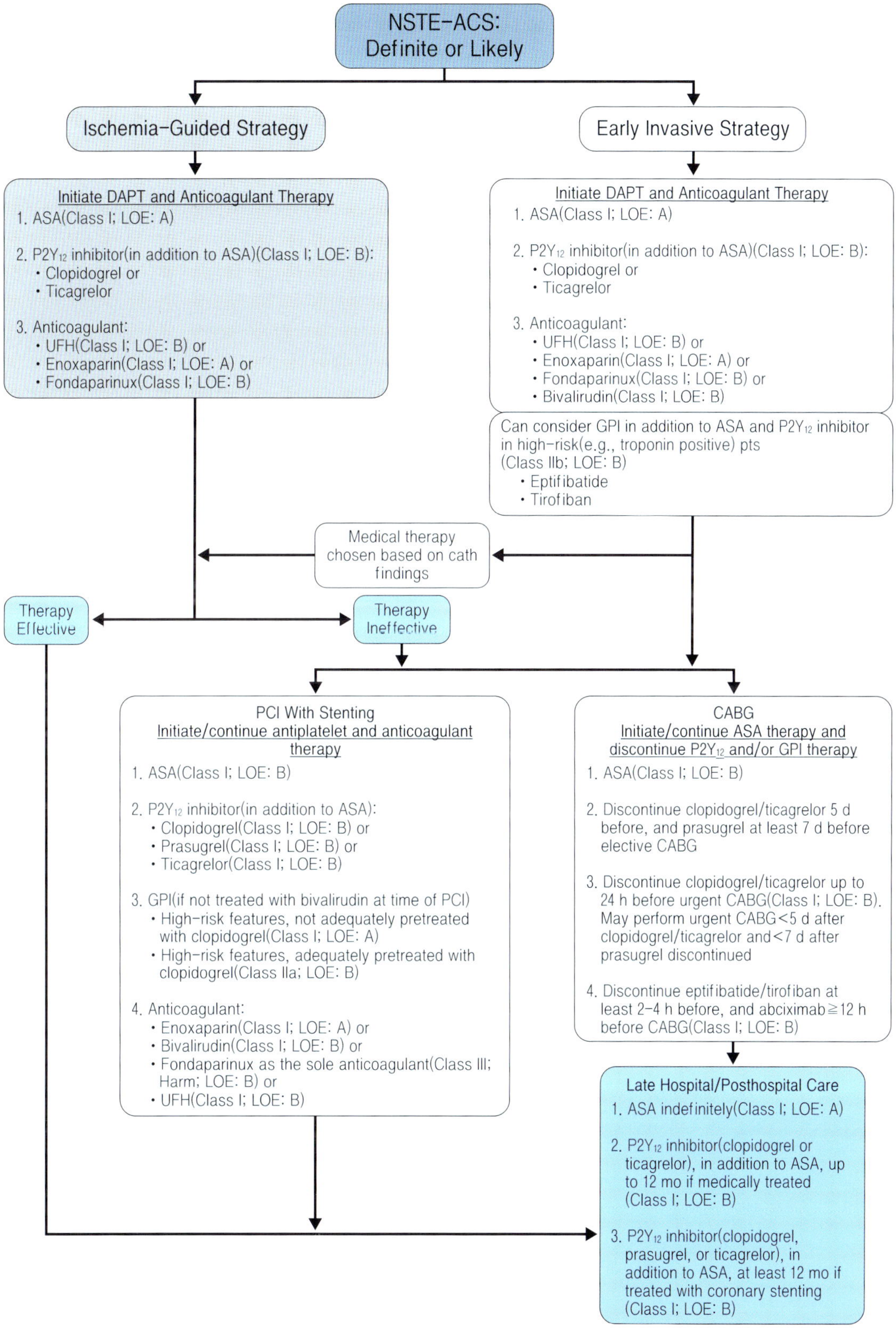

그림 3 NSTE-ACS 의심 환자에 대한 진료 흐름도[2)]

가이드라인의 차이는 의료 시스템의 차이를 축약한 것

미국의 응급실은 일본에 비해 응급의학과 의사의 수와 응급실의 개별 진료실 수가 압도적으로 많으며, 이 두 가지가 가장 큰 차이점입니다(그림 4, 5). 미국에서는 허혈성 심질환이 의심되는 환자가 내원할 경우, 응급실의 한 방을 일본의 개인 입원실처럼 활용해 몇 시간, 때로는 반나절 정도에 걸쳐 검사를 진행하고 대응합니다. 초진은 응급의학과 의사가 담당하면서도 상황에 따라 on call 상태의 심장내과 의사도 이 '외래 개인실'에 출입합니다. 검사는 심전도 모니터와 심근효소 검사뿐만 아니라 때로는 심장부하검사도 고려됩니다. 다시 말하지만, '외래'에서 심장부하검사를 시행하는 것입니다.

이처럼 '응급실 의사 수'와 '외래 개인실 수'라는 소프트웨어와 하드웨어의 충분한 공급에는, 일본보다 허혈성 심질환 환자가 많다는 수요량의 배경이 있습니다. 수요가 있는 곳에 풍부한 소프트웨어와 하드웨어를 투입하고, 몇 시간씩 경과를 관찰하는 방식으로 대응하는 것입니다. 또한, 의료 소송이 자주 문제시되는 미국에서는 그중 상당 부분을 차지하는 허혈성 심질환에 대해 병원 측이 세심하고 철저하게 대응하는 것도 또 다른 교란인자로 작용할 것입니다.

이 미국 시스템이 매우 부러울 수 있지만, 사실 그 이면에는 숨겨진 이야기가 있습니다. 의료보험이 사회적 문제로 대두되는 미국에서는 의료비를 가능한 한 낮추고자 하는 속내가 있는 것입니다. 일본처럼 입원 치료를 하게 되면 의료비가 많이 증가하기 때문에, 차라리 더욱 저렴한 외래 치료로 몇 시간에서 반나절 동안 비슷한 결과를 얻으려는 고육지책이라고 볼 수 있습니다(물론 근거가 되는 에비던스는 있습니다만…). '반나절 정도라면 인력과 자원이 풍부한 응급실에서 처리하여 최대한 비용을 줄이자.' 그렇게 보이는 것이 저만의 생각일까요?

일본의 야간 당직 및 시간외 외래에서는 응급의학과 의사가 적고, 내과 당직 의사의 도움을 받아 가며 갑작스럽게 찾아온 허혈성 심질환 의심 환자에 대한 초기 대응을 담당하는 경우가 많습니다. 초기 대응을 맡는 비심장내과 의사는 1–2시간의 짧은 시간 안에 심장내과 의사에게 입원 검사를 요청할 것인지, 아니면 환자를 귀가시킬 것인지를 결정하고 싶어 하는 것이 솔직한 심정입니다. ACC/AHA의 NSTE-ACS 가이드라인에서 권장하는 3–6시간 후 두 번째 고감도 트로포닌 결과를 기다리고, NSTE-ACS 의심 환자를 저녁부터 밤까지 경과 관찰하는 것은 일본의 비심장내과 의사가 혼자서 하기에는 상당히 부담스러운 일입니다. 이러한 점을 염두에 두고, 마지막으로 ESC의 NSTE-ACS 가이드라인 2015를 살펴보겠습니다.

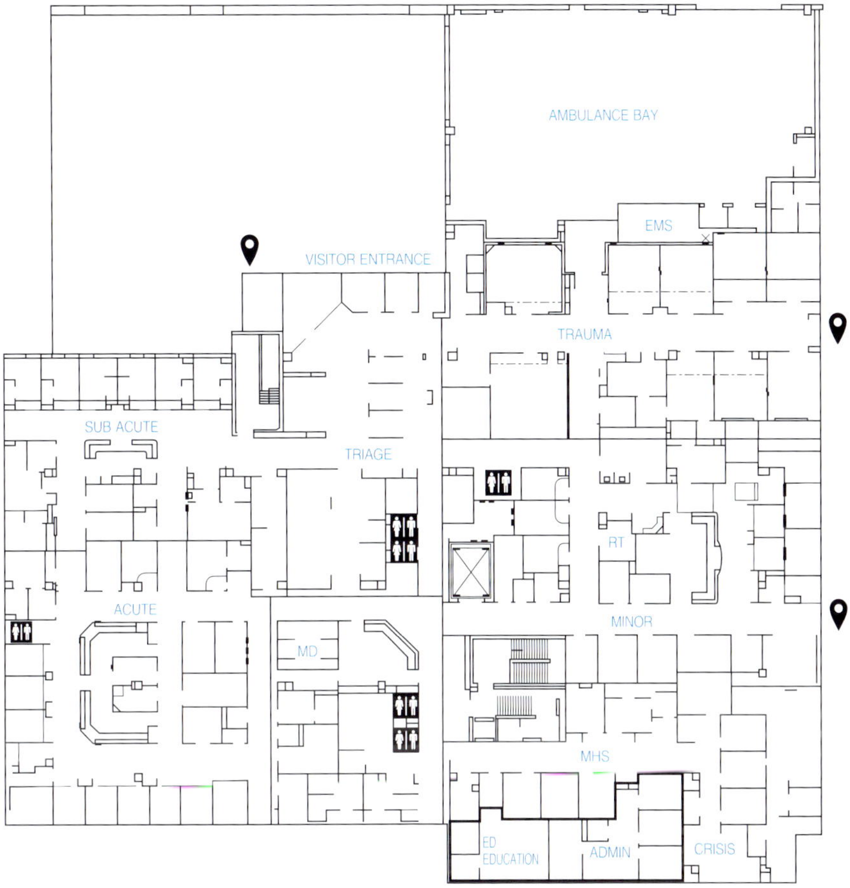

그림 4 **전형적인 북미형 응급실의 배치도**[3)]

약 50개의 개인 부스에서 진료가 이루어진다.

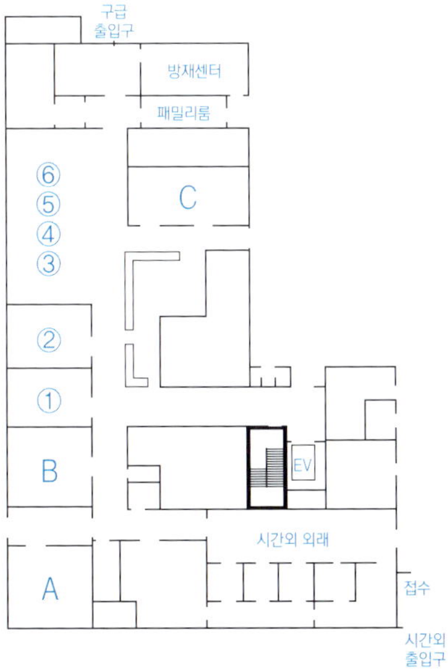

그림 5 **본원의 응급실**

응급 대응 부스는 총 6개의 병상이 있으며, 그중 개인실은 2개(①, ②: 개인 부스, ③~⑥: 개방형 부스, A~C: 경과 관찰용 병상)입니다. 이는 미국의 시설 규모에 비하면 몇 분의 1에 불과한 '공간'이지만, 이 정도만 해도 일본에서는 상당히 혜택을 받고 있는 편입니다.

● ESC 가이드라인(NSTE-ACS)

ESC(유럽심장학회)는 2015년 NSTE-ACS에 관한 가이드라인을 발표했습니다.[4] 이 가이드라인은 ACC/AHA와 유사하게 3시간 고감도 트로포닌 추적 검사 옵션이 있지만, 1시간 추적 검사 옵션이 추가된 것이 큰 차이점이자 '강점'이 됩니다(그림 6, 7). 1시간 추적 검사라면 빠른 처치를 선호하는 일본의 응급실에서 활용 가치가 높을 것입니다. NSTE-ACS로 판단된 경우, 병원 도착 시 필요에 따라 1시간 후의 고감도 트로포닌 혈액검사 결과만으로 대응할 수 있다는 매우 단순한 방법입니다. 이렇게 간단한 절차라면 신입 전공의라도 충분히 대응할 수 있을 것입니다. 그렇다면 이번 사례의 혈액검사에서 고감도 트로포닌인 hs-cTnI(Architect) 수치가 4 ng/L인 경우, 어떻게 대응해야 할까요?

● 이 증례에서 ESC 가이드라인을 적용해 보기

증례는 흉통을 호소하는 90세 환자로, 인지 기능도 떨어져 있어 흉통 증상을 평가하기 어려운 상황이었습니다. 이는 고령자 의료에서 자주 발생하는 상황입니다. 위험도 평가 결과 중등도로 판단되었고, 첫 번째 혈액검사에서 hs-cTnI(Architect)값이 4 ng/L로 약간 상승한 상태였습니다. 만약 이 시점에서 hs-cTnI 수치가 1 ng/L였더라면, 해당 환자는 rule-out되어 귀가를 고려할 수 있었을 것이고, 52 ng/L 이상이었다면 rule-in되어 심장내과 의사에게 컨설트했을 것입니다(그림 7).

이번에는 hs-cTnI 수치가 4 ng/L로 매우 높지도 낮지도 않았기 때문에 1시간 후 다시 검사를 했습니다. 그 결과, 두 번째 검사에서 hs-cTnI 수치는 5 ng/L로 나왔습니다. Δ0-1이 1 ng/L이므로 rule-out으로 간주됩니다. 만약 두 번째 hs-cTnI 수치가 10 ng/L 이상(Δ0-1 ≧E: 6 ng/L)이었다면, rule-in으로 판단하여 rule-in하여 심장내과 의사와의 상담을 고려했을 것입니다.

이 가이드라인은 2016년 7월 기준으로 가장 최신 가이드라인이며, 또한 유럽의 가이드라인임을 염두에 두어야 하지만, 짧은 시간 안에 결정을 내릴 수 있다는 점이 큰 매력입니다(2024년 9월 기준, p23 역자주 참조). 이 가이드라인을 이용할 때는 각 병원의 심장내과 의사와 상의하여 비심장내과 의사들이 활용하는 것이 적절한지 결정하는 것이 좋을 것입니다.

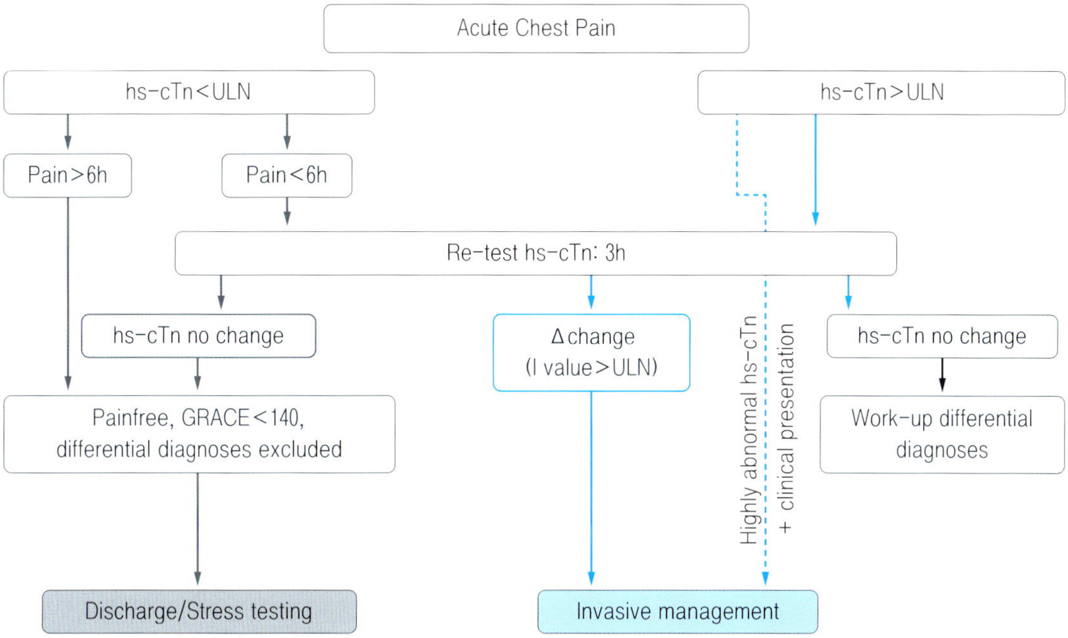

그림 6 0-3시간 규칙의 알고리즘[4]

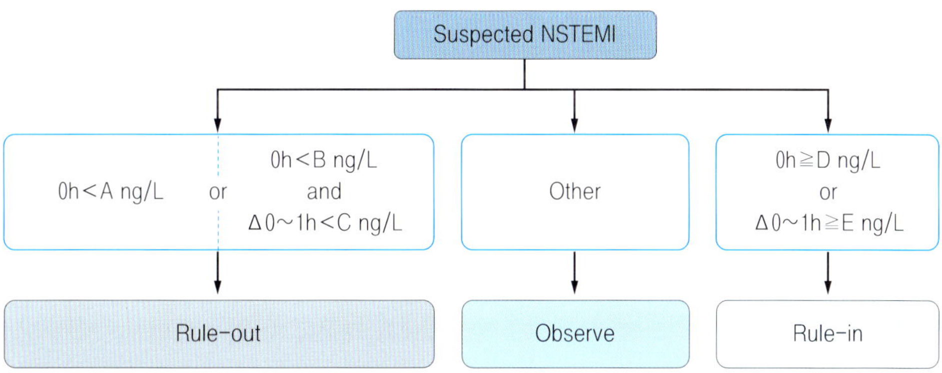

	A	B	C	D	E
hs-cTnT (Elecsys)	5	12	3	52	5
hs-cTnI (Architect)	2	5	2	52	6
hs-cTnI (Dimension Vista)	0.5	5	2	107	19

그림 7 0-1시간 규칙의 알고리즘[4]

생물표지자가 모든 것을 바꿨을까!?

생물표지자의 등장과 그 유용성을 입증한 임상 연구들이 허혈성 심질환의 진단 및 대응 방법을 크게 변화시켰다는 것은 사실입니다. 심전도와 같은 아날로그 검사는 평가하는 사람에 따라 판단이 달라질 수 있지만, 생물표지자와 같은 디지털 검사는 수치에 기반하여 누구나 동일한 판단을 내릴 수 있다는 장점이 있습니다. ESC의 'NSTE-ACS 가이드라인 2015'에서는 고감도 트로포닌만으로 병원 도착 후 1시간 이내에 rule-out할 수 있게 되었습니다. 이렇게 편리한 시대가 왔는데, 그렇다면 심전도의 역할은 어떻게 되었을까요?

그런데도 가이드라인은 'NSTE-ACS'에 적용됩니다. 즉, 심전도에서 ST 상승이 없다고 판단된 경우에만 사용할 수 있습니다. 따라서 이 가이드라인을 적용하기 전에 반드시 심전도 평가가 선행되어야 합니다. 'STEMI가 아니라고 생각했는데, 사실은 맞았다'라는 실수는 절대 용납되지 않기 때문입니다. 결국, 생물표지자만으로는 심전도 판단 오류를 완전히 피할 수 없다는 의미입니다.

표준적인 진료에는 결국 심전도 판단이 요구된다

STEMI와 NSTE-ACS가 각각의 학회에서 다른 가이드라인을 가지는 이유는, 이 두 가지 병태에 대한 치료 전략이 완전히 다르기 때문입니다. 이 두 병태의 초기 감별이 심전도를 통해 이루어진다는 것은 말할 필요도 없습니다. 병원에 도착하자마자 심전도 검사가 즉시 시행되며, 누구나 그 결과에 대한 판단을 요구받기 때문에 이 중요한 작업에서 벗어날 수는 없습니다.

의료 검사 기술이 아무리 발전해도, 저렴하고 비침습적이며 간편하게 수행할 수 있다는 점에서 심전도는 여전히 어떤 검사보다도 우위에 있습니다. 가이드라인을 따르는 표준적인 진료에서는 결국 심전도 판단이 요구됩니다. 반대로 말하면, **심전도만 제대로 판독할 수 있다면 그 후의 진료 과정은 알고리즘에 따라 진행되며, 항상 표준적인 의료를 제공할 수 있게 된다**는 뜻입니다.

다시 한번 심전도 증례를 되돌아보기

이제, 이 책의 Part 1에서 다루었던 심전도 증례를 다시 돌아보겠습니다.

[Chapter 2] hyperacute tall T wave(전벽 경색)
[Chapter 3] V2 V3에서 ST 상승(전벽 경색)
[Chapter 4] I aVL V5 V6에서 ST 상승(측벽 경색)
[Chapter 5] aVL에서 ST 하강(하벽 경색)
[Chapter 6] aVR에서 ST 상승(다발성 · 좌관상동맥 주간부 병변)

[Chapter 7] Wellens 증후군, de Winter증후군(좌관상동맥 주간부 병변)
[Chapter 8] V1~V3에서 ST 하강(후벽 경색)
[Chapter 9] 늦은 MI

Chapter 2, 3의 전벽 경색, Chapter 4의 측벽 경색, Chapter 5의 결국 발견된 하벽 경색은 모두 STEMI에 해당합니다. 따라서 각종 가이드라인에 명시된 대로 즉시 심장내과 의사에게 연락해야 합니다. 한편, Chapter 6, 7의 다발성 · 좌관상동맥 주간부 병변이나 Chapter 8의 후벽 경색은 어떨까요? 여러 가이드라인은 이러한 심전도 소견이 쉽게 놓치기 쉬운 만큼 철저하게 확인해야 한다고 명시하고 있습니다.[1,2,4] 이는 가이드라인에서 보장된 내용이므로, 허혈성 심질환이 의심될 때 심장내과 의사와 컨설트하는 것이 올바른 대응입니다. STEMI를 감별하는 과정에서 Part I의 심전도 소견은 모두 심장내과 의사와 컨설트하는 것이 현장에서 올바른 관리 방법입니다.

또한 '① ST 상승이 아닌 것으로 판단되었으나 허혈성 심질환이 의심되는 경우'에는 NSTE-ACS로 간주하여 병력과 위험도 평가에 고감도 트로포닌 정보를 추가하고, 필요에 따라 심장내과 의사와 컨설트하는 형태로 진행됩니다. 여러 가이드라인마다 대응 방식에 차이가 있음을 언급한 바 있습니다. 비심장내과 의사가 어디까지 대응하고, 어느 시점에 심장내과 의사에게 상담할지는 병원마다 다르므로, 여러분의 병원 내에서 심장내과 의사와 미리 논의해 두는 것이 좋습니다(그림 8).

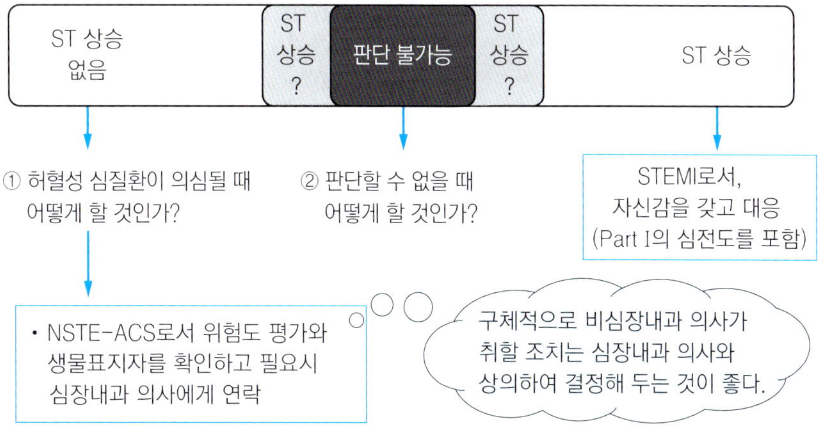

그림 8 ST 상승이 없을 때의 대처 방법에 대해

그렇다면 '② 심전도 판단이 불가능한 블랙박스와 그레이존의 대응'은 어떻게 해야 할까요?

② 심전도 판단이 불가능한 블랙박스와 그레이존의 대응

블랙박스에 있는 '판단 불가능' 이라는 표현은 뭔가 부정적인 이미지를 가지고 있습니다. 이것은 초보자가 '다른 사람들은 판단할 수 있는데, 나는 판단하지 못했다(A)'는 씁쓸한 경험에서 비롯된 것일 수 있습니다. 그러나 이 책을 정독한 독자라면 '이제 심전도의 한계에 도달했기 때문에 정말로 판단할 수 없는(B)' 상황이 존재한다는 것을 이해할 수 있을 것입니다. A와 B는 전혀 다른 상황입니다. A는 훈련을 통해 개선될 여지가 있지만, B는 '못하는 것은 못 하는 것'이라고 받아들이고 그 상황에서 필요한 전략이 무엇인지 생각하는 긍정적인 발상이 되어야 합니다.

그렇다면 그레이존은 어떻게 해야 할까요? 실제로 심전도 판단 능력이 심장내과 의사와 가까워지면, 이 부분 역시 판단이 어려운 영역으로 긍정적으로 받아들일 수 있습니다. 그래서 그레이존과 블랙박스는 동일한 전략으로 대응할 수 있으며, 이 두 가지를 하나로 묶어 대응 전략을 세워야 합니다(그림 9). 임상적으로 판단이 어려운 상황이라면, 분류에 얽매이지 말고 그다음 필요한 전략을 결정하는 것이 중요합니다.

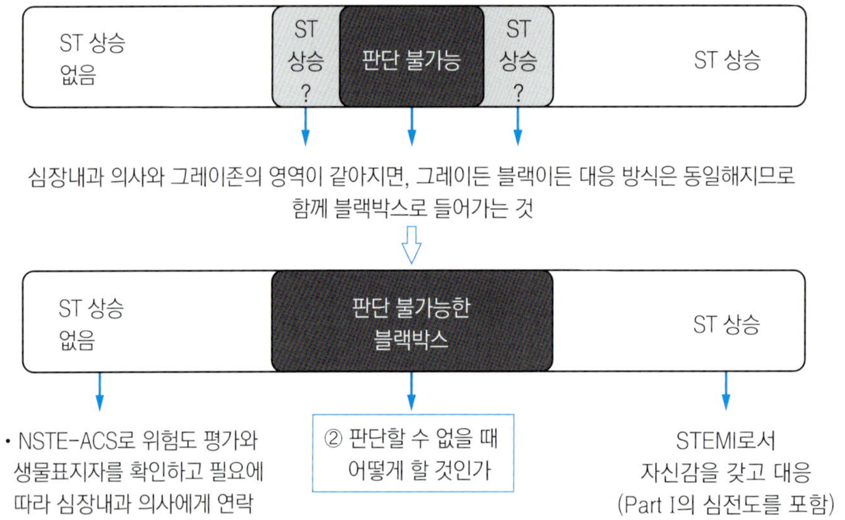

그림 9 심장내과 의사와 그레이존의 영역이 같아지면 어떻게 될까?

그렇다면 마지막으로 남은 판단 불가능한 블랙박스(과거의 그레이존을 포함)에 어떻게 대응할 것인지 설명하겠습니다.

블랙박스는 어떻게 열 것인가?

이 문제에 대한 힌트는 Chapter 18과 19에 숨겨져 있습니다. 텐트형 T파나 hyperacute tall T wave를 보았다면, 전해질 상태나 과거의 심전도를 확인해야 했습니다. 폐색전증에서 SIQⅢTⅢ를 찾는 것보다 Wells 등의 예측 규칙(prediction rules)이나 D-dimer, 조영 CT가 더 유용하다는 것을 알았을 것입니다. '정말 판단할 수 없는 것이 무엇이 문제인가?'라는 생각이 들지 않나요? 그리고 그 순간에는 다른 검사로 진단을 내리면 된다는 점도 이해할 수 있을 것입니다. 즉, 심전도만으로 고민할 필요 없이 다른 도구를 찾으면 된다는 것입니다.

고칼륨혈증이나 폐색전증 심전도에서 즉시 대응할 수 있는 이유는 '그 순간' 심전도의 한계를 인식하고, 다음으로 어떤 '도구'를 사용할지 알고 있기 때문입니다. 그렇다면, 심전도가 블랙박스에 들어가는 '그 순간'은 언제이며, 그때 사용할 '도구'는 무엇인지 Part 2에서 본 심전도 사례를 통해 확인해 보겠습니다.

[Chapter 10] 전극 부착 오류
[Chapter 11] 조기 재분극
[Chapter 12] **좌각차단**의 허혈 판단
[Chapter 13] (좌각차단 문제 편)
[Chapter 14] 우각차단의 허혈 판단
[Chapter 15] LV strain pattern
[Chapter 16] **급성 심막염**
[Chapter 17] **스트레스심근병증**

Part 2에 나온 좌각차단이나 LV strain pattern의 일부 심전도는 허혈을 판단할 수 없으며, 블랙박스에 속합니다. 또한, 급성 심막염이나 스트레스심근병증의 경우에도 심전도만으로는 허혈성 심질환 여부를 '정말로 판단 불가능'한 상황이므로 블랙박스에 해당합니다. 이들 심전도 사례는 허혈 판단에 있어 심전도만으로는 한계에 다다른 **'그 순간'**에 해당합니다. 그렇다면 다음 대처에 필요한 **'도구'**는 무엇일까요?

이 시점에서 필요한 '도구'는 **위험도 평가, 고감도 트로포닌 수치, 심초음파검사이며 궁극적으로는 관상동맥조영술(CAG)**이 될 것입니다. 그리고 비심장내과 의사의 역할은 '그 순간'에 심전도 외의 의료 정보를 수집하고 종합적으로 평가하여, CAG 시행 여부를 심장내과 의사가 결정할 수 있도록 돕는 것입니다(그림 10).

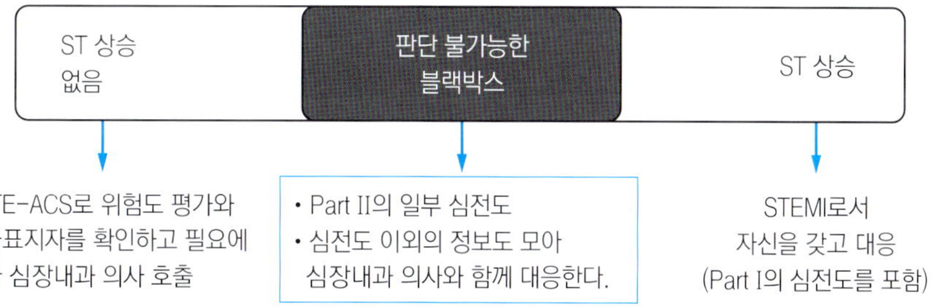

그림 10 심전도에서 흑백을 가린 후의 조치【중요】

블랙박스의 이해

블랙박스 심전도에 대해 혼자 고민하지 않는 것이 중요합니다. 컨설트를 받은 심장내과 의사조차도 사실 심전도만으로는 판단이 어려울 때가 많습니다. 따라서 그들이 더 쉽게 대응할 수 있도록, 컨설트 전에 심전도 외의 정보를 최대한 많이 수집해 두는 것이 좋습니다. 이런 사례에서는 여러 의사가 다양한 정보를 모아 종합적으로 대응하는 것이 필요합니다. **비심장내과 의사는 어떤 심전도 사례가 혼자 고민해서는 안 되는 블랙박스 사례인지 아는 것이 허혈성 심전도 학습의 최종 목표입니다.** 이러한 블랙박스 사례는 읽을 수 없는 심전도가 아니라 판단할 수 없는 심전도이며, 심장내과 의사와 함께 치료 방침을 결정하는 것이므로, 그렇게 받아들이면 마음이 한결 가벼워질 것입니다.

블랙박스를 대하는 마음가짐

대부분의 사람은 더 이상 아이디어가 떠오르지 않는 한계에 다다르면, 의욕을 잃어버린다.
그러나 진짜 승부는 바로 그때부터 시작이다.

심전도만으로 허혈 판단이 불가능한 블랙박스 사례에서, 정보를 수집하고 나면 그다음은 심장내과 의사에게 맡기기만 하는 작업이기 때문에 동기 부여가 떨어진다는 젊은 의사들의 이야기를 종종 듣습니다. 확실히 초진 의사로서 '더 이상 새로운 아이디어가 떠오르지 않아 이제는 의욕이 사라졌다'는 감정을 느끼는 것에 공감이 갑니다. 사실 저도 과거에 그랬으니까요.

하지만 지금은 전혀 다릅니다. 기존의 지식이나 아이디어로 해결할 수 있는 사례는 쉬운 사례일 뿐입니다. 경험이 쌓일수록 그러한 사례에서 느끼는 성취감은 점점 줄어듭니다. 오히려 혼란스럽고 해결하기 어려운 블랙박스 사례 같은 도전적인 경우에서 비로소 의욕이 생깁니다. 실제로는 상당히 힘들겠지만, '어떻게 하면 더 잘할 수 있을까?'라고 생각하며 도전하는 습관을 들이면, 어렵기 때문에 더욱 해결의 재미와 성취감을 느낄 수 있습니다.

그리고 마지막으로, 이 블랙박스에 해당하는 심전도 판단은 앞으로의 임상 연구에서 필요한 중요한 의료 정보입니다. 과거에 좌각 차단 심전도가 완전히 블랙박스에 빠져 있었지만, Sgarbossa의 연구로 인해 일부 ST 판단이 가능해졌습니다. 마찬가지로 새로운 발견이 앞으로 논문화될 수도 있습니다. 여러분이 앞으로 주목해야 할 논문이나, 스스로 임상 연구에 도전하기 위한 힌트가 이 블랙박스 속에 잠들어 있습니다.

알 수 없는 것을 알게 되는 순간이야말로 도전의 시작점입니다. 이 책을 읽고 난 후, 여러분의 새로운 출발점이 바로 여기에 있습니다.

요 약

- NSTE-ACS 알고리즘은 ST의 심전도 판단을 할 수 없으면 사용할 수 없다.
- 이 책을 읽고 심전도 판단이 가능해지면, 자신감을 가지고 알고리즘을 활용할 수 있다.
- 심전도를 판독할 수 있다면, 알고리즘에서 필요한 것은 생물표지자와 위험도 평가뿐이므로 누구나 활용할 수 있다.
- 결국 판단할 수 없는 심전도 블랙박스가 존재한다. 그럴 때는 종합 평가로 대응한다.
- 어떤 경우가 블랙박스 심전도인지 미리 알고 있으면 현장에서의 대응이 수월해진다.
- 블랙박스를 탐구하는 것이 이 책을 읽은 독자들이 앞으로 해야 할 과제이다.

문헌

1) 循環器病の診断と治療に関するガイドライン (2011年度合同研究班報告). 非ST上昇型急性冠症候群の診療に関するガイドライン (2012年改訂版).

2) Amsterdam EA, et al. ACC/AHA Task Force Members. 2014 AHA/ACC guideline for the management of patients with non-ST-elevation acute coronary syndromes: a report of the American College of Cardiology/American Heart Association Task Force on Practice Guidelines. Circulation. 2014; 130: e344-426.

3) http://www.barriedoctors.ca/rvh-regional-health-care/rvh-emergency-department-map/

4) Roffi M, et al. 2015 ESC Guidelines for the management of acute coronary syndromes in patients presenting without persistent ST-segment elevation. Kardiol Pol. 2015; 73: 1207-94.

【부록 차트】

좌각차단에서 허혈 판단에 도전!

STEP1

극성이 같은 방향이 있는지 찾아라!

극성이 같은(concordant) 것이
V1~V4, II III aVF, I aVL V5 V6

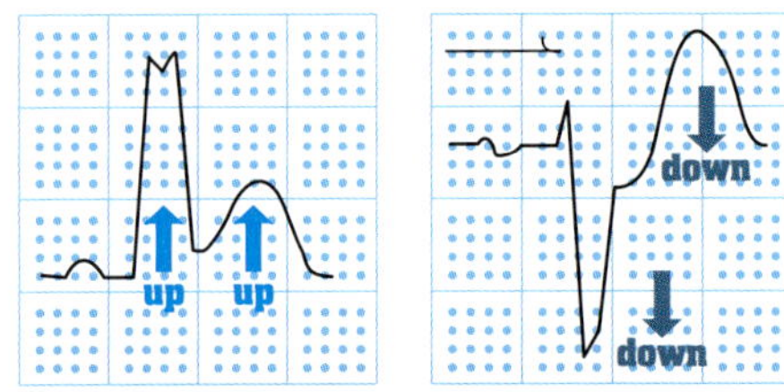

Sgarbossa 규칙 1

Sgarbossa 규칙 2

극성이 반대 방향(discordant)

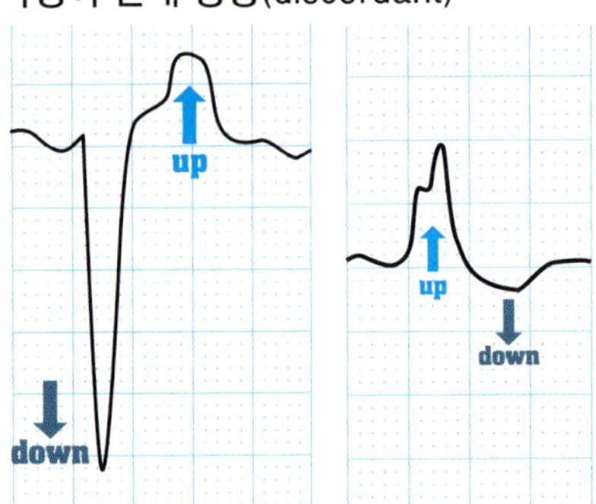

이 모양일 때는 STEmimic일지도!

STEP2 ST의 높이와 비 확인

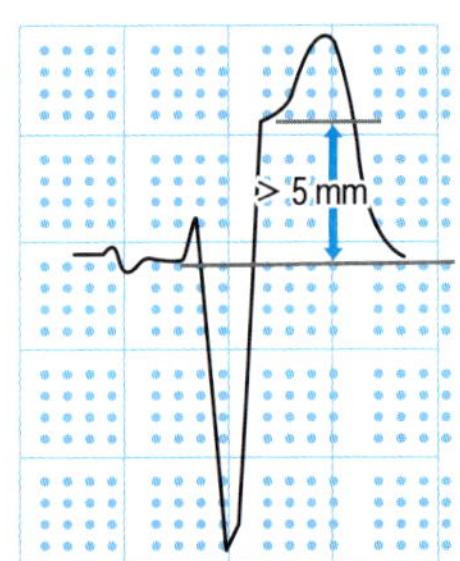

Sgarbossa 규칙 3

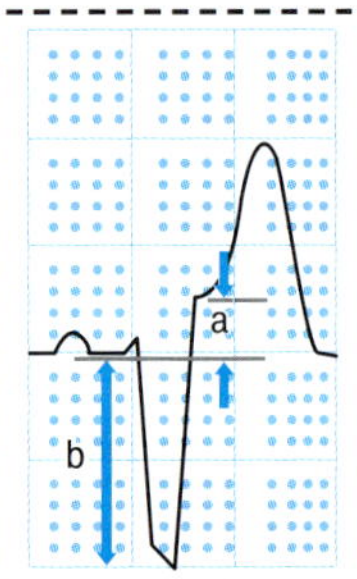

a/b > 0.25

Modified Sgarbossa criteria

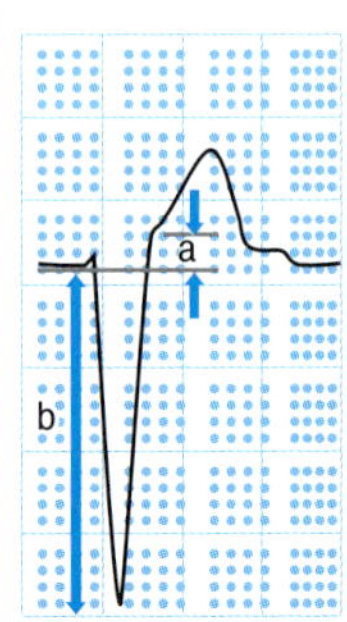

a/b < 0.25

STEMI로
심장내과 의사에게 연락

심근경색증 의심으로
심장내과 의사 컨설트

STEP3 위험도 평가+α

〈심전도에서 허혈은 부정적이지만…〉

- 허혈의 위험도 평가(TIMI 점수 등)
- 트로포닌 T
- 심초음파검사 등 시행

종합적으로 판단하고
필요에 따라
심장내과 의사 컨설트

진단명과 격언 목록

격언

흑백을 가려보자!

아이카와 쇼 (『제브라맨』)

역사는… 사람들의 소중한 자산이다. 여러분이 앞으로 살아갈 미래를 분명히 밝혀줄 것이다.
하지만 과거로부터 이어받은 역사는 다음 세대로 전해지지 않으면 사라져 버린다.

니코 올비아 (『원피스』)

모르겠다면, 다른 사람에게 물어라.

마쓰시타 고노스케

생각하지 마라! 느껴라!

브루스 리 (『용쟁호투』)

너희들의 미래는 아직 백지라는 뜻이지. 누구나 그렇단다.
자신의 미래는 스스로 개척하는 거야.

닥 (『백 두 더 퓨처』)

루크야, 우리가 생각하는 진실의 대부분은 자신의 시각에 따라 변하는 법이다.

오비완 케노비 (『스타워즈 에피소드 VI』)

유행은 사라지지만, 스타일은 변하지 않고 그대로 남는다.

코코 샤넬

Nothing worth doing is easy. 가치 있는 일은 절대 쉽지 않다.

오카모토 케이시 (프로 스노보더)

속도를 올리는 것만이 인생의 전부는 아니다.

마하트마 간디

한 번 겪었던 일은 절대 잊지 않습니다…. 다만 기억해 내지 못할 뿐이죠.

제니바 (『센과 치히로의 행방불명』)

격언

체펠리: 이 녀석—대체 몇 명의 생명을 그 상처로 빨아들였지!?
디오: 넌 지금까지 먹은 빵의 개수를 기억하고 있나?

(『조조의 기묘한 모험: 팬텀 블러드』)

일곱 번 넘어지고, 오르락내리락 up & down, 몇 번이고 계속 반복하고 있잖아.(중략)
올라가고 있는 건가? 내려가고 있는 건가? 모두 확실히 말해! (올라가고 있어!)

KICK THE CAN CREW ('마르쉐')

왼손으로 악수해 줘. 그게 심장에 더 가까우니까.

지미 헨드릭스

아는 것만으로는 충분하지 않다. 그것을 사용해야 한다.
의욕만으로는 충분하지 않다. 반드시 실행해야 한다.

요한 볼프강 폰 괴테

가장 중요한 결정은 무엇을 할지 결정하는 것이 아니라, 무엇을 하지 않을지 결정하는 것이다.

스티브 잡스

트라이애슬론만큼 연습량이 그대로 결과에 반영되는 스포츠는 없다.
12시간 이상 쉬지 않고 움직이는 아이언맨 레이스조차도,
완주할 수 있을지 여부는 이미 출발선에 섰을 때 결정된다.

미야즈카 히데야 (트라이애슬론 지도자)

자신이 통제할 수 없는 것에만 신경쓰며 대부분의 시간을 보내면, 점점 더 무기력해지는 기분이 듭니다.
(중략) 하지만, 자신이 통제할 수 있는 것에 집중하면, 실제로 해결할 수 있게 되고, 마음도 평온해집니다.

스티븐 코비 (『7가지 습관』)

잘 팔리는 것이 좋은 것이라면,
세상에서 제일 맛있는 라면은 컵라면이 되어버리겠지.

고모토 히로토

자신이 전혀 예상하지 못한 공이 올 때 어떻게 대응하느냐가 중요합니다.
경기에서 자신이 치고 싶은 공은 오지 않습니다.
좋아하는 공만 기다리고 있다가는 경기가 끝나버릴 겁니다.

이치로

대부분의 사람은 더 이상 아이디어가 떠오르지 않는 한계에 다다르면, 의욕을 잃어버린다.
그러나 진짜 승부는 바로 그때부터 시작이다.

토마스 에디슨

후기

'재미있고 유쾌한' 이 책을 끝까지 읽어주신 독자 여러분께 감사드립니다. 단순히 유쾌한 것뿐만 아니라 이 책의 내용이 독자가 읽고 싶어하는 요구에 잘 맞았다고 상상하고 있습니다. 아니, 정말로 그렇다면 저는 매우 행복합니다! 독자도, 저도, 그리고 환자도.

이 책을 손에 들고 후배를 지도하는 것은 아주 좋습니다. 고민되는 심전도에 대한 해답은 『심전도 헌터』에 있다고 알려 주세요.

간호사가 찍은 심전도로 STEMI를 찾아냈다면, 먼저 심전도를 찍은 간호사를 칭찬해 주세요. 그리고 심전도를 제대로 해석할 수 있었던 것은 『심전도 헌터』 덕분이라는 것도 알려주세요.

앞으로 여러분이 경험할 증례에서 이 책의 내용과 컨설트한 심장내과 의사의 의견이 갈린다면, 심장내과 의사의 답이 대개 맞습니다. 한 가지 증례의 다양한 변수를 이 책에서 모두 다루지는 못하기 때문입니다. 경험 많은 심장내과 의사의 의견을 먼저 들어보세요. 이 책에 나오는 내용을 마치 전문가를 이길 수 있는 마법의 주문이라고 착각해서는 안 됩니다.

이 책을 후배 교육을 위해 손에 든 심장내과 선생님들께 말씀드리자면, 일부 내용과 일상 임상에서 차이가 있을 경우, 그것이 비심장내과 의사와 심장내과 의사 사이의 온도 차이라고 너그럽게 봐주시면 감사하겠습니다.

마지막으로…

전공의로부터 "흉통뿐만 아니라 실신이나 두근거림이 있을 때도 심전도를 찍잖아요? 그때는 어떻게 '사냥'해야 하나요?"라는 질문을 받았습니다. (저는 전공의 선생님들과 매우 가까운 사이여서 그들이 저에게 반말을 할 정도로 허물없는 관계입니다.)

'재미있고 유쾌한' 제2권 『심전도 헌터: 실신 · 두근거림/부정맥』도 출간되었습니다. 독자가 읽고 싶어하는, 독자도 저도 환자도 행복하게 만들 수 있는 후속작을 준비해서 선보이겠습니다.

Nobutaka Masui

색인

한글

영문

심전도 헌터 ❶ 흉통/허혈

2024년 11월 5일 인쇄
2024년 11월 20일 발행

저자 | Nobutaka Masui
역자 | 김 원

임프린트 | 도서출판 대한의학
발행인 | 신은주
책임편집 | 황인애
출판등록 | 2003년 9월 27일 제 25100-2014-000011호
발행처 | ㈜에스앤씨퍼블리싱
주소 | 서울특별시 구로구 디지털로 288 대륭포스트타워1차 1209호
전화 | (02)921-0653
e-mail | medbook2000@daum.net
홈페이지 | www.dhmbook.co.kr
www.medbook.co.kr

정가 | 30,000원
ISBN | 979-11-5590-286-8 93510

SHINDENZU HUNTER SHINDENZU X HIJUNKANI 1 KYOTSU/KYOKETSUHEN
by Nobutaka Masui

Original Japanese edition published by Chugai-Igakusha.
This Korean language edition published by arrangement with Chugai- Igakusha, Tokyo
in care of Tuttle-Mori Agency, Inc., Tokyo through A.F.C. Literary Agency, Gyeonggi-do.